U0325316

黑色素瘤的诊断和治疗

主 编 陈向军 梁俊青 于 丽

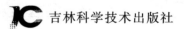吉林科学技术出版社

图书在版编目(CIP)数据

　　黑色素瘤的诊断和治疗 / 陈向军，梁俊青，于丽主
编. —— 长春：吉林科学技术出版社，2023.3
　　ISBN 978-7-5744-0152-5

　　Ⅰ.①黑… Ⅱ.①陈… ②梁… ③于… Ⅲ.①黑色素
瘤—诊疗 Ⅳ.①R739.5

　　中国版本图书馆 CIP 数据核字(2023)第 055023 号

黑色素瘤的诊断和治疗

主　　编	陈向军　梁俊青　于　丽
出 版 人	宛　霞
责任编辑	练闽琼
封面设计	张啸天
制　　版	济南越凡印务有限公司
幅面尺寸	170mm×240mm
开　　本	16
字　　数	259 千字
印　　张	16.5
印　　数	1–1500 册
版　　次	2023年3月第1版
印　　次	2024年2月第1次印刷

出　　版	吉林科学技术出版社
发　　行	吉林科学技术出版社
地　　址	长春市福祉大路5788号
邮　　编	130118
发行部电话/传真	0431-81629529 81629530 81629531
	81629532 81629533 81629534
储运部电话	0431-86059116
编辑部电话	0431-81629518
印　　刷	三河市嵩川印刷有限公司

书　　号	ISBN 978-7-5744-0152-5
定　　价	135.00元

《黑色素瘤的诊断和治疗》编委会

前　言

本书系国家自然科学基金项目《BANCR 作为竞争性内源 RNA 通过海绵化 miR-145-5p 干预 Notch2/Nur77 表达调控黑色素瘤的葡萄糖代谢和肿瘤干性的机制》(项目批准号：81971854)资助完成。

黑色素瘤是一种由黑色素细胞过度增殖引发的恶性肿瘤,该病可发生在皮肤的任何部位,并以四肢极易摩擦部位为主。研究发现,白肤色和金发人群容易罹患黑色素瘤,它是最具侵略性的癌症之一,更容易发生转移。目前,黑色素瘤已成为世界上发病率增长最快的恶性肿瘤之一,年增长率为 3%～5%。我国黑色素瘤患者也呈现快速增长的趋势,每年新发病例约 2 万例。虽然黑色素瘤在早期局部发现是可以治愈的,但是转移性黑色素瘤在治疗上仍然是一个巨大的挑战。

《黑色素瘤的诊断和治疗》一书主要是对近年来的黑色素瘤相关领域的新观点、新理论、新技术及新进展的介绍,提出对黑色素瘤的规范化治疗的理念,倡导多学科协作的诊治模式。内容以通俗易懂的语言和简洁方式表达相关黑色素瘤临床的发展过程和基本理论体系,增加疾病诊治的流程,有效、快捷地引导读者理解主要、关键的核心内容。旨在临床医师掌握黑色素瘤相关疾病的最新诊治方法,能在日常工作中得到指导。

本书由第一主编陈向军,负责编写第三章第四节,共计 6 万字;第二主编梁俊青,负责编写第二章第二节至第三节、第三章第一节至第三节,共计 5 万字;第三主编于丽,负责编写第四章第三节至第九节,共计 5 万字;第一副主编王星,负责编写第一章、第二章第一节,共计 2 万字;第二副主编刘沙,负责编写第三章第六节,共计 1 万字;第三副主编刘肇兴,负责编写第四章第一节,共计 1 万字;第四副主编全伟兵,负责编写第三章第五节、第四章第二节,共计 1 万字。另外,参与本书编写的人员还有陈加明、吴迪、韩德志、岳玉函、吴国友、王晓明、杨嘉媛、王迪、胡亚男、朝木力嘎、孙伟晶。

　　本书在编写过程中通过多年工作实践积累总结并查阅了大量的文献资料撰写,引用了部分前辈和专家学者的观点和著述,由于时间仓促和版面所限,未能一一列出,在此谨向本书参考资料的作者表示感谢。另外,由于笔者的时间、精力及自身综合能力所限,书中难免存在不足之处。望广大读者和各位同行给予批评和指正。

2022 年 11 月 20 日

目　录

第一章 绪 论

第一节 黑色素瘤的概述

一、黑色素的生成机制、相关疾病及抑制策略的概述

人体皮肤颜色受四种色素影响,即黑色素(黑褐色)、氧合血红蛋白(红色)、还原血红蛋白(蓝色)和胡萝卜素(橘黄色),其中黑色素是最主要的成分。黑色素由黑素细胞生成,后者与相邻的 36 个角质形成细胞聚集成树枝状结构,保护皮肤中的基底层细胞免遭紫外线伤害。黑色素的合成量、种类比例及其分布情况不仅受遗传信息的调控,还受多种内外因素如激素变化、炎症、年龄和紫外线的影响。黑色素的缺失或积累会导致白化病、黑色素瘤等疾病,或黄褐斑、老年性雀斑等色素沉着障碍。

(一)黑色素的生成机制

黑色素的生成主要包括黑素细胞的转移和成熟、黑素体的形成、黑素颗粒的转运以及黑色素的排出四个阶段。

位于皮肤基底层的黑素细胞是黑色素的合成场所,它起源于胚胎神经嵴细胞,是神经外胚层的树突状细胞。在胚胎发育的 8～10 周,黑素细胞通过间充质逐渐从基底层转移到表皮、毛囊和眼睛等组织。当受到紫外线等刺激时,黑素细胞产生活性氧自由基,包括超氧阴离子自由基、羟自由基和过氧化氢等。高浓度的氧自由基不仅损伤细胞 DNA,还会经过一系列的复杂反应触发黑色素的生成。

黑色素的具体合成和储存场所是黑素细胞的黑素体,它是亚细胞溶酶体样

的细胞器。黑素细胞不断地向周围的角质形成细胞输送黑素颗粒,并随着角质形成细胞的分化向表皮转运,最后可随角质层脱落。

黑色素包括两种类型:褐黑素和真黑素。褐黑素是较小、疏松的糖蛋白基质,呈淡褐色或红褐色;真黑素是较大、致密的糖蛋白基质,呈黑色或棕色。褐黑素和真黑素在黑素体内由一系列特定的酶催化合成,如酪氨酸酶(TYR)、酪氨酸酶相关蛋白 1(TRP-1)、酪氨酸酶相关蛋白 2(TRP-2)。这些酶的合成受小眼畸形相关转录因子(MITF)的驱动,而 MITF 因子的活性受多种复杂的信号通路调节,其中有 3 条重要的信号通路,分别是过环磷酸腺苷依赖的信号通路(cAMP 信号通路)、蛋白质 Wnt 介导激发的信号通路(Wnt 信号通路)以及丝裂原活化蛋白激酶信号通路(MAPK 信号通路)。在这些复杂的信号通路的调控与相关酶的催化下,黑色素由苯丙氨酸羟基化生成酪氨酸(也可直接由黑素细胞在细胞间质中吸收酪氨酸),然后在酪氨酸酶的催化下,或者将酪氨酸直接氧化成多巴醌,或者先将酪氨酸羟基化生成 L-多巴,再氧化成多巴醌。当关键物质多巴醌生成后,一系列复杂的化学反应就能够自发进行,并生成真黑素与褐黑素。黑素体中是否存在半胱氨酸或谷胱甘肽是生成不同类型黑色素的关键。当半胱氨酸或谷胱甘肽存在时,多巴醌便与之反应生成半胱氨酰多巴或谷胱甘肽多巴,最终氧化成褐黑素;当半胱氨酸或谷胱甘肽两者均不存在时,多巴醌则通过自身的环化反应形成多巴色素,后者再经脱羧作用形成 5,6 二羟基吲哚(DHI),或在酪氨酸酶相关蛋白 2 的催化下转化成 5,6 二羟基吲哚羧酸(DHICA),DHI 再与 DHICA 聚合生成真黑素。

(二)与黑色素相关的疾病

1.白化病

白化病是一类由不同基因突变引起的黑色素或黑素体相关物质合成缺陷引发的遗传性疾病,表现为眼睛、皮肤和毛发等部位黑色素减退或缺乏,并伴有明显的眼部症状。根据色素缺乏累及的部位以及是否产生并发症,可将白化病分为三类:

(1)眼白化病(Ocular albimism,OA):有常染色体隐性遗传和伴 X 隐性遗传两种方式,其中后者最为常见。此类患者仅眼色素减少,并伴有眼功能障碍,但并不累及皮肤部位,临床上表现为虹膜、视网膜的色素减少,视力低下、畏光等。

(2)眼皮肤白化病(Oculocutaneous albimism OCA):常染色体隐性遗传。此类患者眼色素和皮肤色素均有不同程度缺乏,临床上表现为视力低下、畏光,皮肤毛发色素减少等。根据发生突变的基因不同,可将 OCA 分为 4 种,即酪氨酸酶基因突变导致的 I 型(OCA1)、P 基因突变导致的 II 型(OCA2)、酪氨酸酶相关蛋白 1(TRP−1)基因突变导致的 III 型(OCA3),以及膜相关转运蛋白基因突变导致的 IV 型(OCA4)。

(3)白化病的相关综合征:患者除出现眼睛、皮肤和毛发色素减退,以及视力低下的症状外,还伴随免疫系统反应导致的器官或系统病变。目前白化病尚无根治方法,只能通过日常防护尽量减少紫外线对眼睛和皮肤的伤害。

2.黑色素瘤

黑色素瘤是一类由正常的黑素细胞发生突变而形成的恶性肿瘤,常见于皮肤,亦见于黏膜、眼脉络膜等部位。黑色素瘤也可以始于正常的痣和色素斑的转化,并发展为恶性病变。黑色素瘤是恶性程度最高的皮肤肿瘤,容易出现远处转移,因此早期诊断和治疗尤为重要。对于晚期患者来说,手术切除、放化疗等传统治疗方法效果不佳,近年来免疫疗法、小分子靶向和生物治疗等迅速成为黑色素瘤的研究热点。由于 MAPK 和 Wnt 等信号通路对于黑色素瘤的发生起着重要的作用,已经成为现今免疫治疗和靶向治疗黑色素瘤的关键靶位。

细胞毒性 T 淋巴细胞抗原 4(CTLA−4)是一种抑制性抗原,在免疫反应中起负反馈调节的作用,它可以终止 T 细胞的应答,因此又被称为“分子刹车”。当 CTLA−4 被激活后,免疫反应就会终止;它处于抑制状态时,T 细胞则大量增殖,集中攻击肿瘤细胞。除 CTLA−4 之外,其他免疫检查点,如 T 细胞表面的程序性死亡因子 1(PD−1)和黑色素瘤细胞表面的程序性死亡因子配体 1(PD−L1),也是免疫治疗的目标。黑色素瘤细胞通过细胞组织相容性复合体(MHC)将相关抗原暴露出来,通常情况下,效应 T 细胞通过 T 细胞抗原受体(TCR)与黑色素瘤细胞表面抗原结合并裂解肿瘤细胞(在某些情况下,黑色素瘤细胞也会产生免疫逃逸)。

研究发现,黑色素瘤细胞表面的 PD−L1 与效应 T 细胞表面的 PD−1 结合后,T 细胞的活性降低并发生程序性死亡,使免疫应答被抑制。因此,针对黑色素瘤的 PD-1/PD-L1 小分子靶向治疗,可通过抑制剂分别与 PD-1 或者 PD-L1 结合,防止 PD-L1 与 PD-1 结合造成效应 T 细胞凋亡,从而调动自身免疫,抗击癌细胞。目前在黑色素瘤的治疗中,常采用多种方法组合的联合疗法以提高患者的存活率,其中 CTLA-4 与 PD-1/PDL1 抑制剂的联合疗法能使末期转移性黑色素瘤患者的三年存活率达到约 60%。此外,还有多种新型的靶向药物不断开发,如丝裂原活化的细胞外信号调节激酶(MEK)抑制剂、磷脂酰肌醇 3 激酶(PI3K)抑制剂,细胞周期蛋白依赖性激酶(CDK)抑制剂等,但是在治疗中靶向药物的耐药性问题也逐渐显现。

(三)黑色素的抑制策略

如前文所述,当细胞内存在半胱氨酸或谷胱甘肽时黑素体会生成褐黑素,而当这两者不存在时黑素体会生成真黑素。正常情况下黑色素对皮肤起光保护作用,但黑色素的缺失或者过度积累也会导致相应的疾病。对于黑色素缺失导致的疾病,只能通过物理防护来减少紫外线对皮肤的伤害;对于黑色素积累导致的恶性肿瘤,可根据恶化程度采用不同方法组合的联合疗法。常见的黑色素抑制剂有酪氨酸酶抑制剂和黑色素生成信号通路抑制剂。

1.酪氨酸酶抑制剂

酪氨酸酶是黑色素生成过程中的关键酶,是研究黑色素最重要的分子靶点。它仅由黑素细胞合成,因此以酪氨酸酶为靶点设计的黑色素抑制剂,对人体没有明显的毒副作用,而早期对黑色素的抑制策略也大多集中于酪氨酸酶上,主要有以下三种方式:第一,抑制酪氨酸酶的催化活性,如曲酸、多酚类化合物、白藜芦醇衍生物以及肉桂酸衍生物等可以通过抑制酪氨酸酶的活性,阻断黑色素生成过程中重要中间产物的形成;第二,促进酪氨酸酶降解,如土曲霉酮可通过蛋白酶体途径,某些三萜类化合物可通过溶酶体途径降解酪氨酸酶;第三,抑制酪氨酸酶的表达,MITF 基因在酪氨酸酶的转录和翻译中起着重要的调控作用,因此可以通过 MITF 基因来抑制酪氨酸酶的基因表达。

2.黑色素生成信号通路抑制剂

黑色素的形成由一系列复杂的信号通路调控,其中包括 Wnt、cAMP、

MAPK、黑皮质素 1 受体/α 促黑色素激素（MC1R/αMSH）、磷脂酰肌醇 3 激酶/苏氨酸激酶（PI3K/Akt）等主要的信号通路和多条信号旁路，以及由一氧化氮、细胞因子自噬等介导的相关机制。近年来，对黑色素的抑制措施逐渐聚集于黑色素形成的信号通路的研究上，而所有信号通路均与黑色素合成中的主控因子 MITF 基因相关，因此可以通过抑制某信号通路中的某些物质来抑制MITF 的表达，如抑制剂可以作用于 MC1R 受体来抑制 cAMP 水平，进而抑制MITF 的表达，也可以直接通过 RNA 干扰来抑制 MITF 的表达等。

二、黑色素瘤的发生机制、临床症状与诊断的概述

黑色素瘤（melanmoa）又称为恶性黑色素瘤（malignant melanoma，MM），是一种能产生黑色素的高度恶性肿瘤，大多见于 30 岁以上成人，发生于皮肤者以足底部和外阴及肛门周围多见，可以一开始即为恶性，但通常由交界痣恶变而来。黑素瘤恶性程度极高，占皮肤肿瘤死亡病例的极大部分，多发生于皮肤或接近皮肤的黏膜，也见于软脑膜和脉络膜。黑素瘤多数是在色素病变的基础上发生，少数发生于正常皮肤或黏膜的色素细胞。黑素瘤于 19 世纪初由 Garswell 命名，1894 年 Paget 提出来源于黑痣。

凡黑痣色素加深、体积增大、生长加快或溃破、发炎和出血等常是恶变的象征，此瘤也可发生于黏膜和内脏器官，黑素瘤的组织结构呈多样性，瘤细胞可呈巢状、条索状或腺泡样排列，瘤细胞可呈多边形或梭形，核大，常有粗大的嗜酸性核仁，胞质内可有黑色素颗粒，也有胞质内没有黑色素颗粒的黑素瘤，称为无黑色素性黑素瘤，但多巴反应可为阳性。电镜下，则可见其胞浆内含有少数典型的黑色素小体（melanosome）或前黑色素小体（premelanosome），有助于诊断。黑素瘤的预后大多很差，晚期可有淋巴道及血道转移。因此，本瘤早期诊断和及时治疗十分重要。

（一）黑色素瘤的发生机质

黑色素瘤与其他的癌症一样，黑色素瘤的发生主要由遗传突变和环境因素造成，正常的黑色素细胞主要通过以上两种因素的相互作用而转变为黑色素瘤细胞。

1.紫外照射

紫外照射与黑色素瘤的发生紧密相关。紫外线可进一步划分为 UVA（320～400nm）、UVB（280～320nm）和 UVC（200～280nm）三个区域。UVC 可被大气层吸收，因此对黑色素瘤的诱导作用可忽略不计。UVA 和 UVB 则可顺利到达地球表面，并对人体皮肤产生损害。核酸和蛋白质分别在 260nm 和 280nm有最高吸收峰，研究发现 UVB 可以损伤 DNA，主要作用于 DNA 的嘧啶环，使嘧啶发生突变，将 C 突变为 T，或将 CC 突变为 TT，其中 CC－TT 是 DNA 紫外损伤的标志性突变。UVA 并不能直接作用于 DNA 引起突变或者损伤，而是通过体内的非 DNA 感光分子，产生活性氧（ROS），产生的氧自由基导致 DNA 的损伤断裂，最终产生基因突变。研究证明，黑色素瘤发病率的增加集中于低纬度地区人群和白皮肤人群中。此外，光敏感度低，DNA 修复能力低的人群发生黑色素瘤的风险也明显较高。

2.遗传因素

研究发现，具有家族病史的人更容易患黑色素瘤，具有先天性结构不良痣的人群同样易患病，说明遗传因素对黑色素瘤的发生起着重要的作用。1994年，科学家通过分析黑色素瘤发病家族的基因，发现了 CDKN2SA 基因的显性突变，这是首次发现的与黑色素瘤发生相关的基因。进一步研究发现，8％的结构不良痣患者带有 CDKN2SA 的突变，带有 CDKN2SA 突变人群患黑色素瘤的机会明显高于普通人群。然而 CDKN2SA 突变在黑色素瘤患者中只占少数，说明很可能还有其他基因参与了黑色素瘤的发生。近年来随着测序技术的发展，通过对全基因组分析发现，MC1R 基因突变可以降低 CDKN2SA 突变者的患病风险；而 MTAP、ASIP 和 TYR 等基因的突变则与黑色素瘤的发生紧密相关。除了上述两大因素外，创伤、激素等也可能引起良性痣发生恶变，形成黑色素瘤。黑色素瘤的发生过程是非常复杂的生物学过程，其发生的具体机制有待进一步研究。

3.表观因素

Meta 分析结果显示，浅肤色的人（尤其是那些有红色或金黄色等浅色头发、蓝色或绿色等浅色眼睛，以及经常容易晒伤的人）、具有多发黑素细胞痣的人、具有黑素细胞发育异常痣和不典型痣综合征的人、有家庭成员患过黑色素瘤的人都是黑色素瘤的高危人群。

4.其他因素

(1)年龄和性别。在欧美人群中,男性和女性的发病率在中年左右几乎呈平行升高趋势,但是随着年龄的增加,男女性发病率的差异逐渐增大,到老年时,男性的发病率已经显著高于女性,造成这种差异的原因尚不明确,可能也与紫外线暴露有关,但在包括我国在内的亚洲国家,这种差异似乎并不明显。

(2)社会经济状态。那些具有更高社会经济地位如职业、受教育程度、收入以及居住环境等背景更好的人,其黑色素瘤发病率往往更高,但是在发达国家这种差异似乎更小。

(3)种族。相比于南美洲、非洲、中东、亚洲人种,欧洲人种黑色素瘤的发病率要高得多。研究表明,即使这些带有种族差异背景的人群生活在同一个城市,这种发病率差异仍然存在,这表明,上述发病率差异是遗传特点所决定而不是环境差异。

(二)黑色素瘤发生相关基因

许多恶性黑色素瘤的产生和发展都伴随着一些典型基因的突变和表达水平的改变而产生。研究有关恶性黑色素瘤的相关基因及其调控机制,可以为早期诊断以及治疗恶性黑色素瘤提出新的途径和方法。

1.小眼畸形相关转录因子(Microphthalmia － associatedtranscription factor,MITF)

MITF 是黑色素合成代谢通路上重要的中心枢纽调控蛋白,对于黑素细胞的恶化、黑色素瘤的发生、演化及转移起着十分重要的作用。T－box 转录因子(T－box transcriptionfactor 2,TBX2)、细胞周期蛋白依赖性蛋白激酶 2(Cyclindependent kinase 2,CDK2)、细胞周期蛋白依赖性激酶抑制因子 1A/B(Cyclin－dependent kinase inhibitor 1A/B,CDKN1A/B)、B 细胞淋巴瘤因子－2(B cell lymphoma－2,Bcl－2)、缺氧诱导因子－1α(Hypoxia inducible factor－1α,HIF－1α)、血管内皮生长因子(VEGF)、蛋白透光形成素(Diaphanousrelated formin 1,Dia1)、miR － 211(microRNA － 211)、β － 连锁蛋白(β－catenin)、与免疫逃逸相关的白介素－1α(IL－1α)和白介素 1β(IL－1β)等基因

的表达及黑色素瘤遗传的不稳定性都直接或间接受到 MITF 的调控。MITF 对黑色素瘤的表型不稳定性具有双重影响：一方面 MITF 促进肿瘤增殖，但同时 MITF 与肿瘤的侵染能力呈负相关。Rheostat 动态模型认为 MITF 像一个可变电阻器，高水平表达能促使黑素细胞周期停滞后并进入分化程序，中等水平表达可促进肿瘤细胞的增殖，而低水平表达可使细胞增殖变慢、侵染能力增强并具有肿瘤起始细胞的部分特征，更低的 MITF 表达水平或敲除 MITF 则可促使细胞衰老甚至死亡。基于上述情况，人们正积极探索通过抑制 MITF 的表达降低黑色素瘤细胞的增殖。近年来，已有一些可以下调 MITF 表达水平的药物治疗黑色素瘤，如广谱的组蛋白去乙酰化酶抑制剂（Histone deacetylaseinhibitor，HDACi），也称西达本胺，其与其他靶向治疗联合成为研究热点。此外，上调 MITF 活性将诱导黑色素瘤起始细胞分化，可以减少肿瘤细胞的数量，降低肿瘤细胞的转移能力。例如，毛喉素（Forskolin）和甲氨蝶呤（Methotrexate）被认为能通过调节 MITF 表达改善黑色素瘤的疗效。

2.聚腺苷酸化元件结合蛋白（Cytoplasmic polyadenylationelement binding protein 4，CPEB4）

CPEBs 首次在卵母细胞成熟进程中发现，在信使 RNA 的翻译过程中发挥重要的作用，从而影响着细胞分裂与衰老、学习与记忆、突触可塑性以及生殖细胞的发育等。CPEB4 位于人染色体 5q21 区间，是一种可与 RNA 特异性结合的蛋白。最近，西班牙国立癌症研究中心的研究人员发现，CPEB4 蛋白是黑色素瘤发生的"先锋"，影响着黑色素瘤形成的进程。他们将黑色素瘤细胞系的 CPEB4 敲除后再移植到小鼠，观察肿瘤形态、大小及其他基因的变化，发现 CPEB4 能促使 MITF、RAB27A 等基因 mRNA 的聚腺苷酸化进而调控它们的表达，从而实现控制黑色素瘤的增殖和转移。

3.B 型 Raf 原癌基因（B—typeRaf proto—oncogene，BRAF）

BRAF 基因属于 Raf（Rapidly accelerated fibrosarcoma）家族，位于人染色体 7q34 上，编码一个 67～99k 的丝/苏氨酸蛋白激酶。目前，已知的 Raf 家族中有 3 种亚型，即 RAF—1、BRAF、A—RAF。发现沉默小鼠黑色素瘤 B16—BL6 细胞中的 BRAF 基因表达可明显降低了瘤细胞迁移能力。当 BRAF（V600E）突变后黑素瘤细胞的侵袭能力会增强，而对 BRAF（V600E）突变基因进行干扰可降低瘤细胞的侵袭性。

4.脂筏特征蛋白(Lipid raft characteristic protein,Flot2)

Flotillins 家族最初在金鱼视网膜神经节细胞受损后轴突的再生过程中被发现,是一种类似脂筏的标志性蛋白。其中,Flot2 是脂筏为非小窝蛋白形式的特征蛋白。它在人体和多种生物体内高度保守并普遍表达的蛋白,是许多胞内关键信号蛋白的平台。Flot2 是 miR－34a 的直接靶向基因,通过增加 miR－34a、抑制 Flot2 的表达可抑制黑色素瘤的增殖和转移。

5. SOX(Sex determining region Y box protein)

SOX 家族是 1990 年 Sinclair 发现并命名的一个包含能与 DNA 序列结合的 HMG－box 基序,最初发现其功能与性别决定有很大的关系。SOX5、SOX10 蛋白是 SOX 基因家族中的成员,其主要特征是含有 HMG 结构域。它的作用主要是识别结合靶基因的启动子 DNA,或与其他转录因子通过和靶基因启动子特异性结合而发挥调控作用,如 MITF、酪氨酸酶(Tyrosinase)、酪氨酸酶相关蛋白 1(Tyrosinase－related protein 1)、多巴色素异构酶(Dopachro-metautomerase)等黑色素形成过程中的关键基因。将 SOX5 基因沉默后可以增加 MITF 的表达,进而调控黑色素瘤细胞的增殖与转移。下调 SOX10 基因表达可以增强黑色素瘤细胞侵袭能力。

(三)黑色素瘤的临床症状与诊断

1.黑色素瘤的临床症状

黑色素瘤主要的发病部位为面部;男性还多见于耳和颈部、背部、肩部皮肤;女性下肢、会阴、肛门皮肤也为好发部位;罕发于胃肠等实质器官;白色人种中以躯干部居多。通常黑色素瘤具有不对称性、不规则的边界、不均匀的颜色、直径＞6mm 的规律。但是,临床中也会出现其他变异类型的黑色素瘤,例如无色素性黑色素瘤、黏膜黑色素瘤、甲下黑色素以及疣状黑色素瘤等。依据病理类型,黑色素瘤多分为浅表扩散型、结节型、恶性雀斑样、肢端雀斑样黑色素瘤,其他较少见的类型有上皮样、促纤维增生性、恶性无色素痣、气球样细胞、梭形细胞和巨大色素痣恶性黑色素瘤等。

2.黑色素瘤的临床诊断

由于黑色素瘤的形态多变,因此免疫组化在黑色素瘤的诊断与鉴别诊断中起着重要作用,最常用的标记有 S—100、MelanA 和 HMB45,其中以 S—100 的敏感性最好,而 MelanA 和 HMB45 对黑色素瘤的特异性较好。黑色素瘤的预后有多种临床病理形态学指标,其中 Clark 浸润是国际上常用的分类级别,肿瘤局限于表皮层(原位黑色素瘤)为 Clark Ⅰ 级;肿瘤细胞见于真皮乳头层,乳头可以扩大,但不被肿瘤充满为 Clark Ⅱ 级;肿瘤充满乳头层为 Clark Ⅲ 级;肿瘤浸润真皮网状层胶原纤维为 Clark Ⅳ 级;肿瘤浸润皮下组织为 Clark Ⅴ 级。同时,临床上也采用淋巴细胞浸润、淋巴血管浸润等方式对黑色素瘤的发生程度进行衡量。

（王 星）

第二节 黑色素瘤的流行病学

黑色素瘤是近年来发病率增长最快的恶性肿瘤之一,年增长率约为 3%～5%。据统计,近年来全球黑色素瘤预计新发病例数为 199,627 例,死亡例数为 46,372 例。黑色素瘤发病数约占全球癌症新发病例数的 1.6%,死亡数约占全球的 0.6%。

一、黑色素瘤患病与死亡情况

(一)黑色素瘤患病情况

黑色素瘤患病人数处于明显的上升趋势。据美国国家癌症研究所(National Cancer Institute,NCI)调查显示,2014 年美国黑色素瘤患者超过了116 万。大约有 2.2% 的人在一生中可能会被诊断为皮肤黑色素瘤。每年每 10万人口中将出现 22 个新发病例。据估计,2017 年全美新发皮肤黑色素瘤病例达到 8.7 万,占肿瘤总体新发病例的 5.2%。数据模型分析显示,在过去的 10 年里,皮肤黑色素瘤新发病例以平均每年 1.4% 的速度在增长。

黑色素瘤的发生存在一定的性别差异。男性黑色素瘤发生率较女性高,新发病例中男性是女性的 1.6 倍。白种人是所有种族中发病率最高的人群。此外,根据 NCI 监测研究项目发布的数据,皮肤黑色素瘤的发生具有一定的年龄趋势,75 岁以下人群中,新发病例随着年龄的增长而增多,65～74 岁年龄段的新发病例最多,达到 22.7%,中位发病年龄为 64 岁。

(二)黑色素瘤死亡情况

每年每 10 万人口中将有 2～3 人死于皮肤黑色素瘤。据统计,2017 年全美因皮肤黑色素瘤死亡人数达到 9730,占肿瘤总体死亡构成比的 1.6%。数据模型分析显示,在 2005—2014 年这 10 年间,皮肤黑色素瘤病死率总体处于稳定态势。黑色素瘤患者 5 年生存率由 1975 年的 81.8% 上升至 2009 年的 93.1%。在皮肤黑色素瘤患者中,男性病死率是女性的 2.3 倍。皮肤黑色素瘤病死率存在一定的年龄趋势,84 岁以下人群中,病死率随着年龄的增长而升高,75～84 岁是死亡率最高的年龄段,达到 24.1％,中位死亡年龄为 70 岁。

二、世界范围内的流行病学现状

在发达国家,黑色素瘤是一种常见的恶性肿瘤,其年龄标化的年发病率预计在 9/10 万,而这一数字在欠发达地区仅为 0.6/10 万;相应的死亡率则分别为 1.4/10 万和 0.3/10 万。两者的死亡发病比例分别为 0.16 和 0.50,提示欠发达地区患者确诊黑色素瘤后的生存明显不如发达地区黑色素瘤患者。从地域分布上看,全世界黑色素瘤发病率最高的地区是澳大利亚和新西兰。根据世界卫生组织的统计,该地区的黑色素瘤预计年龄标化发病率为 36.6/10 万。其中,澳大利亚的 Queensland 地区是全球黑色素瘤的最高发地区,男女发病率分别为 55.8/10 万和 41.1/10 万。黑色素瘤年发病率紧随澳大利亚和新西兰之后的依次为(年龄标化率):北美洲(13.9/10 万)、北欧(12.7/10 万)、西欧(11.2/10 万)、南欧(6.5/10 万)、非洲南部(5.6/10 万)、中欧和东欧(4.3/10 万)等。黑色素瘤发病率高的地区其死亡率也相对更高,且随着发病率的升高,死亡发病比例在下降,因此,在发病率高的地区,其预计生存也会更好。

研究人员根据 GLOBOCAN2020 数据库对侵袭性黑色素瘤新发病例及其导致的死亡进行全球流行病学评估。根据国家/地区和社会发展水平计算了年龄标准化的发病率和死亡率。同时估算 2040 年的病例数和黑色素瘤致死率。2020 年,全球约共有 325000 例新发黑色素瘤和 57000 例死亡。各国和世界各区域之间的发病率存在很大的地理差异,澳大利亚/新西兰的男性和女性的发病率最高[42/(100000 人·年)和 31/(100000 人·年)],其次是西欧[男性和女性均是 19/(100000 人·年)]、南美[18/(100000 人·年)和 14/(100000 人·年)]和南欧[17/(100000 人·年)和 18/(100000 人·年)]。在大多数非洲和亚洲国家,黑色素瘤仍较为罕见,发病率基本都低于 1/100000 人·年。黑色素瘤死亡的地理差异没有发病率那么大,在全球大部分地区,黑色素瘤在男性中的发病率高于女性。如果以 2020 年的发病率和死亡率进行推算,到 2040 年时,全球约增加至 510000 例新发病例(约增加了 50％),死亡病例增加至 96000 例(增加了 68％)。这一流行病学评估表明,黑色素瘤仍是全球癌症控制和公共卫生的一个重要挑战,特别是在欧洲血统的白种人群中。

三、中国黑色素瘤流行病学现状

来自中国肿瘤防治办公室的数据显示,近年来国内黑色素瘤总发病率为0.47/10 万,死亡率为 0.26/10 万;其中,城市人口发病率高于农村人口。按年龄分段可见,20 岁至 85 岁以下的患者,其发病率随着年龄的增长基本呈上升趋势(男性 0.04/10 万~4.13/10 万;女性 0.04/10 万~2.88/10 万)。

虽然我国的黑色素瘤总体发病率不高,但是中国庞大的人口基数,使得我国黑色素瘤发病人数的绝对值一直居高不下,伴随着诊断技术和方法的不断提高,我国黑色素瘤的发病也呈逐年升高的趋势,这一特点在国内大型城市中体现得尤为显著。上海市统计数据显示,1995 年上海市黑色素瘤男性发病率为0.2/10 万,女性为 0.3/10 万;而 2005 年则分别达到 0.5/10 万和 0.4/10 万。北京市数据显示,1998 年北京市黑色素瘤男性和女性发病率分别为 0.3/10 万和0.2/10 万,而 2004 年则上升至 0.8/10 万和 0.5/10 万。

四、分子流行病学

与白种人不同的是,黄色和黑色人种黑色素瘤患者的原发病灶多位于足跟、掌趾、甲下等极少暴露于紫外线照射的地方,这也提示后者的黑色素瘤发病可能与紫外线照射的关系不大,基因突变可能在其中起到重要作用。

目前发现可能在黑色素瘤中起作用的一个特定的基因改变是 BRAF 基因的突变。V600E 位点的突变在黑色素瘤 BRAF 基因突变中所占的比例大于90%。BRAF 基因大多突变是体细胞的突变,推测是因为环境因素诱发导致的。在非慢性阳光损伤型(non－CSD)皮肤黑色素瘤中常见 BRAF 基因突变(大约 70%),而在慢性阳光损伤(Chronic sun－induced damage,CSD)型皮肤黑色素瘤中 BRAF 基因突变频率较低(仅约 15%)。其他的基因突变包括NRAS、c－KIT、AKT 及最近的 GANQ 等都已经在黑色素瘤患者体内发现。

(王　星)

第三节 黑色素瘤的预防及筛查

一、黑色素瘤的预防

对大多数人而言,轻度的日光暴露并无害处,相反还是有益的,有助于体内维生素 D 的活化,使人精力充沛。持续、柔和的日照会使皮肤略黑,不会烧伤皮肤,甚至还可能预防黑色素瘤。但日光是把双刃剑,日光中的紫外线(UV)可引起皮肤损伤,严重时可导致黑色素瘤和皮肤癌的发生,两种已知的紫外线 UVA 和 UVB 可穿透大气层,UVA 被认为引起皮肤老化,UVB 可引起黑色素瘤,过度的 UV 还可能抑制免疫功能,加速肿瘤形成。因此预防黑色素瘤要做到以下几点。

(一)避免人为用物理和化学因素损伤皮肤色素痣

不宜用腐蚀药物或彻底的冷冻等方法刺激黑痣。一次冷冻不掉而反复数次,是有危险性的,因为黑痣常因外伤刺激而发生恶变,据报道,是有人因一次冷冻不彻底而发生恶变的,约有 30%～50% 的恶性黑色素瘤与外界刺激有关,清除色素痣必须到正规医院行手术或激光切除。

对发生在容易摩擦部位的色素痣,应取活组织病理检查。如儿童大毛痣在腰部,常受腰带的摩擦和挤压,应尽早全部切除。若一次全部切除有困难时,未恶变前可在大毛痣中部尽量切除主要部分,两侧缝合,等待周围皮肤拉松后,再切除其余部分,直到全部切除黑痣为止,以防恶变。每次切除的标本必须送病理检查。若有恶变,应全部切除,行植皮术。

(二)防晒预防黑色素瘤

防晒预防黑色素瘤有三种基本方法可以避免过度暴露于紫外线:一是避免暴晒并进行恰当的遮蔽,夏季外出应撑伞、戴帽,应着浅色绵织衣裤,勿着化纤编织衣,因后者可被大量紫外线通过。二是夏季户外活动应尽量在树荫下进行。三是巧用防晒霜,防晒霜的防晒系数(SPF)有所不同,SPF10,SPF20 和

SPF30 分别代表可减少 90％,95％和 97％的 UVB 的辐射,对皮肤有很好的保护作用,办公室白领只需使用 SPF 为 15~25 的防晒霜,而户外工作、办事、旅游时最好选用 SPF30 以上的防晒霜。

二、黑色素瘤的筛查

(一)黑色素瘤高危人群的监测筛查

(1)有家族史者。

(2)曾患有皮肤癌或恶性黑色素瘤者。

(3)部位存在色素痣或斑点者:脚趾之间、脚底、掌心、头皮、耳朵后面、指甲和脚趾甲、臀部之间、生殖器周围。

(4)长有巨大的先天性色素痣者。

(5)长期暴晒在太阳下者。

(二)筛查黑色素瘤的 ABCDE 原则

要早期发现黑色素瘤并不难。黑色素瘤可以出现在身体的任何部位,但80％以上的黑色素瘤发生在皮肤,容易发现,关键是要重视皮肤痣的变化,可遵循 ABCDE 原则。

A(asymmetry 不对称):痣出现不对称变化。如痣的左半部分和右半部分不对称,或上半部分和下半部分不对称等。

B(border 边缘):皮肤良性痣的边缘整齐,而黑色素瘤的边缘常常凹凸不平,犹如海岸线。

C(color 颜色):良性痣的颜色均一,而黑色素瘤的颜色常常深浅不一,甚至可以出现蓝、灰、白、红色。

D(diameter 直径):黑色素瘤的直径常常大于 6mm。

E(elevation 发展):指上述 ABCD 的情况不断发展。如果皮肤色素痣出现上述 ABCDE 的变化,万不可掉以轻心。

其实,绝大多数恶性黑色素瘤的患者在早期都已经注意到自己的病变,但很多人没有引起重视,或者没有到正规的医院去诊治,往往采取刀割、绳勒、盐腌、激光和冷冻等处理,不仅错过了最佳的治疗时机,而且可能诱导黑色素瘤迅速生长。如果怀疑自己的黑痣发生了恶变,正确的做法是到有经验的专科医院就诊,把可疑的黑痣进行完整切除后再进行病理检查。恶性黑色素瘤的早期治疗非常重要,同一个瘤,早治和晚治的效果可谓天差地别。

(王　星)

第二章　黑色素瘤的诊断

第一节　黑色素瘤的发病机制及其影响因素

一、黑色素瘤的发病机制

(一)强烈紫外线照射与黑色素瘤

欧美等地区黑色素瘤多发生于面部和体表皮肤,主要是由于暴晒阳光导致接触紫外线过多引起的。病原学研究发现,强烈紫外线照射是黑色素瘤产生的主要原因。紫外线经过大气层到达地面后,由 95％的 UVA(320～400nm)和 5％UVB(280～320nm)组成。近年来的研究表明,除了 UVB,UVA 也是导致黑色素瘤形成的重要因素。皮肤表皮细胞内含有的光敏化合物和发色团会吸收 UVA 而被激发,从而将能量传递给周围的活性集团,产生大量的自由基。其通过氧化鸟嘌呤(G)为 8－羟脱氧鸟苷,使其与腺嘌呤(A)而非胞嘧啶(C)配对,或通过与脂质作用产生脂质过氧化产物进一步作用于细胞内的 DNA,从而造成 DNA 损伤。当细胞内色素沉积较少或者褐色素较多时,UVA 照射会使色素释放出毒性分子损害细胞,加剧 DNA 损伤。同时,UVA 也会影响 DNA 的修复过程。当 DNA 损伤不能被修复时就会导致基因突变从而诱发黑色素瘤。

(二)基因突变与黑色素瘤

中国乃至亚洲的黑色素瘤多发生于足部等不接触阳光的部位,发病与基因突变的关系更为密切。黑色素瘤的发展是由多个基因共同参与、多条信号通路协同作用的结果。

1.BRAF 基因突变

鼠类肉瘤滤过性毒菌致癌同源体 B1（V－raf murine sarcoma viral oncogene homolog B1,BRAF）基因是黑色素瘤最重要的突变基因,发生率约 50%～70%。BRAF 基因是位于染色体 7q43 的一种原癌基因,其编码一种丝/苏氨酸特异性激酶,可以激活丝裂原活化蛋白激酶(MAPK)途径,通过参与活化细胞表面黑色素皮质激素受体,从而参与黑色素细胞的增殖分化过程。在黑色素瘤中以 BRAF V600E/K 突变最为常见,研究发现,突变 BRAF 基因产物的过表达可增加下游细胞外调节蛋白激酶(ERK)的活性,减少 T 细胞识别的黑色素瘤抗原、糖蛋白 100 等的表达,造成免疫治疗障碍。同时,MAPK 通路连同信号传导与转录激活因子通路(Signal transducerand activator of transcription,STAT)可以使黑色素瘤细胞产生免疫抑制因子,从而导致免疫逃逸。针对 BRAF 这一靶点,MAPK 靶向剂特别是 BRAF 抑制剂应运而生。将其与分裂原活化抑制剂(Mitogen activatedinhibitor,MAI)联用,可达到较好的治疗效果。例如将曲美替尼和达拉非尼联用是治疗 BRAF V600E/K 基因突变患者的首选治疗方式。

2.NRAS 基因突变

成神经细胞瘤鼠肉瘤癌(Neuroblastoma RAS viral oncogene homolog,NRAS)基因是黑色素瘤中第 2 个最常见的突变基因,在约 20% 的黑色素瘤中可发现 NRAS 基因突变。其中以 NRAS Q61K/R 突变最为常见。在正常黑色素细胞内,MAPK 通路活化 BRAF,但在 NRAS 突变的黑色素瘤细胞内 BRAF 被 CRAF 替代。这主要源于 NRAS 突变的黑色素瘤细胞中 BRAF 的失活和 PKA 活性异常,从而阻止 CRAF 失活。由此可见,MAPK 通路在 NRAS 突变的黑色素瘤的发生和进展中起着重要作用。这条通路改变后出现不可控的细胞生长以及细胞周期蛋白 D1 表达上升和细胞周期抑制蛋白 p27 表达下降,使得细胞很容易通过周期中的 G1 关卡。同时也有研究表明,NRAS 基因突变是黑色素瘤中的一个早期事件,且 NRAS 突变的黑色素瘤有着与其他黑色素瘤不同的生物学特点,因此其与 BRAF 突变相同均可作为早期诊断和预后生物标志物。

3.NF1

基因突变及其他基因突变 I 型神经纤维瘤病（Neurofibromatosis type I，NF1）基因是黑色素瘤中第 3 个最常见的突变基因，属于 RAS 的负调节物，可在 46％的野生型 BRAF 和 NRAS 基因突变患者中观察到，其同样影响 MAPK 信号通路。此外，大约 25％肢端及黏膜型黑色素瘤患者存在 c－kit 原癌基因（c－kit proto－oncogene，c－KIT）突变，其在黑色素瘤细胞的发生发展中发挥重要作用。超过 80％的葡萄膜黑色素瘤存在鸟嘌呤核苷酸结合蛋白 q 多肽（Guanine nucleotide binding protein q poly－peptide，GNAQ）基因突变。这些基因突变均通过 MAPK 信号通路来传导信号，因此可以通过抑制 MAPK 途径来实现靶向治疗。

（三）信号传导通路与黑色素瘤

从黑色素细胞转变到黑色素瘤的过程中，包括了细胞周期的调控、细胞增殖、迁移和变异等各个方面，而细胞的各种活动均是各种分子信号途径控制的。因此黑色素瘤的发生发展与信号传导通路异常是密切相关的，信号通路的异常活化造成了黑色素瘤细胞的异常生长。近年来的研究表明，与黑色素瘤细胞的增殖、生存和侵袭有关的信号通路主要有 MAPK 通路和 PI3K 通路。MAPK 通路也称 RAS/RAF/MEK/ERK 通路，其通过一系列有序的磷酸化将胞外信号从细胞质膜传递到细胞核中。细胞外信号调节激酶（Extracellular signal regulatedkinases，ERK）在 90％的黑色素瘤中被激活，其持续激活是黑色素瘤通过 G1 阶段的必要条件。同时 ERK 通过调节小眼球相关转录因子（Microphthalmia－associated transcriptionfactor，MITF）的活性来控制黑色素瘤细胞的生存。异常激活的 MAPK 通路通过上调整联蛋白和下调上皮细胞钙黏蛋白的表达而参与黑色素瘤的侵袭。磷脂酰肌醇－3 激酶（Phosphatidylinositol－3 kinases，PI3K）途径在 55％的脉络膜黑色素瘤中被激活。肿瘤坏死因子会促进原代黑色素细胞的凋亡，而干细胞因子（SCF）则可以使黑色素细胞免于凋亡。但当 PI3K 受到抑制时，SCF 不再起作用。这就说明了 SCF 的抗凋亡活性是通过 PI3K 通路实现的。因此，通过抑制 PI3K 通路的激活进而治疗黑色素瘤可能会起到一定的疗效。

二、黑色素瘤发病机制的影响因素

（一）黑色素瘤的危险因素

黑色素瘤相关性最强的危险因素是黑色素瘤的家族史，而紫外线的暴露，皮肤的光敏性，患者的免疫抑制状态也是黑色素瘤不可忽视的危险因素。此外激素及防晒霜、护肤品、染发剂中某些成分也是危险因素之一。这些危险因素通过不同机制来介导黑色素瘤形成。

1.黑色素瘤的家族史

约 $5\%\sim10\%$ 的黑色素瘤患者存在遗传易感性，其中 40% 的家族性黑色素瘤与参与编码细胞周期蛋白 $P16^{NK4}$ 和 $P14^{ARF}$ 的 CDKN2A 基因突变相关。CDK4 作为少数的另一种突变基因，通过编码细胞周期蛋白依赖性激酶与 P16INK4A 相互作用。此外 MITF 上的突变位点 E318K 也被认为与黑色素瘤遗传易感性相关。

2.紫外线的暴露与光敏性

紫外线照射作为黑色素瘤及其他皮肤癌共同的致病因素，通过损伤 DNA 来增加基因突变频率。该作用中存在大量由 C 转变为 T 或者由 G 转变为 A 的嘧啶二核苷酸转化位点，黑色素瘤基因 STK19、FBXW7 的热点活化突变以及由 UVB 介导的 IDH1 的损坏突变率很高的 BRAF 基因，其在日光暴露区黑色素瘤中的突变率明显高于非日光暴露区黑色素瘤，如肢端及黏膜黑色素瘤，提示了 BRAF 突变与紫外线之间的正相关性。在黑色素瘤中而我们人体对紫外线的照射做出了应对措施，晒黑就是人体的一种生理保护机制，通过黑色素细胞合成黑色素并转运给皮表角质细胞来吸收紫外线的能量。而具有白皙皮肤及红发特征人群大多存在 MCIR 基因失活多态性，其产生的棕黑素亚型，不仅对紫外线保护效力弱，反而增加 UVA 引起的活性氧物质的产生并加大 DNA 损伤，因此比其他肤色人种发生黑色素瘤的风险高。

（二）黑色素瘤进程中的信号通路改变

Clark 模型描述了正常黑色素细胞到黑色素瘤的转变过程，其中不同阶段的组织病理学改变对应着不同的信号通路改变:如良性痣阶段出现的 BRAF 突变和 MAPK 通路的激活;异型痣阶段出现的 CDKN2A 和 PTEN 通路的改变;浸润生长期和转移期细胞黏附力的增加。与黑色素瘤相关的重要分子通路有以下几点。

1.Ras/MAPK 信号通路与黑色素瘤

Ras/MAPK 信号通路包括了一系列蛋白激酶的级联反应,其中 MEK、MAPK 作为通路效应子通过活化转录因子和蛋白激酶在细胞增殖、分化、死亡及胚胎发育等生物学过程中起重要的调节作用而通路分子的突变会导致异常的 MAPK 信号通路持续激活。

(1)BRAF 与黑色素瘤:高达 66% 的黑色素瘤临床组织和黑色素瘤细胞系存在 BRAF 基因错义突变,导致 BRAF 激酶活性增加而增强 RAS/MAPK 信号。BRAF V599E 突变最为常见,发现下调黑色素瘤细胞 BRAFV599E 突变基因表达可减弱 MAPK 通路活性,从而抑制细胞生长,因此验证了 BRAF 突变与黑色素瘤形成的相关性。其中涉及的 BRAFV599E 突变下游机制可能有:内源性抑制子 SPPY2 失去对通路的抑制作用,引起 MAPK 通路活性增高;上调 Brn2 转录因子的表达促进黑色素细胞增殖;下调周期素 P27kip1 和上调细胞周期素 D1 水平,加快 G1 期向 S 期转变,导致异常增殖然而 BRAF 突变频率在黑色素瘤进程中基本保持一致,说明黑色素细胞转变为恶性黑色素瘤还需要额外的机制来协助。

(2)RAS 和黑色素瘤:RAS 作为人类肿瘤中最常见的癌基因,在黑色素瘤中突变率约为 15%。通过 RNA 干扰黑色素细胞 NRAS 表达,使细胞出现凋亡,提示 NRAS 突变可能抑制黑色素瘤细胞的凋亡。此外 RAS 突变可能还涉及侵袭性转移和间质血管的生成等。

2.INK4A/ARF 信号通路和黑色素瘤

INK4a/ARF 基因作为多种肿瘤的常见失活位点之一,编码 $p16^{INK4a}$ 和 $p14^{ARF}$ 抑癌因子来调控细胞周期,两者分别通过 pRb 与 p53 途径来抑制细胞增殖和促进细胞凋亡。

(1)INK4A 与黑色素瘤:INK4A 基因也称为 CDKN2A 基因,其突变是目前家族性黑色素瘤中最确定的遗传改变。CDKN2A 编码的 $p16^{INK4a}$ 蛋白能够通过抑制细胞周期素依赖性激酶使细胞周期停滞在 G1/S 限速点。并抑制携带有损伤 DNA 或激活癌基因的细胞增殖,而 p16^{INK4a} 缺失会导致小鼠肿瘤的发生率大大提高。此外,黑色素瘤中也存在着编码 INK4A 下游靶蛋白 CDK4 和 CCDN1 的基因突变,其中 CDK4 突变通过逃避 INK4A 的抑制作用来破坏细胞周期的调控,而 CCDN1 突变则在肢端型黑色素瘤形成中起重要作用。在接种黑色素瘤异种移植物的免疫缺陷小鼠中使用 CCND1 抑制剂后,黑色素瘤细胞发生凋亡而正常黑色素细胞无明显影响。以上突变使细胞周期调节因子 Rb 蛋白磷酸化来促进细胞周期的进程。

(2)ARF 与黑色素瘤:ARF 作为肿瘤抑制因子与原癌蛋白 MDM2 结合,阻止 p53 蛋白被泛素化降解来上调 p53 水平,利于损伤 DNA 的修复并诱导细胞凋亡。而研究显示,黑色素瘤恶性程度与 p53 表达的阳性率呈正相关,这与 p53 在黑色素瘤中的低突变率和高失活率有关。离体实验发现,丢失 ARF 或 p53 的细胞凋亡减弱。同时动物实验证明,缺乏 ARF 的黑色素细胞经紫外线照射后形成黑色素瘤的时间缩短,而同时缺乏 INK4A 和 ARF 时进展更快。以上说明 ARF 能抑制黑色素瘤细胞凋亡及增殖。并且国内学者发现 p14^{ARF} 的高表达能使细胞周期阻断在 G1/G2 期,同时提高 p53、p21、p27 蛋白水平,降低磷酸化的 ERK、CyelinD1 和 CyelinE 蛋白水平,提示了 ARF 在 p53 途径之外,还可能通过 MAPK 信号通路来协同抑制细胞增殖。

3.PTEN/AKT 途径和黑色素瘤

PI3K/AKT 信号通路与 RAS/MAPK 通路在功能上十分相似,信号效应子 Akt 的激活可作用多种底物来调节细胞的增殖、代谢和生存。PTEN 通过使 PIP3 去磷酸化来削弱。

PI3K 的激活信号,间接抑制 Akt 功能。通过比较色素痣和恶性黑色素瘤中 PTEN 和 Akt 的表达差异,发现色素痣及晚期黑色素瘤进展过程中,PTEN 表达水平逐渐降低,而 Akt 表达及磷酸化水平逐渐升高,并且相关性分析揭示了 Akt 与 PTEN 蛋白表达水平呈负相关性。

(1)PTEN 和黑色素瘤:PTEN 作为一种抑癌基因主要作用于 G1 期停滞和细胞凋亡。色素瘤标本中 PTEN 的表达情况,发现恶性黑色素瘤中 PTEN 蛋白表达减弱甚至缺如。研究证实黑色素瘤中低转录水平的 PTEN 与高比例的

PTEN 启动子甲基化密切相关。

（2）Akt 与黑色素瘤：当 PTEN 缺失和（或）Akt 突变时，都可以引起 Akt 的活性增高，从而灭活抗凋亡蛋白 BCL－2，并上调 CCND1 表达促进细胞增殖，或者通过活化 FKHR 转录因子来作用于其他细胞生存和细胞周期基因。在免疫缺陷裸鼠模型中抑制 AKT 家族中的 AKT3，能抑制人类黑色素。瘤移植物的生长。

4.MITF 和黑色素瘤

MITF 作为黑色素合成通路中的关键调控因子能调控黑色素细胞的分化，并且能调节黑色素细胞的增殖、抗凋亡及迁移。其编码的 MITF－M 蛋白特异表达于黑色素细胞系，与 HMB－45、S－100 都是黑色素瘤特异性标志物，但少数非黑色素细胞来源肿瘤如乳腺癌、平滑肌肉瘤等可偶见 MITF 阳性表达，因此学者建议在 S－100、HMB－45 等标志物阴性条件下，MITF 对协助诊断黑色素瘤有重要价值。

（1）MITF 与细胞增殖、抗凋亡、迁移：在黑色素瘤细胞系中，MITF 通过上调 TBX2 转录因子来促增殖和抗衰老。研究发现，下调黑色素瘤细胞系中 BCL－2 蛋白水平会导致细胞死亡，提示恶性黑色素细胞的存活依赖于 BCL－2 的抗凋亡作用，而 MITF 能通过上调 BCL－2 和 C－MET 等抗凋亡蛋白来抑制肿瘤细胞的凋亡。此外，MITF 通过调控黑色素瘤迁移相关蛋白如 Dial、miR－211、β－连锁蛋白等来影响黑色素瘤细胞的迁移。

（2）MITF 与黑色素瘤：研究证明，黑色素瘤细胞系和 10%～20% 的原发性黑色素瘤患者中存在着程度不同的 MITF 基因位点的扩增，且浸润性和转移性黑色素瘤中扩增发生率更高，并与 5 年生存率的降低相关。提示了 MITF 的扩增是黑色素瘤发展中的一个晚期事件，并且 MITF 可能作为黑色素瘤的一个癌基因。有学者认为 MITF 对黑色素瘤具有双重调节作用，基于"动态表现（Rheostat）"模型和"表型转换（Switching）"模型，MITF 表达水平差异决定着黑色素瘤细胞的状态，高表达 MITF 的黑色素瘤细胞有较强增殖能力，而低表达 MITF 的黑色素瘤细胞则伴随着"干细胞样停滞浸润"状态的出现。

(三)黑色素瘤中不可或缺的分子事件

1.黑色素瘤的血管新生

对大多数实体瘤包括黑色素瘤来说,血管形成对肿瘤的浸润和转移是至关重要的,而 VEGF 在恶性黑色素瘤的血管形成中起重要作用。国内学者通过检测恶性黑色素瘤和色素痣中 VEGF 的表达,发现 VEGF 的表达和黑色素瘤的临床分期成正相关,提示 VEGF 可作为一项有意义的黑色素预后指标。

2.黑色素瘤的黏附力改变

钙黏素、整合素及基质金属蛋白酶通过改变细胞黏附力来直接促进黑色素瘤的浸润和转移。钙黏素通过形成肌动蛋白细胞骨架及影响细胞内的信号来维持细胞间的相互接触,其中 E 型钙黏素的丢失和 N 型钙黏素的表达,是黑色素瘤从快速生长期转变为垂直生长期的标志;而 N 型钙黏素能加强黑色素瘤细胞与其他表达 N 型钙黏素细胞如,真皮的成纤维细胞、血管内皮细胞等相互作用。整合素能介导细胞与细胞外基质成分连接。其中 αVβ3 整合素通过诱导基质金属蛋白酶 2 的表达来降解基底膜的胶原,促进黑色素瘤的快速生长期的转换;此外还能增加抗凋亡蛋白 BCL-2 的表达及重组黑色素瘤细胞骨架来抗凋亡促迁移。

3.黑色素瘤的免疫逃避

肿瘤的免疫逃避主要与活化 T 细胞的免疫抑制机制相关。研究表明,黑色素瘤中 Fas 表达下调而 FasL 表达上调,且高表达 FasL 的肿瘤细胞通过抑制早期的非特异性免疫反应来逃避免疫破坏,包括杀死表达 Fas 受体粒细胞、巨噬细胞、NK 细胞等。同时黑色素瘤细胞也可以通过"免疫编辑"作用,下调或不表达癌细胞表面的 MHC 分子来逃避 T 细胞的识别作用,而且快速生长的肿瘤细胞会释放一些免疫抑制分子如 TGFB、IL-10 等,或是诱导产生表达 CTLA-4 及 PD-1 的调节 T 细胞,对其他免疫细胞产生抑制作用,最终导致肿瘤的免疫耐。其中 CTLA-4 作为一种免疫检查点通过竞争结合 CD80/CA86,来增强 T 调节细胞对 T 细胞的活化与增殖的抑制作用;而另一种免疫检查点 PD-1,则通过抑制肿瘤微环境中的效应 T 细胞的杀肿瘤效应来参与免疫逃避,因为其配体 PDL1 主要表达在肿瘤细胞表面。黑色素瘤的肿瘤免疫是近年来的研究热点,FDA 已批准了共刺激抑制分子如 CTLA-4、PD-1 及 PD-L1 的抗体,大量临床数据显示以上免疫靶向药物能明显改善晚期黑色素瘤患者的生存预后。现已替代传统化疗成为一线治疗方案。

4.黑色素瘤的促瘤炎性反应

目前黑色素瘤中的促肿瘤炎性反应的产生与紫外线的照射有关。有研究对原发性皮肤黑色素瘤小鼠模型进行重复的 UV 照射发现,损伤的角质细胞释放的 HMGB1 和 TLR4 共同作用引起中性粒细胞的募集和活化,增强了肿瘤细胞迁移力及肺转移的风险。而且发现黑色素瘤溃疡的发生与中性粒细胞浸润有关,对此类溃疡患者采用 I 型干扰素抑制中性粒细胞功能后抗瘤效果明显。提示了黑色素瘤中的中性粒细胞炎性反应能促进肿瘤的浸润和转移。

（王　星）

第二节　黑色素瘤的临床诊断

一、黑色素瘤组织病理学诊断标准及诊断模板

(一)黑色素瘤病理学诊断标准

组织病理学是黑色素瘤确诊的最主要手段,免疫组织化学染色是鉴别黑色素瘤的主要辅助手段,无论黑色素瘤体表病灶或者转移灶活检或手术切除组织标本,均需经病理组织学诊断,病理诊断须与临床证据相结合,全面了解患者的病史和影像学检查等信息。

(二)黑色素瘤病理诊断措施

黑色素瘤病理诊断由标本处理、标本取材、病理检查和病理报告等部分组成。

1.标本处理

(1)手术医生应提供送检组织的病灶特点(溃疡/结节/色斑),对手术切缘和重要病变可用染料染色或缝线加以标记。

(2)体积较大的标本必须间隔 3mm 左右切开固定。

(3)10％中性缓冲福尔马林(甲醛含量 4％)固定 6～48h。

2.标本取材

用颜料涂抹切缘。垂直皮面以 2～73mm 间隔平行切开标本,测量肿瘤厚度和浸润深度。根据临床要求、标本类型和大小以及病变与切缘的距离选择取材方式,病变最厚处、浸润最深处、溃疡处必须取材。主瘤体和卫星灶之间的皮肤必须取材,用以明确两者关系。肿瘤小于 2cm 者全部取材,3cm 以上者按 1 块/5mm 取材。切缘取材有两种方法,分别为垂直切缘放射状取材和平行切缘离断取材,后者无法判断阴性切缘与肿瘤的距离,建议尽量采用垂直切缘放射状取材法,有助于组织学判断阴性切缘与肿瘤的距离。一个包埋盒内只能放置 1 块皮肤组织。包埋时应保证切面显示肿瘤发生部位皮肤、黏膜等的结构层次,

以保证组织学进行 T 分期。皮肤黑色素瘤切缘取材方法：①垂直切缘放射状取材；②平行切缘离断取材。

3.病理描述

(1)大体标本描述：根据临床提供的解剖位放置标本,观察并描述肿瘤的大小、形状和色泽。皮肤肿瘤必须描述表面有无溃疡,周围有无卫星转移灶,卫星转移灶的数量、大小及其与主瘤结节间距。

(2)显微镜下描述：黑色素瘤的来源皮肤还是黏膜。

黑色素瘤的组织学类型：最常见的 4 种组织学类型为表浅播散型、恶性雀斑型、肢端雀斑型和结节型；少见组织学类型包含促结缔组织增生性黑色素瘤、起源于蓝痣的黑色素瘤、起源于巨大先天性痣的黑色素瘤、儿童黑色素瘤、痣样黑色素瘤。

黑色素瘤的浸润深度：定量用 Breslow 厚度,用毫米作为单位,定性用 Clark 水平分级,描述所浸润到的皮肤层级；其他预后指标包括溃疡、脉管侵犯、微卫星灶、有丝分裂率等。

Breslow 厚度：指皮肤黑色素瘤的肿瘤厚度,是 T 分期的基本指标。非溃疡性病变指表皮颗粒层至肿瘤浸润最深处的垂直距离；溃疡性病变指溃疡基底部至肿瘤浸润最深处的垂直距离。

Clark 水平分级：指皮肤黑色素瘤的浸润深度,分为 5 级。1 级表示肿瘤局限于表皮层(原位黑色素瘤)；2 级表示肿瘤浸润真皮乳头层但尚未充满真皮乳头层；3 级表示肿瘤细胞充满真皮乳头层到达乳头层和网状层交界处；4 级表示肿瘤浸润真皮网状层；5 级表示肿瘤浸润皮下组织。

(3)免疫组化检查

黑色素瘤的肿瘤细胞形态多样,尤其是无色素性病变,常需要与癌、肉瘤和淋巴瘤等多种肿瘤进行鉴别。常用的黑色素细胞特征性标志物包括 S-100、Sox-10、8Melan-A、HMB45、Tyrosinase、MITF 等。其中 S-100 敏感度最高,是黑色素瘤的过筛指标；但其特异度较差,一般不能用作黑色素瘤的确定指标。Melan-A、HMB45 和 Tyrosinase 等特异度较高,但肿瘤性黑色素细胞可以出现表达异常,敏感度不一,因此建议在需要进行鉴别诊断时须同时选用 2~3 个上述标志物,再加上 S-100,以提高黑色素瘤的检出率。

（4）特殊类型黑色素瘤

黏膜型黑色素瘤：一般为浸润性病变，可以伴有黏膜上皮内佩吉特样播散。肿瘤细胞可呈上皮样、梭形、浆细胞样、气球样等，伴或不伴色素，常需借助黑色素细胞特征性标志物经过免疫组化染色辅助诊断；眼色素膜黑色素瘤：根据细胞形态分为梭形细胞型、上皮样细胞型和混合型。细胞类型是葡萄膜黑色素瘤转移风险的独立预测因素，梭形细胞型预后最好，上皮样细胞型预后最差。

（三）黑色素瘤病理诊断报告

皮肤黑色素瘤原发灶的常规病理组织学报告内容建议可包括：肿瘤部位、标本类型、肿瘤大小或范围、组织学类型、Breslow 厚度、有无溃疡、浸润深度（Clark 水平分级）、分裂活性、切缘状况（包括各切缘与肿瘤的距离以及切缘病变的组织学类型）、有无微卫星转移灶或卫星转移灶、有无脉管内瘤栓、有无神经侵犯等。前哨淋巴结和区域淋巴结须报告检见淋巴结的总数、转移淋巴结个数以及有无淋巴结被膜外受累。靶向治疗相关分子检测推荐至少包括 910BRAF、CKIT 和 NRAS 等驱动基因。不推荐冷冻切片技术进行术中病理诊断。

（四）黑色素瘤的临床诊断标准及路线图

黑色素瘤主要靠临床症状和病理诊断，结合全身影像学检查得到完整分期（如表 2－1）。

表 2－1　黑色素瘤的临床诊断标准及路线图

临床表现			病理报告	分期检查	确定临床分期
高度怀疑黑色素瘤	活检	病理确诊	◆肿瘤厚底 ◆是否溃疡 ◆有丝分裂率 ◆有无脉管浸润 ◆切缘 ◆有无微卫星灶 ◆Clark 分级 ◆免疫组化结果 ◆基因突变情况	◆病史和查体（注意局部和区域淋巴结、皮肤检查） ◆影像学检查 ◆评估黑色素瘤危险因素	◆0 期：原位癌 ◆ⅠA 期（无危险因素） ◆ⅠA 期（有危险因素） ◆ⅠB－ⅡA 期（中危） ◆ⅡB－ⅢA 期（高危） ◆ⅢB－ⅢC 期（极高危）（区域淋巴结转移） ◆ⅢC 期（极高危）（移行转移） ◆Ⅳ期（远处转移）

(五)影像学诊断

影像学检查应根据当地实际情况和患者经济情况决定,必查项目包括区域淋巴结(颈部、腋窝、腹股沟、腘窝等)超声,胸部 CT,腹盆部超声,增强 CT 或 MRI,全身骨扫描及头颅增强 MRI 或 CT 检查。影像学检查有助于判断患者有无远处转移,以及协助术前评估(包括 X 线、超声等)。如原发灶侵犯较深,局部应行 CT、MRI 检查。经济情况好的患者可行全身正电子发射计算机体层成像(positron emission tomography－computed tomography,PET－CT)检查,特别是原发灶不明的患者。正电子发射体层成像(positron emissiontomography,PET)是一种更容易发现亚临床转移灶的检查方法。大多数检查者认为对于早期局限期的黑色素瘤,用 PET 发现转移病灶并不敏感,受益率低。对于Ⅲ期患者,PET－CT 扫描更有用,可以帮助鉴别 CT 无法明确诊断的病变,以及常规 CT 扫描无法显示的部位(比如四肢)。PET－CT 较普通 CT 在发现远处病灶方面存在优势。

(1)超声检查:超声检查因操作简便、灵活直观、无创便携等特点,是临床上最常用的影像学检查方法。黑色素瘤的超声检查主要用于区域淋巴结、皮下结节性质的判定,为临床治疗方法的选择及手术方案的制定提供重要信息。实时超声造影技术可以揭示转移灶的血流动力学改变,特别是帮助鉴别和诊断小的肝转移、淋巴结转移等方面具有优势。

(2)CT:常规采用平扫＋增强扫描方式(常用碘对比剂)。目前除应用于黑色素瘤临床诊断及分期外,也常应用于黑色素瘤的疗效评价,肿瘤体积测量、肺和骨等其他脏器转移评价,临床应用广泛。

(3)MRI:常规采用平扫＋增强扫描方式(常用对比剂钆喷酸葡胺),因其具有无辐射影响,组织分辨率高,可以多方位、多序列参数成像,并具有形态结合功能(包括弥散加权成像、灌注加权成像和波谱分析)综合成像技术能力,成为临床黑色素瘤诊断和疗效评价的常用影像技术。

(4)PET－CT:氟－18－氟代脱氧葡萄糖 PET－CT 全身显像的优势在于:对肿瘤进行分期,通过 1 次检查能够全面评价淋巴结转移及远处器官的转移;再分期,因 PET 功能影像不受解剖结构的影响,可准确显示解剖结构发生变化后或者是解剖结构复杂部位的复发转移灶;疗效评价,对于抑制肿瘤活性的靶向药物,疗效评价更加敏感、准确;指导放疗生物靶区的勾画和肿瘤病灶活跃区域的穿刺活检;评价肿瘤的恶性程度和预后。常规 CT 对于皮肤或者皮下转移的诊断灵敏度较差,而 PET-CT 可弥补其不足。

(六)实验室检查

血常规、肝肾功能和乳酸脱氢酶,这些指标主要为后续治疗做准备,同时了解预后情况。尽管乳酸脱氢酶并非检测转移的敏感指标,但能指导预后,黑色素瘤尚无特异的血清肿瘤标志物,目前不推荐肿瘤标志物检查。

(四)病灶活检

皮肤黑色素瘤的活检方式包括切除活检、切取活检和环钻活检,一般不采取削刮和穿刺活检。对于临床初步判断无远处转移的黑色素瘤患者,活检一般建议完整切除活检,切缘 0.3~0.5cm,切口应沿皮纹走行方向(如肢体一般选择沿长轴的切口),不建议穿刺活检或局部切除。部分切取活检不利于组织学诊断和厚度测量,增加了误诊和错误分期风险,切取活检和环钻活检一般仅用于大范围病变或特殊部位的诊断性活检,比如在颜面部、手掌、足底、耳、手指、足趾或甲下等部位的病灶,或巨大的病灶,完整切除活检无法实现时,可考虑进行切取活检或者环钻活检。

二、皮肤黑色素瘤的前哨淋巴结活检技术

前哨淋巴结活检(sentinel lymph node biopsy,SL-NB)在恶性黑色素瘤的应用中已有 20 余年的历史。随着研究的深入,SLNB 的操作方法也逐渐完善和规范,已经成为恶性黑色素瘤诊治过程中不可或缺的手段,在进行准确分期、预后判断以及指导治疗等方面都发挥着重要的作用。

(一)SLNB 定义及操作方法

1.SLNB 定义和准确性

(1) SLNB 定义:Morton 等于 1990 年在美国外科肿瘤年会上首先提出了

恶性黑色素瘤前哨淋巴结(sentinel lymph node,SLN)的概念。SLN 是引流原发病灶周围淋巴液的第一站淋巴结,肿瘤细胞应最先转移到 SLN,再转移至下一级淋巴结。这个理论的提出是恶性黑色素瘤外科治疗的一个里程碑,随后进行了大量的临床试验,不断地改进 SLNB 的操作方法,并深入探讨了其在恶性黑色素瘤诊治中的准确性、临床意义和适应证。

(2) SLNB 的准确性:准确性主要包括 SLNB 的检出率、假阴性率和假阳性率。Valsecchi 等对 1990 年至 2009 年的 71 项临床试验进行了 Meta 分析,共25 240 例患者接受了 SLNB,平均总体检出率为 98.1%,平均假阴性率为12.5%(0~4%)。Logistic 回归分析显示,检出率与患者的年龄、性别、溃疡以及文章的发表年份和质量有关。假阴性率则与随访时间和检出率相关,随访时间越长,假阴性率越高;检出率越高,假阴性率越低。另外,SLNB 的准确性与操作者的临床经验有较大的关系,随着示踪方法的改进和临床经验的增加,SLNB的假阴性率也将明显降低。假阳性是指一些转移病灶可能长期处于休眠状态或是被免疫系统所清除,因此并不影响患者预后。Thomas 报道年轻患者的SLN 阳性率要明显高于老年患者,但是其预后却明显优于老年患者。提示在免疫系统比较健全的年轻患者中,一些微小的转移病灶可能被抑制或清除。该研究从多中心选择性淋巴结切除试验－Ⅰ(MSLT－Ⅰ)的结果推论,中等厚度(1.2~3.5mm)恶性黑色素瘤的假阳性率约为 24%,并认为这一部分患者可能被错误地分期,而且接受了不必要的淋巴结清扫和其他辅助治疗。但是,恶性黑色素瘤患者的预后除了与 SLN 结果相关,还与原发病灶的厚度、溃疡、年龄等因素有关,所以很难据此证实假阳性率的存在。

2.SLNB 的操作方法

(1)常用的示踪方法:常用的示踪方法包括生物染料法和放射性核素法。前者大多采用美兰进行染色,具有操作简单、费用低、无放射性污染等优点。但由于美兰的分子量小,在淋巴结中停留时间很短,容易造成次级淋巴结染色,所以检出率和准确性均不理想,目前已很少单独用于 SLNB 定位。放射性核素法利用放射性标记的胶体颗粒或高分子聚合物,借助淋巴闪烁显像和 γ 探测仪进行定位,可直观地显示放射性浓聚点,检出率高,操作简单,因此越来越被广泛应用。比较常用的放射性胶体包括 99m 锝(Tc)标记的硫胶体(SC)、锑胶体或人血白蛋白等。这些标志物均属于非特异性标志物,在淋巴结中滞留的时间较短,也易出现非 SLN 显像,对活检手术的时间要求较高。99mTc 标记的亚氨基噻吩—美罗华(IT—Rituximab)是一种特异性的放射线标志物,能够选择性地与淋巴结内的 B 细胞结合,而且不易脱落,可以有效地避免次级淋巴结显像。联合应用生物染料法与放射性核素法可以使 SLNB 的检出率和准确率提高。MSLT—I 结果表明,联合应用这两种方法 SLN 检出率为 95.3%;而且在 SLN 阴性的患者中,随访 6 年的淋巴结转移率只有 6.3%。联合应用生物染料和放射性核素是目前 SLNB 的金标准,被很多肿瘤治疗机构推荐用于恶性黑色素瘤的诊断和治疗。

(2)放射性核素法的常用显像方式:采用放射性核素示踪时,术前需先行淋巴结显像以确定 SLN 的大体位置。四肢恶性黑色素瘤的淋巴回流比较稳定,SLN 通常位于腋窝或者腹股沟,传统延迟静态显像基本能准确定位。但是,头颈部以及躯干恶性黑色素瘤的淋巴引流比较复杂,可能存在多个引流区,静态显像有较高的漏诊率和假阴性率。在这种情况下,动态显像具有明显的优势,不仅能同时显示多个引流区,而且可以动态观察淋巴结的显示顺序,从而有效地辨别出次级淋巴结。因此,动态显像已经取代静态显像成为 SLNB 的标准显像方式。另外,报道 SPECT/CT 显像具有更高的检出率(100%),而且能更好地显示 SLN 的解剖位置,为头颈部 SLNB 的手术路径提供参考。

(3) SLN 的病理检查:SLN 的转移状态直接决定患者的分期和治疗,因此病理检查应当尽量详细、准确。理论上应进行连续切片以减少漏诊,切片越多,漏诊率越低,而且越容易发现微转移病灶。微转移病灶的直径多小于 $50\mu m$,所以切片的厚度应小于 $50\mu m$。但是,连续切片需要大量人力和时间,相应的费用也会增加,临床上难以实现。目前病理检查尚无统一的规范,分歧主要集中在切片的多少、厚度、间距及方向等方面。欧洲癌症联盟推荐采用提出的方案,间断连续切片,每个 SLN 切片为 12 枚。免疫组织化学染色能够提高 SLNB 的检出率。Spanknebel 等报道,免疫组织化学染色能将阳性 SLN 的检出率提高10%~34%,且能发现直径<0.1mm 的肿瘤。常用的免疫组织化学标志物包括S—100、HMB—45 和 MelanA。S—100 的敏感性最高,HMB—45 和 MelanA 的特异性较好,通常建议联合染色。逆转录聚合酶链反应(reverse transcription

—polymerase chainreaction,RT—PCR)分子检测具有更高的敏感性,但是特异性较差,而且在预后方面的作用尚不明确。

(二)SLNB 的临床意义及适应证

1.SLNB 的临床意义

(1)SLNB 在预后判断方面的作用 SLN 病理分期是恶性黑色素瘤的一个重要预后因素,SLN 受累强烈提示预后不佳。SLN 状态是比原发病灶厚度、Clack 分级、溃疡、年龄和性别更显著的预后相关因素。MSLT—I 证实了上述观点:SLN 阳性患者的 5 年无病生存率(DFS)为 72.3%,而阴性患者为 90.2%,两组之间存在显著性差异($P<0.01$)。AJCC 分期系统(第七版)已将 SLN 阳性者的淋巴结分期归类到 N1 或 N2,为了区别临床阳性者,在其后方增加字母"a",代表肿瘤细胞淋巴结微转移。

(2)SLNB 在指导治疗方面的作用 SLNB 在指导治疗方面的一个重要意义是决定是否需要进行区域淋巴结清扫(complete lymph node dissection,CLND)。在 SLNB 出现以前,主要通过预防性 CLND 发现和清除转移病灶。但是,中等厚度的恶性黑色素瘤只有 20%左右发生淋巴结转移,若均进行CLND,则有 80%患者接受了不必要的手术,会引起诸如皮肤坏死、淋巴性水肿、积液等并发症。相对于 CLND,SLNB 是一种更精确、微创的淋巴结评价方法。在 MSLT—I 中,I/II 期的患者被随机分为两组,一组进行广泛切除后观察,临床出现淋巴结转移再进行 CLND;另一组进行广泛切除和 SLNB,如果SLNB 阳性立即行 CLND。该研究中期报告的结果显示,SLNB 能够提供重要的预后信息,是一个良好的分期指标。但是进一步对生存分析显示,这两组的 5年总生存率并无显著性差异(87.1%对 86.6%)。Kretschmer 等[14]对此解释为:MSLT—I 之所以无显著性差异,是因为接受 SLNB 的患者中只有 20%左右阳性,很大程度地缓冲了 SLNB 的作用;MSLT—I 的样本量还不够大,要获得显著性差异,至少需要 10 000 例患者。但是,SLNB 能增加 DFS 的结论是肯定的,MSLTI 的结果提示 SLNB 组的 5 年 DFS 优于非 SLNB 组(78.3% vs 73.1% ,P=0.009),而且 SLNB 阳性者的 5 年 DFS 要明显优于非 SLNB 组中淋巴结转移者(72%vs52%,P=0.004)。另外,早期行 CLND 相对于临床出现可触及淋巴结后再行治疗性 CLND,手术操作更为简单,术后引起患肢水肿、感染等并发症的风险也相对较低。因总生存率差异无统计学意义,MSLT－I的结果也引起了对 SLN 阳性患者是否必须进行 CLND 的质疑。SLNB 阳性患者中,非前哨淋巴结(non－sentinellymph nodes,NSLN)的转移率为15%～20%,如果均进行 CLND,有可能导致过度治疗,增加淋巴性水肿、感染等并发症的风险。因此,探寻 NSLN 转移的相关因素成了目前研究的一个新方向。

分析结果显示,是否为淋巴结被膜下转移、肿瘤浸润深度和肿瘤病灶的最大径均是恶性黑色素瘤特异性生存(MSS)的独立相关因素,而且肿瘤病灶>1mm 是与高 NSLN 转移率、低 DFS、低 MSS 独立相关的最显著因素。最近的一项 Meta 分析结果表明,与 NSLN 的转移相关的 9 个因素为溃疡、卫星病灶、神经侵犯、脉管癌栓、SLN 转移>1 个、SLN 内多发转移、转移病灶最大径>2mm、侵犯被膜、淋巴结外侵犯。N－SNORE 是一个评价非前哨淋巴结转移风险的评分系统,制定于 2010 年,试图从原发肿瘤的分期、性别、SLN 肿瘤负荷等多个方面来预测 NSLN 的转移风险,从而指导是否需要进行 CLNB。Feldmann 等采用 $\chi 2$ 检验和配对 t 检验两种方法验证了 N－SNORE 系统的准确性,认为 N－SNORE 积分与 NSLN 的转移率显著相关。极低风险(score 0)、低风险(score 1～3)、中风险(score 4～5)、高风险(score 6～7)和极高风险(score>8)的转移率分别为 7.7%、18.2%,21.1%、33.3%和80.0%。

2.SLNB 的适应证

对于原发病灶厚度 1.0～4.0mm(T2 和 T3)者,大部分的癌症中心都强烈推荐进行 SLNB。厚度≥4.0mm 者的 SLB 阳性率为 30%～40%[20],SLB 状态是一个非常显著的独立预后因素。因此,SLNB 也被推荐用于这些高危患者,但是主要用于进行准确分期和增加局部控制。对于原发病灶厚度<1mm 的患者是否应该进行 SLNB,目前还存在较大的争议。Andt-backa 等[24]认为,病灶厚度 0.75～1.00mm 者的 SLN 转移率为 6.2%,而厚度<0.75mm 者的 SLN 转移率仅为 2.7%,而且与 SLN 状态有关的因素还包括原发病灶厚度、Clark 分级、溃疡、有丝分裂率以及患者年龄等。所以,对于原发病灶厚度<1mm 者,若病灶厚度>0.75mm、有脉管癌栓、溃疡或有丝分裂>1/mm2 均推荐进行 SL-NB。

三、皮肤黑色素瘤的临床表现及鉴别诊断

（一）黑色素瘤的临床表现

黑色素瘤好发于皮肤，因此视诊是早期诊断的最简便手段。原发病变、受累部位和区域淋巴结的视诊和触诊是黑色素瘤初步诊断的常用手段。

皮肤黑色素瘤多由痣发展而来，痣的早期恶变症状可总结为以下 ABCDE 法则：

A.非对称(asymmetry)：色素斑的一半与另一半看起来不对称。

B.边缘不规则(border irregularity)：边缘不整或有切迹、锯齿等，不像正常色素痣那样具有光滑的圆形或椭圆形轮廓。

C.颜色改变(color variation)：正常色素痣通常为单色，而黑色素瘤主要表现为污浊的黑色，也可有褐、棕、棕黑、蓝、粉、黑甚至白色等多种不同颜色。

D.直径(diameter)：色素痣直径＞5～6mm 或色素痣明显长大时要注意，黑色素瘤通常比普通痣大，对直径＞1cm 的色素痣最好做活检评估。

E.隆起(elevation)：一些早期的黑色素瘤，整个瘤体会有轻微的隆起。同样的，甲下黑色素瘤的临床大体特征也有 ABCDEF 法则，其含义分别为：A 代表年龄较大的成年人或老年人(age)，亚洲人和非裔美国人好发(Asian or African－American race)；B.代表纵形黑甲条带颜色从棕色到黑色，宽度＞3mm(brown toblack)；C 代表甲的改变或病甲经过充分治疗缺乏改善(change)；D 代表指/趾端最常受累顺序，依次为大拇指＞大踇趾＞示指，单指/趾受累＞多指/趾受累(digit)；E 代表病变扩展(extension)；F 代表有个人或家族发育不良痣及黑色素瘤病史(family history)。

ABCDE(F)法则的唯一不足在于没有将黑色素瘤的发展速度考虑在内，如几周或几个月内发生显著变化的趋势。皮肤镜可以弥补肉眼观察的不足，同时可以检测和对比可疑黑色素瘤的变化，其应用可显著提高黑色素瘤早期诊断的准确度。黑色素瘤进一步发展可出现卫星灶、溃疡、反复不愈、区域淋巴结转移和移行转移。晚期黑色素瘤根据不同的转移部位症状不一，容易转移的部位为肺、肝、骨、脑。眼和直肠来源的黑色素瘤容易发生肝转移。

（二）鉴别诊断

普通痣常呈圆形或卵圆形，将其一分为二，两边对称；边缘规则、光滑、完整，与周围皮肤分界清楚；颜色为棕黄色、棕色或黑色，恶性黑色素瘤常在棕黄色或棕褐色的基础上掺杂粉红色、白色、蓝黑色等多种色彩；普通痣直径一般<5mm，恶性黑色素瘤则为不规则形状，边界参差不齐呈锯齿状，直径常>5mm。恶性黑色素瘤还应与其他含有色素的皮肤病鉴别，如老年性色素性疣、硬化性血管瘤、甲下血肿及色素性基底细胞上皮瘤等。

（梁俊青）

第三节　恶性黑色素瘤的皮肤镜图像检测技术

一、皮肤镜原理及其临床应用优势

皮肤镜(dermoscopy)又称皮表透光显微镜,是一种可以放大数十倍乃至数百倍并具有消除皮肤表面反射光的观测设备,由放大镜和光源组成,有些还配有图像采集系统,包括便携式皮肤镜、台式皮肤镜工作站、智能手机专用的手持式数字皮肤镜等多种类型。由于空气的折射率低于皮肤表层,光线大部被反射离开皮肤表层,进入视网膜而出现"眩光"现象,从而掩盖了皮肤深层所反射的可见光。因此,我们肉眼仅能看到皮肤最外层也就是角质层的形态学特征,很难观察到皮肤深层的亚微结构。皮肤镜能有效地消除皮肤表面反射光的干扰,继而最小化眩光,使角质层更加透明,同时借助其放大功能,可以观察到皮肤更深层的亚微结构。根据消除皮肤表面反射光的方法不同,皮肤镜分为偏振光皮肤镜和非偏振光皮肤镜两大类。非偏振光皮肤镜的技术原理是将透镜和被观察物之间的介质由空气换成液体(一般为矿物油、液状石蜡、超声耦合剂、乙醇、水等),即将有反射的空气—皮肤界面代替为无反射的油—皮肤界面。偏振光皮肤镜不需要在皮肤表面应用相关的液体,它是通过在光源后和镜头前放置偏振滤光片滤掉皮肤表面的漫反射光线。

二、皮肤镜图像计算机辅助诊断技术

(一)皮肤镜图像分析技术

1.质量评价

当采集到的图像质量过低时,即使经过预处理过程也很难得到质量合格的图像,而正确的图像分割和诊断分析也就无法保证。因此,可以对采集到的图像先进行质量评价,对于质量不合格的图像,反馈给用户并要求用户重新采集,只有那些质量合格或者质量稍低但并不严重的图像,才可以进入后续环节的处理。目前国内外科技工作者对于皮肤镜图像质量评价方面的研究还很薄弱,能够查阅到的专门讨论皮肤镜图像质量评价方面的文献主要来自于本文作者所在的课题组。影响皮肤镜图像质量的因素主要包括毛发遮挡、模糊和光照不均等因素。这些质量问题有可能单独存在，也可能同时存在于同一幅图像中。当多种因素混合存在时，各种因素之间不但相互存在影响，同时对图像的整体质量也会存在影响。

对皮肤镜图像的质量评价进行研究，采用先检测毛发目标，再根据毛发的分布特性对毛发遮挡的程度进行评价；采用基于 Retinex 的变分模型估计光照成分并用光照梯度对光照不均进行评价；而对于模糊失真，则在小波域提取特征并对失真等级进行量化；同时，对于多种质量因素同时存在的情况，采用基于模糊神经网络的综合评价方法对图像的质量进行总体评价，也取得了可喜的结果。

2.预处理技术

皮损图像经常受皮肤纹理及毛发等外界因素的影响而给边界检测带来困难，需要用预处理技术来平滑掉这些噪声，以提高分割的准确度。采用形态学 Top-hat 滤波器对图像进行预处理，滤除噪声并突出目标的边界信息，提高后续 Snake 方法对黑素瘤的分割准确性；用中值滤波器来平滑噪声并保持一定的结构和细节信息。以上方法对于非毛发噪声的去除具有优势，且在大多数情况下能够提高分割算法的准确性。但对于存在毛发的情况，尤其是比较粗黑的毛发，却不能得到满意的分割结果。因此，毛发的去除是皮肤镜图像预处理中的一个最主要任务。采用基于形态学闭运算从图像中提取出毛发，并用毛发周围的像素信息对毛发区域进行填充，从而将毛发从图像中移除。在 2009 年中提出了用于描述条带状连通区域的延伸性函数，以此特征函数作为提取毛发目标的测度，并采用基于 PDE 的 Inpainting 技术进行被遮挡信息的修复，取得了满意的结果。

3.皮肤镜图像分割

皮肤病变组织会发生在身体的各个部位，恶性皮损图像经常会存在多种纹理模式并存的现象，而且图像中不同模式间交界不明显，颜色特征也有很大不同。总体而言，恶性皮损图像具有：①皮损和周围皮肤对比度比较低；②皮损的形状不规则，而且边界模糊；③皮损内部颜色多样；④皮肤存在纹理且图像中存在毛发等特点。以上情况大大增加了分割的复杂性。因此正确分割皮肤镜图像是一项非常具有挑战性的工作。到目前为止，研究人员已经提出了一些自动分割算法，主要包括基于阈值的方法、基于动态聚类的方法、基于区域融合的方法、基于监督性学习的方法以及基于神经网络的方法等。如 Grana 用大津阈值自动分割图像，然后用 k 个点作样条插值获得光滑的边界曲线。Celebi 采用区域统计融合的方法将图像分成若干个颜色和纹理相近的子区域，并通过后处理完成皮损图像的自动分割。自生成神经网络是一类利用竞争学习机制的一种非监督学习自组织神经网络，具有网络设计简单、学习速度快的优点，适合用来解决分类或聚类问题。笔者将遗传算法与自生成神经网络相结合实现了皮肤镜图像的自适应聚类分割。Peruch 通过 PCA 方法先对数据进行降维，然后采用优化的阈值方法实现皮损的分割。尽管已经提出了许多分割算法，但由于皮肤镜图像的复杂性，很难有一种分割算法对所有图像都有效。针对这种情况，基于多模式分类的思想，将图像分为不同的模式类型，进而对不同的模式类型选择合适的分割方法，在皮肤镜图像的自适应分割上取得了一定进展。

4.皮损目标的特征描述和分类识别

在计算机辅助诊断上，对于皮损良恶性判别主要基于"ABCD"（Asymmetry，Border irregularity，Colorvariation and Different structures）准则。根据"ABCD"准则，许多特征提取和分类的算法被开发出来。2001 年，Ganster 在文献中抽取形状、颜色、边界梯度等特征，并采用统计特征子集的方法选择出重要特征，最后用决策树进行分类，获得 87％的敏感性和 92％的特异性。2007 年，Celebi 在文献中抽取 437 个颜色纹理形状特征，并优选出 18 个重要特征，最后采用 SVM 分类，敏感性和特异性分别达到 92.34％和 93.33％。本文作者在其博士论文中针对皮损目标提出了新的边界特征，结合常用的颜色和纹理特征，采用组合神经网络对皮损目标进行分类识别。以上方法都是对皮损进行良性和恶性的区分。最近几年，皮损的多模式分类开始引起研究者的关注。2013 年，Abbas 在感知均匀颜色空间提取颜色和纹理特征，采用 AdaBoost.MC（adaptive boosting multi－label learning algorithm）方法实现 7 种皮损模式的分类。2014 年，Sáez 分别采用高斯模型、高斯混合模型和词袋模型实现了球形、均质型和网状型三种皮损模式的分类。

（二）皮肤镜图像处理的发展趋势

皮肤镜图像自动分析正在向网络平台发展,远程会诊以及基于移动设备的皮肤健康自检成为一种趋势。面对新的发展形势,未来一段时间,皮肤镜图像处理的研究重点将集中在以下四个方面。

1.皮肤镜图像的检索

随着医学成像技术的发展和医院信息网络的普及,医院每天会产生大量的包含病人生理、病理和解剖信息的医学图像,这些图像是医生进行临床诊断、病情跟踪、手术计划、预后研究、鉴别诊断的重要依据。医学图像检索在临床和科研中都将发挥重要的作用。在临床诊断中,当医生遇到了难以确诊的病例时,利用图像检索这一功能,在患者数字图书馆或医学图像知识库中找出相似图像,这些已确诊的病例可为医生诊断、治疗或手术等提供进一步参考。因此医学图像检索能够辅助医生做出更精确的诊断结果。然而,皮损在形状、颜色和纹理方面的复杂性,使得皮肤镜图像的检索难度加大。近些年来,有些学者针对特定的几种皮损模式进行检索,结果是可观的,但是依旧有很大的进步空间。

2.皮肤镜图像质量评价及质量标准的制定

在网络平台下,无论是专业医师还是偏远地区的非专业医生乃至患者本人,都有可能需要采集皮肤肿瘤图像并上传到自动分析系统中,从而获得分析诊断的结果,而质量合格的皮损图像无疑是皮肤镜自动分析系统能够有效工作的前提条件。因此需要制定图像的质量标准,对输入图像分析系统的皮损图像进行质量评价,确保不合格的图像能够及时滤除,进而确保自动分析结果的可靠性。皮肤镜图像质量的评价则是从医学诊断的角度提出来的,其质量的好坏应该由是否有利于后续的图像分割和分类识别来决定,因此其评判的标准与传统质量评价方法不同。目前,皮肤镜图像质量的评价技术还处在刚刚起步阶段,国内外科研工作者在此方面的研究还很少,未来将有很长一段路要走。质量标准应该综合考虑临床应用和图像自动分析两个方面,因此需要临床医师和图像分析研究人员共同制定。

3.图像自适应分割

目前也仍然有许多人在致力于皮损图像的分割。而从已经发表的有关皮肤镜图像分类的文献来看,对于皮肤镜图像分割的环节,很多都是采用半自动加手工的方式。这说明,很难找到一种分割方法能够对所有的皮损图像都有效。因此,皮肤镜图像的分割是皮肤镜图像自动分析诊断系统的瓶颈问题。在现存的皮肤镜图像分割方法中,每种方法都有其擅长的皮损图像类型。如果对一个待分割的皮肤镜图像,能够自适应地为其选择一个合适的分割方法,将会有效提高皮肤镜图像分割的准确性。

4.新的图像分析方法在皮肤镜中的应用

早些年,皮肤镜图像分析技术主要集中在预处理去毛发、分割、皮损目标的特征提取和识别分类上。随着人们对自然场景图像质量评价的研究深入以及互联网的发展,研究人员开始对皮肤镜图像的质量评价展开研究。而近年来,特征袋模型、深度学习、图像检索等方法和技术在其他领域都得到了广泛的应用。随之而来的,人们开始用特征袋模型、深度学习研究皮损目标的特征提取,并对皮损的模式进行分析和检索,都取得了很好的效果。皮肤镜图像分析技术还存在很多难点,将新的图像处理方法引入皮肤镜图像分析,将会推进皮肤镜图像分析技术的进一步完善和成熟。

三、皮肤镜技术在恶性黑色素瘤诊断中的应用

皮肤镜技术在黑色素瘤诊断方面被广泛使用,并可以获得比肉眼诊断更加高的准确率。利用皮肤镜图片可以观察到许多颜色、形态、纹理等形态学特征,比如非典型色素网络、血泡、条纹、蓝白色区域、疹斑等。恶性黑色素瘤是黑色素细胞来源的恶性肿瘤,恶性程度高,其组织学分型包括结节型黑色素瘤、浅表扩散型黑色素瘤、肢端黑色素瘤、恶性雀斑样痣黑色素瘤等。皮肤镜在恶性黑色素瘤的辅助诊断中有较高的应用价值,是皮肤镜最早的适应证之一。

恶性黑色素瘤皮肤镜特异性表现如下。①不规则点和球:形状、大小不一的圆形或椭圆形结构,分布不均匀;②不典型色素网:出现黑色、棕色或灰色的增粗及分支状的线段;③蓝白结构:白色瘢痕样脱色素区或淡蓝色的无结构区,或两者均有;④不规则污斑:颜色可以从深褐色至黑色,形状大小不一,边缘不规则;⑤不规则条纹:皮损边缘粗细不同的线状条纹结构,包括放射状线条和伪足;⑥黑色素瘤的血管征象:点状不规则血管、不规则发夹状血管、粉红色区域。

早期肢端黑素瘤与肢端黑素痣在临床上肉眼很难区别,而皮肤镜可以进行鉴别诊断。肢端黑素痣皮肤镜下主要表现为平行沟、晶格样和纤维状模式,而肢端黑素瘤在皮肤镜下最常见且最具特异性的表现是平行嵴模式。

皮肤镜在恶性黑色素瘤诊断中的应用较早,目前发展出了多种诊断方法以帮助诊断及区别其他良性色素痣。例如 ABCD 法:不对称(asymmetry)、边界不规则(border irregularity)、颜色不均匀(color variegation)和直径>6mm(diameter>6mm),出现这四项特征即可诊断为黑素瘤;七分列表法:对三项主要指标(蓝白结构、非典型色素网、非典型血管)和四项次要指标(不规则污斑、不规则条纹、退化结构、不规则点状和球状)进行评分,每个主要指标为 2,而每个次要指标为 1,≥3 分即诊断为黑素瘤;三色法:镜下皮损颜色≥3 种时,诊断黑素瘤的敏感性为 90%左右,特异性为 50%左右;三分测评法:蓝白结构、不规则网状模式、结构及颜色不对称,出现二项或三项表现时诊断黑素瘤的敏感性可达 90%以上,而特异性则为 30%左右。此外,还有模式分析法、Menzies 法、皮肤镜 CASH 法等。

(梁俊青)

第三章 黑色素瘤的治疗基本方向

第一节 黑色素瘤的中医药治疗

一、中医对恶性黑色素瘤的认识

(一)发病特点

恶性黑色素瘤(malignant melanoma,MM)暂无明确的中医对应病名,但古籍所述的"厉痈""脱痈""翻花"与其极其类似。《内经》中就提到了"厉痈"和"脱痈","发于足傍,名曰厉痈。其状不大,初如小指发,急治之,去其黑者,不消辄益,不治,百日死。发于足指,名脱痈。其状赤黑,死不治;不赤黑,不死。不衰,急斩之,不则死矣。""翻花"的描述更为详细,《外科正宗》中这样记载,"发者难生,多生于足"。"初生如粟,色似枣形,渐开渐大,筋骨伶仃,乌乌黑黑,痛割伤心,残残败败,污气吞人,延至踝骨,性命将倾"。"古人有法,载割可生。"《诸病源候论》也有描述,"翻花疮者,初生如饭粒,其头破则出血,便生恶肉,渐大有根,浓汁出,肉反散如花状"。"凡诸恶疮,久不瘥者,亦恶肉反出,如反花形"。上述中医病证与现代医学中黑色素瘤的特点较为相近。

1.好发部位

MM好发于面部、四肢部。《内经》中提到"厉痈"多发于足傍,"脱痈"多发于足趾。《外科正宗》中记载了"翻花"多发于足。三者皆多发病在下肢部的皮肤,与MM的发病部位较为相似。

2.颜色

皮肤MM特点之一是色素加深。《内经》中所述的"厉痈"会出现色黑逐渐加深的表现，"脱疽"则会"其状赤黑"，《外科正宗》中"翻花"会出现"乌乌黑黑"的表现。三者皆会颜色加深，逐渐变黑。

3.皮肤溃破、疼痛

中医所述的"脱疽"的特点包括剧痛、指趾坏死等，"翻花""厉痈"则都见皮肤溃疡并伴疼痛。这些疾病皮肤改变的性状皆与 MM 相似。

4.恶性程度高且预后差

MM 恶性程度很高，若不及时治疗日久则会病情凶险。内经中提到"厉痈"发现后应当迅速治疗，消除黑色，如果黑色不退反重，则无药可治，命不久矣。"脱疽"如果出现赤黑色的症状，多是毒气极重，不治的死证。如经治后病情仍未减轻，须截除足趾，否则毒气内攻，深陷脏腑，也是死证。《外科正宗》中"翻花"则会"污气吞入，延至踝骨，性命将倾"。"厉痈""脱疽"和"翻花"的临床表现和预后，很大程度上符合现代医学所述的 MM。因此，古籍中关于这三者的病因病机及治法用药，皆可予后人启迪。

（二）病因病机

气滞血瘀、湿毒久留、外感六淫，上述外因皆可变生恶疮致本病。古人认为"必先受于内，而后发于外"，MM 亦是如此。皮肤为人之藩篱，易受外邪侵袭。肺主气，合皮毛，若肺气失调，则皮毛不润；肝藏血，若肝血不足，则血燥不荣皮肤；脾为后天之本，气血生化之源，若脾失健运，则气血生化乏源，肌肤失养，亦会聚津成湿，湿与外邪相挟为患。可见 MM 的发病不仅与外感六淫相连，亦关脏腑功能失调。研究表明，MM 多由于黑痣演变而来，而此黑痣则是古人所说之"黑子""黑痣"。《外科正宗·黑子》提到："黑子，痣名也。此肾中浊气混浊于阳，阳气收束，结成黑子，坚而不散"。《诸病源候论·黑痣候》中提到"有黑痣者，风邪搏于血气，变化生也。夫人血气充盛，则皮肤润悦，不生疵瘕。若虚损则黑痣变生"。以上表明，MM 的形成机制是以虚损为首要前提，阳气束结，外邪搏于血气，致气血瘀滞成乌黑肿块，日久化热，溃烂、流脓。

本病虽病因复杂，但究其根本不出内外二因，正气不足是发病的内在原因，邪气侵袭是发病的重要条件。若邪气偏盛，正气相对不足，邪胜正负，则使脏腑功能失调，致阳气束结或外邪搏于血气导致气滞血瘀形成黑肿块，进而随血液四处流窜,发为本病。

(三)中医药治疗恶性黑色素瘤

早在两千多年以前,中医医家就认识到治疗 MM 要"急斩之",这与西医治疗是相同的。此外,中医重在调节人体气血阴阳平衡,扶正祛邪,治法多以中药内服调节免疫为主,兼以外用直接腐蚀去除瘤体。中医治疗 MM 疗效稳定,不良反应少,且积累了丰富的医案和经验;在减轻痛苦,延长生存期,提高生存质量方面有较大的优势。20 世纪 80 年代初,研究发现复方生脉注射液可通过提高巨噬细胞系统吞噬功能和细胞免疫功能等途径抑制 MM 的发展,为中医药治疗 MM 提供了新的思路。随着中药提取物治疗 MM 研究的热度不断攀升,其逐渐成为 MM 治疗的研究热点。

1.临床研究进展

(1)中药内服

中医治疗 MM 多采用辨证分型,将 MM 分为四型:湿毒浸淫,气血双亏,肾气亏虚及气滞血瘀。不同症型对应不同治法:湿毒浸淫型治以清热燥湿,解毒消瘀;气血双亏型治以益气养血,扶正培本;肾气亏虚型治以补肾益气,壮腰健肾;气滞血瘀型则治以活血化瘀通络。内治法除了从整体观念进行辨证论治,还要依据疾病的发展过程确立治则治法。

①经方:MM 术后复发患者。四诊合参,患者慢性面容、形体消瘦、乏力及刀口一直不愈。舌质有紫气,苔微黄,脉细缓。段氏辨证施治,采用清热解毒,活血化瘀,扶正固本的治法,拟紫元丹合六神丸,补阳还五汤剂治疗,服用一年余病情稳定,刀口愈合。患者自行停药三月后复发,急性面容,高热、体瘦、乏力,右臀部外上方可触及肿块,谓下石疽。其舌质有紫气,苔黄腻,脉细缓。段氏调整治法,治疗以清热驱邪,软坚散结为主,扶正固本为辅。原方加大剂量且加乳香、没药及煅牡蛎,继服汤剂,三月后病情稳定,随访 12 年,获得痊愈。

②自拟方:除了传统的辨证论治及经方,诸多医者们总结临床经验,针对术后化疗前后 MM 的不同辨证分型,自拟了不少有效的医方。治疗多次复发的背部 MM 患者,处方为:秦当归 30g、玄参 30g、银花 30g、陈皮 30g、紫荆皮 30g、牡蛎 30g、贝母 12g、儿茶 15g、夏枯草 60g、黑木耳 30g、黄药子 30g、半枝莲 60 g,20

剂后患者病情好转,但后复感腰痛。调整处方为:黑木耳 30g、夏枯草 60g、木贼 30g、橘红 12g、玄参 12g、重楼 30g、牡蛎 30g、荆皮 30g、半枝莲 60g、蛇莓 60g、蛇舌草 60g,20 剂后患者腰部及原发灶仍有疼痛,其他基本正常。原方另加首乌 30g、狗脊 30g,服 13 剂后,腰痛全部消失,外院检查确为病愈。

手术和化疗易伤正气,此类患者多见毒热壅结,肝脾肾虚的证象,治疗应重滋阴补气血,清热解毒化瘀。对症自拟抑黑汤,治疗化疗后复发的 MM 患者,基本方为:黄芪 50g、人参 4g、炒白术 15g、茯苓 15g、当归 10g、白芍 30g、生地 20g、石斛 10g、藤梨根 30g、猫爪草 30g、白花蛇舌草 30g、夏枯草 10g、七叶一枝花 20g、石见穿 10g、鳖甲 10g、薏苡仁 30g。服法:每日 1 剂,每周 5 剂。本方补益气血,夏枯草、薏苡仁等解毒散结,鳖甲、石斛滋阴清热。

③分期治疗:MM 发展速度极快,医者若简单按照内科的辨证论治治疗则缺乏治疗重心。他长期研究中西医治疗 MM 规律的临床实践,针对 MM 化疗后预后差的特点,总结了"中药三步周期"的疗法,提出"化疗前益气养阴,扶正培本,化疗中降逆和胃,醒脾调中,化疗后补气生血,温肾化瘀",该疗法有效减轻了化疗的不良反应,增强自身免疫力,同时提高了化疗药物对 MM 的敏感性。"内虚学说""平衡学说",进而在中西医结合治疗 MM 时细化为"以五脏辨证,以肺脾肾三为重"的分阶段治疗。化疗前以补益脾肾,抗癌解毒为主,以助正气抗邪;化疗时,以旋覆代赭汤为主减轻患者消化道反应,升血汤(药物组成:生黄芪、黄精、鸡血藤、菟丝子、枸杞子、女贞子)益肾填精防治骨髓抑制;化疗后则在辨证的基础上加用现代药理研究证实有抗癌作用的中草药,如蒲公英、姜黄、浙贝母、白花蛇舌草等。

(2)中药外治

中药外治主要是运用药物直接作用于患者病变部位,透过皮肤、黏膜,使其发挥整体和局部调节作用,其优势在于经济有效且操作简易。外治法的运用与内治法相同,需要先辨证论治,再根据不同疾病的发展过程选择相应的疗法。五虎丹(药物组成:水银、白矾、青矾、牙硝、食盐,按降丹法炼制成丹)的功效以提脓祛腐,清热消肿为主,同时可用于治疗 MM。五虎丹外敷可直接杀伤 MM 细胞,其用五虎丹外敷加卡介苗前臂划痕,治疗 MM 9 例。结果,痊愈 7 例,溃疡完全愈合,3~6 年无转移无复发;有效 1 例;无效 1 例,但生存质量较治疗前明显改善。用茯苓拔毒散(药物组成:茯苓、雄黄、矾石等)治疗溃疡性 MM 患者 10 例,内服连翘、金银花浓煎,每日 1 剂。患处出血者加三七粉,干痛者则将散剂制成软膏,并用麻油调和。结果,5 例术后无转移,2 年无复发;另 5 例保守治疗,5 年生存 2 例,3 年、2 年、1 年生存者各 1 例。

(3)其他

中医临床治疗 MM 除了传统的内外治法,针灸、中药注射剂也有不错的疗效。采用中药针灸综合疗法,配合针刺关元、中脘、天枢、足三里等健胃通便,艾灸神阙。关元、天枢、足三里、气海、肾俞、大肠俞等背俞穴扶阳补气,镇静止痛。经治后,患者多次化疗无明显不适,疗效满意。

二、现代中药治疗黑色素瘤对其发生发展起到的调控作用

中药是中医学留下的瑰宝。其抗肿瘤历史悠久,临床经验丰富,不同中药之间的配伍可以削弱毒性,增强疗效,此外不易产生耐药性是中药的又一特点。在中医学领域,类似于恶性黑色素瘤(malignant melanoma,MM)的相关描述可追溯到《内经》《外科正宗》《诸病源候论》等中医著作中。医者通过予以患者口服中药以及外治法治疗肿瘤的方法由来已久。中药是中国传统医学所流传下来的精华,具有针对黑色素瘤发生发展各个环节的调控作用,药理活性良好,调控精准,毒副作用低且不易产生耐药性,一种药物甚至可以通过多种途径,靶向不同的位点共同调控,毫无疑问,中药在黑色素瘤的治疗中具有强大的潜力。随着现代分子技术的蓬勃发展和对恶性黑色素瘤发生机制各个环节研究的深入,不断发现中药中调节肿瘤发生发展的关键物质。

(一)中药促进黑色素瘤细胞凋亡

Bcl-2 蛋白家族,在人体多种肿瘤组织中存在,具有抑制细胞凋亡的功能而被称为凋亡抑制基因。线粒体外膜通透(mitochondrial outermembrane permeabilization,MOMP)在凋亡过程中的作用至关重要,通透性的高低能够决定凋亡是否能够发生,当细胞受到某些促凋亡信号分子刺激时,MOMP 出现加强,那么原本位于线粒体内膜间隙中的细胞色素 C 就会进入细胞质中,此时胞质中的 Apaf-1 以及 caspase-9 可以和细胞色素 C 结合,后续继续激活

caspase－3,最终的结果就是引起 caspase 的级联反应,导致细胞凋亡的发生。因此,提高 Caspase 的活性是有利于促进黑色素瘤细胞的凋亡的。

天花粉蛋白又名天花粉和葛洛根,是一种清热药,主要成分包括天花粉蛋白、天冬氨酸、核糖、木糖等,具有清热泻火、生津止咳的功效。到目前为止,药理学已经发现它具有相当好的抗肿瘤作用。天花粉蛋白水煎剂能显著提高人MMA375 细胞 Caspase－3 的活性,从而促进肿瘤细胞的凋亡。

姜黄素可以从姜科姜黄块茎、姜黄根茎等植物中提取。随着姜黄素研究的深入,姜黄素的抗病毒和抗肿瘤等作用逐渐被人们发现。发现姜黄素能显著下调人 MM A375 细胞中 BIRC7 基因的表达,从而降低 BIRC7 基因对 caspase－3蛋白表达的影响,促进细胞凋亡。姜黄素类似物 EF24 抑制恶性黑色素瘤细胞中的 NF－κB 信号通路,从而抑制 Bcl－2 抗凋亡蛋白的表达,并直接增加Caspase－3 促凋亡蛋白家族的切割,以产生更多活跃的 Caspase－3 并诱导恶性黑色素瘤细胞凋亡。在研究中使用了合成姜黄素。其对恶性黑色素瘤的杀伤作用也是通过提高 ROS 和 caspase 的活性来实现的,甚至其毒副作用小于天然姜黄素。

人参皂苷 Rh2(G－Rh2)是一种从人参中提取得到具有抗肿瘤作用的活性成分。发现 G－Rh2 可通过上调 caspase－9 和 caspase－3 的活性,通过抑制黑色素瘤 B_{16} 细胞的增殖,诱导其凋亡,实现抗肿瘤作用。值得一提的是,Bcl－2蛋白家族不仅只是 Bcl－2,还包括位于胞质中的 Bax,其可以和 Bcl－2 结合也可以与自身结合,两种结合方式将导致不同的结果:当 Bax 处于过表达的状态时,其会优先和自身结合形成 Bax－Bax 复合体,引起 MOMP 加强,引起细胞凋亡;当 Bcl－2 处于过表达的状态时,Bcl－2 便会竞争性地促使 Bax－Bax 复合体解离而形成 Bcl－2/Bax 复合体,那么线粒体膜加强的通透作用就会被抑制,从而发挥抗凋亡的作用。因此,不难看出,过表达的 Bcl－2 蛋白可以通过这种内源性的竞争性抑制,导致线粒体膜的通透性下降而不能发挥 caspase 介导的级联反应来阻止细胞凋亡。

约 90％的恶性黑色素瘤具有高表达的 Bcl－2,因此在黑色素瘤的发展过程中,下调 Bcl－2 的表达是一个关键靶点。狼毒是大戟科植物如月腺大戟、狼毒大戟的干燥根,适用于水肿、腹胀、心痛、肺结核、疥疮等。瑞香狼毒提取物抑制多种肿瘤的生长。瑞香狼毒提取物能够明显地抑制黑色素瘤 B_{16} 细胞的生长，不仅可以提高细胞质中 Bax 蛋白的表达，同时可以降低细胞质中 Bcl-2 蛋白的表达，使胞质中形成更多的 Bax 同二聚体，诱导肿瘤细胞凋亡，发挥抗肿瘤作用。

芍药苷可从中药比如赤芍、白芍中分离得到，它是一种吸湿的非晶体粉末，具有抗黑色素瘤细胞的活性。芍药苷能抑制黑色素瘤细胞 Bcl-2 的表达，促进 Bax 表达诱导黑色素瘤细胞凋亡。此外，发现芍药苷可以通过调节 MLH1 和 MSH2 蛋白的表达，提高黑色素瘤细胞对放疗的敏感性。

(二)中药调控黑色素瘤细胞周期

细胞周期作为细胞增殖过程的基本生命活动，常常是被精准调控的，然而，基因突变和表达失衡往往直接或间接导致细胞周期紊乱，增殖处于失控的状态，诱发肿瘤的形成。细胞周期依赖性激酶(Cyclin-dependent kinases,CDK)在这一过程中发挥十分重要的作用，因为它是一类可以直接作用于细胞周期，参与调控的蛋白质，然而其发挥作用是需要条件的，只有当 CDK 和一种被称作细胞周期蛋白(Cyclin)的蛋白质结合时，它才能够具有完整激酶的活性，磷酸化相应的靶蛋白，发挥调控作用，维持细胞周期的持续进行下去，而在众多 CDK 中 CDK1 又是最关键的一点，因为其作为细胞周期的启动子，CDK1 的表达和降解是处于一种平衡状态，如果出现持续的高表达，就会导致细胞在增殖过程中从 G1 期进入 S 期的进程加快，整个增殖周期处于失控的状态，结果就是形成肿瘤，因此，调节 CDK 的表达就可以调控肿瘤细胞的细胞周期。

白藜芦醇是一种从植物中提取而来的抗毒素。最近的研究表明，白藜芦醇可以诱导细胞周期停滞以及细胞凋亡。白藜芦醇降低了黑色素瘤细胞中细胞周期蛋白 D1 的表达，增加了细胞周期蛋白 A2 和 E1、CDK1 和 CDK2 的表达，引起 S 期的典型聚集和 G1 期的强烈下降，最终导致细胞周期停滞和凋亡。实验还证明，白藜芦醇可以通过下调 CyclinD1 和 pcdh9 的表达来促进细胞凋亡。此外，药物治疗时间在肿瘤细胞中起着更重要的作用。

白术是一种复合植物，从该植物干燥根茎中可提取一种名为白术内酯 I 的活性物质。发现白术内酯 I 能阻断黑色素瘤细胞细胞周期中的 G2/M 期和 S

期,促使肿瘤细胞凋亡。在 Fu 的实验中发现白术内酯 I 能抑制 JAK2/STAT3 信号通路,促进细胞凋亡。

黄芪具有益气补血、益气固表的功效。黄芪甲苷是黄芪提取物的有效成分之一,对脑缺血损伤有一定的保护作用。主要用于抗炎和抗病毒,同时,黄芪甲苷具有一定的降血糖、调节免疫、抗氧化应激等作用。黄芪甲苷可通过调控黑色素瘤细胞在 G1/S 期的转化,阻滞细胞从 G1 向 S 期过渡,发挥促凋亡的作用。此外,发现黄芪甲苷能显著增加 Caspase-3 和 Bcl-2 蛋白的表达、降低 Bax 和 β-catenin 的表达,促使细胞凋亡。这表明黄芪甲苷不仅可以作用于细胞周期蛋白,还可以靶向凋亡相关因子,通过这两种途径共同杀死肿瘤细胞。

(三)中药抑制黑色素瘤的血管生成作用

血管生成是指在现有血管中形成新血管,它是一个复杂而且高度调控的过程,多种生理或病理过程中,都能看到血管生成扮演着重要的角色。此外,在肿瘤的增殖、生存和远处转移等侵袭活动中,血管同样发挥不可或缺的作用。这是因为肿瘤细胞必须获得诱导血管生成的能力,以满足其不断增长的营养和氧气需求,并继续增殖。正常情况下,微环境中的促血管生成因子和抗血管生成因子是处于一种平衡状态的,但在几乎所有实体瘤中,这种平衡状态会被肿瘤打破,使其处于有利于血管生成的状态。这种促进血管生成的肿瘤微环境将促进内皮细胞的增殖和新细胞的迁移。血管生成始于新的毛细血管在"静态"血管中发芽。血管内皮生长因子-A(VEGF-A)是最重要的因子,也称为 VEGF,是一种肝素结合多肽,属于 VEGF 家族,包括哺乳动物中的几种相关蛋白,除 VEGF-A 之外还包括 VEGF-B、VEGF-C、VEGF-D 和 PlGF,通过激活酪氨酸激酶受体介导其下游细胞内效应。在这些不同的 VEGF 家族成员中,VEGF-A 的作用是最强的,在生理和病理环境中都有助于快速血管生成。

人参皂苷 Rg3(SPG-Rg3)是从人参皂苷单体中提取的。大量研究表明,SPG-Rg3 能显著抑制多种肿瘤的生长和转移,其作用与抗肿瘤血管生成密切相关。SPG-Rg3 能够降低 B_{16} 黑色素瘤细胞中的 VEGF,使得肿瘤细胞的血管生成过程受到抑制。基质金属蛋白酶(MMPs)是一类含锌内肽酶,一些研究将金属蛋白酶,尤其是明胶酶 A(MMP-2)和明胶酶 B(MMP-9)与肿瘤血管生成和生长联系起来，MMP－2也被证明与皮肤黑色素瘤的血行转移有关，研究表明，在转移性疾病的诊断中，高血清MMP－9水平与皮肤黑色素瘤患者较短的无病生存期相关，表明MMP－9可能与黑色素瘤的进展有关。此外，MMP－2和MMP－9也被证明能促进VEGF的产生。MMPs的活性受体内金属蛋白酶组织抑制剂（TIMPs）的控制。TIMP通常保持基质的完整性，减少肿瘤的血管生成、生长、迁移和转移。细胞外基质蛋白（ECM）是一种复杂的结构，主要构成包括胶原蛋白、弹性蛋白、各种糖蛋白、蛋白多糖和糖胺聚糖。MMPs可以降解细胞外基质中的蛋白质。MMP－2和MMP－9都能代谢多种基质蛋白，包括明胶、Ⅳ型和Ⅴ型胶原、弹性蛋白和玻璃素。当基质金属蛋白酶分解ECM时，通常黏附在基质上的细胞变得不那么黏附，并可能尝试迁移。SPG－Rg3可以使MMP－2和MMP－9的表达下调，VEGF的表达因此也出现下调，从而减少了黑色素瘤细胞诱导的血管生成作用。赤芍总苷（TPG）是赤芍的主要有效成分，TPG可以使黑色素瘤细胞中的MMP－2和MMP－9的表达下调，增加TIMP－2的表达，抑制了黑色素瘤细胞的迁移和侵袭。

蟾蜍灵是中国的一种传统中草药，是蟾蜍后耳腺分泌的白色浆液中的有毒成分之一。它具有解毒、强心剂和止痛的药理作用。蟾蜍灵在体内外的恶性黑色素瘤B_{16}细胞系中抑制了VEGF、MMP2蛋白和mRNA的表达，从而抑制肿瘤细胞的侵袭和转移。加味四君子汤由白术、白茯苓、人参、甘草、柴胡、薄荷叶、黄芩组成，主要用于治疗五痔以下血瘀、面色黄、心慌、耳鸣、脚虚、气虚、口淡、无味。加味四君子汤可增加B_{16}细胞中miR－7的表达，然后降低NF－κB（p65）的表达，而NF－κB（p65）是MMP2和MMP9的正转录调节因子，导致MMP2和MMP9的表达降低，进而降低肿瘤细胞的侵袭能力。β－榄香烯（β－E）是倍半萜化合物，是莪术抗肿瘤作用的主要有效成分，可从姜黄属中药莪术中提取。近年来有研究报道β－E对宫颈癌、肺癌等肿瘤具有明显的抗癌作用，并对多药耐药。发现β－E抑制B_{16}细胞的增殖和侵袭是通过抑制MMP2 mRNA的表达来实现的。模式识别受体家族中的Toll样受体（Toll－likereceptors，TLR）参与抗菌免疫、凋亡细胞清除和癌症。在所有家族成员中，TLR－4在90%的原发性黑色素瘤和93%的转移性黑色素瘤中表达，并在癌细胞的侵袭行为中发挥作用。TLR－4信号通路涉及激活信号转导子和转录激活子3

(STAT3)，进而促进黑色素瘤的生长和侵袭相关特征，如血管生成和上皮间质转化。黄连的主要有效成分小檗碱(黄连素)，是从黄连中分离出来的一种季铵盐生物碱。它具有广泛的生物学效应，如抗菌、抗炎、抗病毒、降血糖、血脂和抗抑。大量体内外实验表明，小檗碱具有良好的抗肿瘤作用。盐酸小檗碱能有效抑制黑色素瘤 A375 细胞中 TLR4mRNA 和蛋白的表达，抑制下游 NF−κB 的磷酸化，促进黑色素瘤细胞凋亡，抑制细胞增殖和迁移。有资料表明，小檗碱可以抑制 TLR4/NF−κB 信号通路的表达降低 TGF−β，IL−10 的产生影响肿瘤微环境，抑制黑色素瘤细胞的增殖和迁移。

(四)中药对受体酪氨酸激酶(RTK)传导通路的调节

受体酪氨酸激酶(RTKs)家族大约有 20 名成员，它们通过与细胞表面的受体(比如生长因子)结合后，启动下游的信号转导通路，如 PI3K/Akt，使细胞对外界传来的刺激信号作出相应的反应，如生长、存活以及迁移活动，然而如果发生细胞发生了基因突变就会导致 RTKs 信号通路的调节出现异常，RTKs 会持续激活，导致其介导的下游信号转导增强，最终导致肿瘤的细胞周期失去正常的调节，发生恶性增殖。PI3K 是 RTK 下游的重要信号分子。RTK 可以直接或通过 RAS 激活 PI3K，当 PI3K 被激活后，通过下游的 Akt(PKB)将外界信号传导至细胞核内，促进 CyclinD 的表达，使细胞快速从 G0/G1 期进入 S 期，促进细胞的增殖。因此，PI3K/Akt 信号通路可以调节细胞的增殖和运动等行为。然而，在许多肿瘤中，PI3K/Akt 信号通路在大多肿瘤中都是存在异常的。人参皂苷 Rg3 是从红参中提取的单体皂苷，属于原人参二醇皂。人参皂苷 Rg3 处理 B16 细胞后 ERK 和 Akt 信号通路失活，支持 Rg3 的抗黑色素瘤作用。这两条通路的下调也可以解释 B16 细胞中 MMP−2、MMP−9 和 VEGF 表达的降低。魟鱼软骨多糖是从魟鱼中提取的黏多糖，具有明显的抗肿瘤作用。魟鱼软骨多糖可以抑制小鼠黑色素瘤中的 PI3K 因子的表达，阻断相关信号通路，进一步抑制肿瘤细胞血管生成。而且，随着魟鱼软骨多糖剂量的增加，小鼠黑色素瘤的肿瘤重量降低。PTEN 可以阻断 PI3K−Akt 介导的信号通路。因此，PTEN 在 PI3K/Akt 信号通路中可以作为一个调控开关，决定信号是否可以传导至细胞核，从而达到阻断肿瘤细胞恶性增殖的作用，具有很大的潜力。黑蒜提取物是一种通过一些特殊工艺在一定温度和湿度条件下加工新鲜大蒜之后的黑蒜中得到的。黑蒜中的大蒜素经过一系列加工过程,可以以稳定的形式保存下来,从而最大限度地发挥其抗肿瘤及其他作用。黑蒜提取物可以增强肿瘤组织中 Akt、Bax 和 PTEN 蛋白的表达,下调 bcl-2 基因的表达,从而使黑色素瘤 B_{16} 细胞凋亡。与此同时,研究结果也证实了这一点。实验中发现黑蒜提取物可以通过上调 PTEN 蛋白的表达,抑制黑色素瘤 B_{16} 肿瘤细胞的生长。此外,研究进一步发现黑蒜提取物对肿瘤细胞的抑制作用和药物浓度具有明显的正相关性。

（梁俊青）

第二节　黑色素瘤的免疫治疗

随着肿瘤免疫学的快速发展,恶性黑色素瘤的全身治疗取得了巨大进展,免疫治疗延长了晚期恶性黑色素瘤患者的生存期。免疫治疗主要包括免疫检查点抑制剂(PD－1抗体、CTLA－4抗体)、过继免疫治疗、分子靶向治疗、肿瘤疫苗等。

一、免疫检查点抑制剂

(一)抗 CTLA－4 单克隆抗体

细胞毒性 T 淋巴细胞相关抗原－4(cytotoxic T lymphocyte－associated antigen－4,CTLA－4)是 T 细胞活性的负性调节分子,可诱导 T 细胞无反应性从而抑制免疫反应。

(二)PD－1 抑制剂

PD－1 抑制剂能够与 PD－1 竞争性结合,而 PD－1 又属于存在 T 细胞表面的抑制性物质,因此 PD－1 抑制剂就能解除肿瘤细胞对 T 细胞的抑制。纳武单抗(Nivolumab)属于抗 PD－1 单克隆抗体。派姆单抗(Pembrolizumab)是人源抗 PD－1 单克隆抗体,能提高机体免疫应答,导致肿瘤细胞灭亡。KN－054 研究结果表明,ⅢA－ⅢC 期 MM 患者手术治疗后采取 Pembrolizumab 进行辅助治疗,复发及转移风险可减少 43%,得益于这项研究结果,2019 年 2 月 Pembrolizumab 被批准用于黑色素瘤Ⅲ期辅助治疗。首个我国自行研制的 PD－1 单克隆抗体—特瑞普利单抗(Toripalimab),是第一个获批用于晚期黑色素瘤的国产 PD－1 单抗。

(三)PD－L1 抑制剂

PD－L1 是 PD－1 的配体,PD－L1 为跨膜蛋白,在大约 40%～50% 的 MM 细胞上表达。该配体通过与 PD－1 结合抑制 T 细胞活性,导致免疫逃逸,从而促进肿瘤细胞异常增殖并转移。因此,阻断 PD－1 与 PD－L1 的相互结合,提高免疫系统活性,可为肿瘤的治疗提供新的思路。PD－L1 抑制剂在黑色素瘤辅助治疗中的应用正处于起步阶段,未来研究方向可以考虑药物联合应用,有望在提高药物有效率的同时降低药物相关副作用的发生率。

(四)免疫检查点抑制剂的联合应用

CTLA－4 单抗和 PD－1 单抗在活化 T 细胞、杀伤肿瘤等方面有不同的作用机制且互补,因此联合应用这两种单抗可达到协同抗肿瘤的疗效。对 PD－1 抑制剂(Nivolumab)联合抗 CTLA－4 单抗(IPI)进行了一项临床研究,结果表明有近半数(42％)的黑色素瘤患者的肿瘤体积缩小超 80％,OS 率分别为 1 年(82％)、2 年(75％),总体有效率为 42％,完全缓解率分别为 17％。对免疫检查点抑制剂单用疗效不佳的患者可考虑联合治疗。

二、过继免疫治疗

过继性细胞疗法是一种被动的免疫治疗方式,通过将大量在体外扩增和激活的免疫细胞回输到患者体内,从而增强机体抗肿瘤作用。

(一)肿瘤浸润淋巴细胞(TILs)

TILs 是从肿瘤组织中分离出的淋巴细胞,在体外与抗 CD3 抗体、白细胞介素－2(IL－2)培养一段时间后具有特异性杀瘤活性。其特点是对肿瘤抗原识别能力强,在体内回输后能准确迁移到肿瘤原位。

(二)T 细胞抗原受体(TCR)－T 细胞

TCR－T 细胞是通过基因转染技术将能够识别肿瘤抗原的 TCR 基因转染至正常的 T 细胞中,使其表达肿瘤抗原特异性 TCR,获得能够识别并杀伤肿瘤细胞的能力,再经体外扩增成为具有特异性杀伤活性的淋巴细胞。针对 NY－ESO－1 表位的 TCR－T 细胞分别用于 18 例转移性滑膜细胞肉瘤和 20 例黑素瘤患者,在 20 例黑色素瘤患者中有 11 例产生了客观的临床缓解,3、5 年的存活率均为 33％,提示该方案对黑素瘤的治疗有效。由于 TCR－T 细胞存在

MHC 限制性,其抗肿瘤作用因此受限。

(三)嵌合抗原受体 T(CAR－T)细胞

CAR－T 也是通过基因修饰的 T 细胞,其主要结构包括细胞外的单链可变片段(scFv)、跨膜区及胞内信号转导区域,其中 scFv 能够特异性识别肿瘤抗原。第 1 代 CAR 在细胞内只有 1 个 T 细胞 CD3 受体的信号区,仅能提供 T 细胞活化的第一信号,不利于细胞因子的分泌,第 2 代及第 3 代分别在前一代的基础上增加 1 个共刺激分子,如:CD28、4－1BB、OX－40、ICOS 等,第 4 代 CAR 还包含促进 CAR－T 细胞活化后细胞因子产生的启动子。由于免疫抑制肿瘤的微环境,CAR－T 细胞在实体瘤中的疗效仍较低。

三、分子靶向治疗

分子靶向药物对于黑色素瘤具有较强的针对性与有效性,可使患者的生存质量得到改善,与传统化疗对比具有明显优势,在肿瘤的治疗上日益受到人们的关注,掀起了黑色素瘤治疗研究的新热潮。对治疗黑色素瘤中分子靶向药物如下:

(一)C－kit 基因抑制剂

C－kit 基因的突变与表达过度可激活其下游的 Ras/Raf/MEK/ERK 与磷脂酰肌醇 3－激酶－蛋白激酶 B－雷帕霉素蛋白(PI3K－AKT－mTOR)信号通路,促进肿瘤的发生与发展。在我国 C－kit 基因的突变率高于世界上其他国家,因此以 C－kit 为靶点的分子靶向药对于我国的黑色素瘤患者十分重要。伊马替尼是世界上第一个成功研制的小分子靶向药物,已有多项Ⅱ期临床试验证明了其有效性。78 例 KIT 突变/扩增的晚期黑色素瘤患者,这些患者接受 400mg/d 的伊马替尼标准方案治疗。其中 17 例患者最佳客观疗效为部分缓解(PR)21.8%,31 例患者为疾病稳定(SD)39.7%,30 例患者表现疾病进展(PD)38.5%,全组患者的中位总生存时间 13.2 个月,该研究的样本量在同类研究中最大。但该药不适合非 KIT 突变/扩增的患者,另外由于黑色素瘤 KIT 突变分布广泛,异质性明显,其疗效不如鼠类肉瘤滤过性毒菌致癌同源体 B(BRAF)抑制剂显著,目前寄希望于研究新型的 KIT 抑制剂。由于伊马替尼能够抑制肿瘤免疫抑制机制并增强肿瘤抗原呈递直接杀伤肿瘤细胞,因此伊马替尼具有联合细胞毒性 T—淋巴细胞抗原(CTLA)—4 抑制剂的潜力。

爬坡试验研究了包括黑色素瘤在内的多种肿瘤患者使用伊马替尼联合伊匹单抗联合疗法,得出 400mg 的伊马替尼和 3mg/kg 的伊匹单抗每天两次口服是安全的,这种组合值得进一步研究 KIT 突变的黑色素瘤患者。

(二)BRAF 抑制剂

大多数黑色素瘤组织或细胞中 BRAF 基因存在突变,其中 BRAF(V600E)比例最高,约占 80%,BRAF(V600K)次之,占比为 5%～30%,其余位点罕有突变,V600E 和 V600K 亦为 BRAF 抑制剂的作用位点,因此 BRAF 选择性抑制剂是研究人员长期以来关注的药物。

1.威罗菲尼

威罗菲尼是一种强效口服 BRAF 抑制剂,其可改善最常见的 BRAF(V600E)突变患者和存在少量 BRAF(V600K)突变的患者的生存率,已被 FDA 批准用于治疗成人Ⅲc/Ⅳ期 BRAFV600 突变阳性黑色素瘤。一些Ⅰ期与Ⅱ期临床试验已经证实了威罗菲尼治疗 BRAF(V600E)突变的黑色素瘤转移的患者客观有效率(ORR)超过 50%。一项回顾性研究选择了 43 例 BRAF 突变的转移性黑色素瘤患者使用威罗菲尼治疗,中位随访时间为 15.9 个月,ORR 为 51.1%,疾病控制率达到了 79%,5 例(11.6%)完全缓解。中位无进展生存期(PFS)为 6.48 个月,中位总生存期(OS)为 11.47 个月。威罗菲尼疗法耐受性良好,没有发现 4 级不良反应。又进行了一项Ⅲ期随机试验,在 2010 年 675 例患者被随机分配到威罗菲尼(n=337)或达卡巴嗪组(n=338,其中 84 例交叉使用威罗菲尼),在 2015 年锁定数据进行统计时,排除达卡巴嗪组中交叉使用的威罗菲尼患者后,威罗菲尼组的中位 OS 13.6 个月(95%CI:12.0～15.4)明显长于达卡巴嗪的 9.7 个月(95%CI:7.9～12.8),若不排除交叉用药的患者,威罗菲尼组的 13.6 个月(95%CI:12.0～15.4)仍长于达卡巴嗪组的 10.3 个月(95%CI:9.1～12.8)。使用 Kaplan—Meier 法估计威罗菲尼与达卡巴嗪 1～4 年生存率分别为 56% 和 46%、30% 和 24%、21% 和 19%、17% 和 16%。敏感性分析显示,与达卡巴嗪相比,威罗菲尼表现出 OS 的优势。在联合治疗上,威罗菲尼与 MEK 抑制剂 cobimetinib 联用可使患者 PFS 提高。此外一项Ⅰb 期临床试验〔5〕研究了威罗菲尼联合 DNA 甲基转移酶抑制剂地西他滨治疗 14 例 V600E BRAF 阳性转移性黑色素瘤患者,其中 3 例患者达到完全缓解,3 例患者 PR,5 例患者 SD,得出口服威罗菲尼联合皮下注射地西他滨的组合是安全的,并且在 V600E BRAF 阳性转移性黑色素瘤中显示出作用。此外该试验的临床前评估表明二者联合延迟了耐药的发生,延长了治疗敏感期。

2.达拉菲尼

达拉菲尼是一种有效的选择性 BRAF 抑制剂,在 2013 年被美国食品药品监督管理局批准为单药治疗无法切除或转移性 BRAFV600E 突变的黑色素瘤,为该类别中第一种被证明具有抗脑内转移性黑色素瘤活性的药物,由于对正常脑组织中丰富的野生型 BRAF 激酶具有潜在的神经毒性作用,达拉菲尼专门用于防止黑色素瘤的血脑屏障渗透。该药除了 BRAF 抑制剂常见的皮疹、光敏性、关节痛、疲劳、恶心和腹泻外,发热与严重的高血糖更需关注。

3.康奈菲尼(Encorafenib)

Encorafenib 是一种新型的 BRAF(V600E)选择性抑制剂,有Ⅰ期临床试验指出该药的耐受性良好,大多数不良反应的严重程度为 2 级或更低。在 Encorafenib 联合 binim－etinib 组中超过 5% 的患者最常见的 3～4 级不良反应为 γ－谷氨酰转移酶增加(9%),肌酸磷酸激酶增加(7%),和高血压(6%);Encorafenib 组中掌足疼痛红细胞综合征(14%),肌痛(10%)和关节痛(9%)。与威罗菲尼相比,Encorafenib 联合 binime－tinib 显示出良好的疗效。对于 BRAF 突变型黑色素瘤患者,Encorafenib 加 binimetinib 将成为一种新的治疗选择。

(三)MEK 抑制剂

1.曲美替尼

曲美替尼是 MEK1/2 的抑制剂,尽管曲美替尼已被 FDA 批准用作治疗 BRAF V600 突变的转移性黑色素瘤的单一药物,但与单药 BRAF 抑制剂相比,其效果较差,因此很少使用。其最常见的不良反应是皮疹,腹泻、疲劳和外周水肿。目前对于该药的研究主要集中在联合应用上,常见的用法是与 BRAF 抑制剂达拉菲尼联用,该方法已有多个实验证明其有效性和安全性。目前有临床前研究确定了包括洋地黄毒苷和地高辛在内的强心苷与丝裂原活化蛋白激酶(MAPK)途径抑制剂(包括曲美替尼)协同促进患者来源的黑色素瘤异种移植物的消退。一项Ⅰb期临床试验研究了 20 例晚期难治性 BRAF 野生型黑色素瘤患者,每日一次口服地高辛 0.25mg 和曲美替尼 2mg,每个患者至少接受时间为 8w 的 1 个周期治疗。地高辛联合曲美替尼耐受性良好,在 BRAF 野生型转移性黑色素瘤患者中实现了较高的疾病控制率。

2.考比替尼(Cobimetinib)

Cobimetinib 是一种 MEK1/2 抑制剂,已有Ⅰ期研究证明其耐受良好。该药最常见不良反应是皮疹,腹泻,疲劳和外周水肿。目前该药与 BRAF 抑制剂威罗菲尼的联合应用是研究热点。Cobimetinib 联合威罗菲尼的安全性是可以接受的,并且在随访较长的时间内没有观察到新的安全性事件。这证实了 Cobimetinib 与威罗菲尼联合的临床益处和作为标准一线方法可行性。

3.Binimetinib

新型 MEK1/2 抑制剂 Binimetinib 是第一个在 NRAS 突变黑色素瘤Ⅲ期试验中显示出临床活性的激酶抑制剂。一项开放标签的随机Ⅲ期试验纳入了 26 个国家的 402 例患有ⅢC 或Ⅳ期 NRAS 突变的未接受治疗或在接受免疫治疗之后进展黑色素瘤患者。以 2∶1 的比例随机分配至 Binim－etinib 组(45mg 每日两次口服)和达卡巴嗪组($1000mg/m^2$,每 3w 静脉注射)。与达卡巴嗪相比,Binimetinib 可改善无进展生存期并且可耐受。

(四)血管生成抑制剂

1.贝伐单抗

贝伐单抗可特异性阻断血管内皮生长因子(VEGF),为世界上第一个肿瘤血管抑制剂。该药单药可作为治疗黑色素瘤脑转移放疗后放射性坏死的有效治疗药物。近年来针对该药的研究主要在联合应用上。该药与达卡巴嗪联用与单用达卡巴嗪相比表现出优势,且安全性可接受。

2.舒尼替尼

舒尼替尼是酪氨酸激酶抑制剂,其靶向包括 VEGF 受体(VEGFR)—1、2、3和血小板衍生生长因子受体(PDGFR)—α、—β。除了抗血管生成效应,该药物还被发现对 cKIT 基因突变的黑色素瘤具有作用。舒尼替尼在治疗晚期难治性黑色素瘤的作用有限,但少数患者的病情可得到长期的控制。该药常见的不良反应有乏力、厌食、血小板减少、中性粒细胞减少。在联合应用上该药与低氧激活的前体药物 TH—302 在异种移植黑色素瘤小鼠可提高小鼠的存活率,但临床研究尚未开展。

(五)CTLA—4 抑制剂

伊匹单抗是一种完全人工合成的免疫球蛋白(Ig)G1 单克隆抗体,其主要通过阻断 CTLA—4 来增强 T 细胞的抗肿瘤免疫,在 2011 年由美国 FDA 批准用来治疗晚期黑色素瘤患者。该药常见的不良反应包括自身免疫性结肠炎、肝炎、皮炎、内分泌疾病(如垂体炎,甲状腺功能亢进和甲状腺功能减退)及神经病变等。目前,研究已经证实该药与程序性细胞死亡蛋白(PD)—1 抑制剂 nivolumab 联合应用可取得比单用该药更好的效果。在患有晚期黑色素瘤的患者中,与 nivolumab 联合应用或单用 nivolumab 治疗的 OS 明显长于依匹单抗的单独应用。

(六)PD—1 抑制剂

1.派姆单抗

派姆单抗是一种抗 PD—1 单克隆抗体,获得 FDA 批准用于治疗依匹单抗难以治愈的无法切除或转移性黑色素瘤患者。该药能提供优于贝伐单抗的存活率。另有一项Ⅲ期临床试验入选了 834 例来自 16 个国家的晚期黑色素瘤患者,随机分为三组:每 2 周静注一次派姆单抗(n＝279);每 3 周静注一次派姆单抗;每 3 周注射 4 次伊匹单抗(n＝278)。派姆单抗 2 周组中的 1 例患者和依匹单抗组中的 22 例患者撤回了知情同意并且未接受治疗,最后共有 811 例患者接受至少 1 次剂量的研究治疗。中位随访时间为 22.9 个月时共 383 例患者死亡。在伊匹单抗组达到中位 OS 16.0 个月时,两个派姆单抗组均未达到中位

OS。派姆单抗 2 周组的 24 个月总生存率为 55%，3 周组为 55%，伊匹单抗组为 43%。

2.纳武单抗（nivolumab）

nivolumab 是第 1 个人 IgG4 PD－1 抑制剂，该药可阻断 PD－1 与其两个配体 PD－L1 和 PD－L2 之间的相互作用，从而抑制细胞免疫应答。FDA 批准 nivolumab 作为 BRAFV600 野生型无法切除或转移性黑色素瘤患者一线治疗的单药，但该药单药应用只能引起 31%～43% 的患者肿瘤消退。与化疗组相比，nivolumab 显示出更高，更持久的反应，但没有生存差异。这与其他的一些研究证实了该药与达卡巴嗪相比能明显延长生存期的结论不同。该药单用或与依匹单抗联用可使患者 OS 明显长于依匹单抗单药，另外该药和 IFN－β 联合应用也可提高疗效。

四、溶瘤病毒

溶瘤病毒是天然或经过修饰的病毒，在肿瘤细胞内复制并促进肿瘤细胞坏死或凋亡，最终通过激活适应性和固有免疫细胞，靶向杀死感染或未感染的肿瘤细胞。

（一）T－Vec

T－Vec 是溶瘤病毒类治疗药物中首个获得 FDA 批准的。一项比较 T－Vec 及 GM－CSF 对进展期黑色素瘤患者疗效的临床研究，将入组的 436 例患者其按 2：1 随机分为 T－Vec 及 GM－CSF 治疗组，研究结果显示 T－Vec 组的 ORR 为 26%（GM－CSF 组仅为 6%），其中有 11% 的患者得到 CR。FDA 批准 T－Vec 适用于辅助治疗皮肤、皮下及淋巴结转移而无法切除的手术治疗后首次复发的 MM。与其他治疗相比，T－Vec 的优势体现在无需靶点、药物相关副反应较少等，其在初步研究中展现出了较好的治疗前景。

（二）PV－10

PV－10（10% rose bengal）是一种水溶性染料，局部注射后能集中于肿瘤细胞的溶酶体，迅速引起肿瘤裂解及特异性的免疫反应。一项以转移性晚期 MM

患者为研究对象的研究显示 PV－10 治疗,有益于临床疗效及免疫功能的改善,有 8 例患者将 PV－10 注射于瘤体后,肿瘤可见部分缩小。

(三)CVA21(CAVATAK)

CVA21 属于病毒株,病毒衣壳与肿瘤细胞表面特异性受体结合后,使病毒进入并灭活肿瘤细胞。研究显示,黑色素瘤细胞与正常细胞相比 ICAM－1 过表达,且 CVA21 可在黑色素瘤细胞中选择性复制。Ⅰ期试验已证明了 CVA21 治疗黑色素瘤的安全性。

四、肿瘤疫苗

(一)肿瘤疫苗的免疫学机制

肿瘤免疫耐受是肿瘤逃避机体免疫系统的主要机制。导致肿瘤免疫耐受的原因很多并且复杂,包括:肿瘤细胞的抗原性弱;主要组织相容性复合体(major histo－compatibility complex,MHC)分子的低表达;共刺激分子的缺乏;肿瘤细胞导致的免疫抑制;肿瘤细胞免疫豁免;肿瘤细胞凋亡抵抗和反凋亡;肿瘤细胞漏逸。20 世纪 90 年代以后,随着人们对肿瘤抗原的发现,对抗原提呈细胞激活抗肿瘤免疫应答机制的深入认识,人们展开了对肿瘤疫苗的研究,其思路在于增强抗原免疫原性和抑制肿瘤免疫抑制作用。肿瘤疫苗治疗属主动免疫,将肿瘤抗原以肿瘤细胞、肿瘤相关蛋白或多肽、表达肿瘤抗原的基因等多种形式,导入患者体内,激活患者自身免疫系统,产生特异性的抗肿瘤免疫应答,从而达到控制或清除肿瘤的目的,并能形成长期的免疫记忆反应,有望成为实体瘤治疗的重要突破口。

(二)肿瘤抗原

癌症疫苗的组成包含肿瘤相关的抗原和疫苗佐剂,针对肿瘤细胞的免疫反应是通过识别肿瘤相关抗原来启动的,肿瘤相关抗原由抗原提呈细胞(APC)处理并呈递到 MHC 复合体上,特定的 T 细胞识别这些 MHC－抗原复合物,导致它们的活化和增殖。疫苗佐剂可通过激活 APC 来增强 T 细胞刺激,从而增强抗原呈递和共刺激作用,属于非特异性的免疫增强剂。肿瘤抗原包括肿瘤特异性抗原(tumor specificantigen,TSA)和肿瘤相关抗原(tumor associated antigen,TAA)。TSA是指肿瘤细胞特有的,正常细胞中不存在的新抗原,TAA是指肿瘤细胞和正常细胞均可表达的抗原,在细胞癌变时明显增高,例如胚胎抗原。针对TSA的免疫治疗可以启动以肿瘤特异性细胞毒性T淋巴细胞反应为主的抗肿瘤效应,有效打击肿瘤,具有疗效高、特异性强、不良反应小等优点,是肿瘤疫苗的理想靶点。黑色素瘤疫苗中使用的抗原可以选择在患者中普遍表达的,也可以是独特表达的新抗原。选择的抗原类型决定了随后的免疫应答的肿瘤特异性、类型和强度。在黑色素瘤中鉴定出以下几种不同类型的抗原:

1.黑素细胞分化抗原

在大多数黑素细胞肿瘤中表达,如酪氨酸酶,TRP-2,Melan-A/MART-1和gp-100,它们也在正常黑素细胞和其他一些色素细胞上表达,因此抗原性可能受到免疫耐受的影响。

2.肿瘤睾丸抗原(cancer testis antigen,CTA)

在胚胎期表达,机体出生后只表达于睾丸或生殖母细胞,可在多种肿瘤中表达,在黑色素瘤中高表达。包括MAGE-A1,MAGE-A3,BAGE,GAGE和NY-ESO-1等。

3.磷酸化多肽

致癌蛋白的磷酸化提示细胞的恶性转化。肿瘤特异性磷酸肽抗原的鉴定可能为个性化免疫疫苗治疗提供机会。

4.新抗原

新抗原是癌细胞发生过程中基因突变产生的正常细胞所没有的新生抗原,新抗原的优势在于它可以避免中枢免疫耐受,也不会引起自身免疫性疾病。数据表明,T细胞对突变的新抗原的反应可能比对共有抗原的反应更为强烈,可以被设计为个性化肿瘤疫苗。这种个性化技术的缺点是合成所需的时间较长。

(三)黑色素瘤疫苗种类

根据肿瘤疫苗的具体用途,可分为两类:一种是预防性疫苗,用于有遗传易感性的健康人群,进而可以控制肿瘤的发生;另一种是治疗性疫苗,用于肿瘤发生后,激活体内特异性抗肿瘤免疫应答。目前针对恶性黑色素瘤研究较多的为治疗性疫苗。肿瘤疫苗的设计需要考虑的关键因素包括抗原和佐剂的选择,关于前者,因素包括成本、体内稳定性和抗原选择的广度。抗原类型可以影响疫苗治疗后的免疫反应。根据肿瘤疫苗的来源可分为细胞疫苗、多肽疫苗、核酸疫苗、病毒疫苗等。

1.肽疫苗

肽疫苗是根据选定免疫原的氨基酸序列而设计与合成的疫苗,因其简单、安全、经济等优点而得到了广泛的研究。然而,由于其独特的肽表位、低分子量、易降解和短半衰期,肽疫苗有两个主要缺点:低免疫原性和主要组织相容性复合物(MHC)限制。因此,在肽疫苗中添加免疫佐剂对于诱导有效的免疫应答至关重要。目前肽疫苗包括多价长肽疫苗、鸡尾酒疫苗、混合肽疫苗和个体化肽疫苗等形式。其中个体化肽疫苗的设计是根据遗传基因结构和功能差异,选出与人类白细胞抗原 A1 亚型(HLA-A1)匹配的多肽,制作成肿瘤疫苗,从而激发患者机体对肿瘤的特异性免疫应答,具有个体化免疫治疗的优势。目前常规非个体化肽疫苗在黑色素瘤领域的研究不多,从统计结果看,个体化肽疫苗疗效要优于非个体化疫苗,但总体上个体化肽疫苗的临床客观反应率仍较低。分析原因主要有以下:肿瘤屏障及其微环境限制了细胞毒性 T 细胞(cyto-toxic T cell,CTL)在肿瘤内的渗透;部分肿瘤细胞 MHCⅠ类分子表达缺失,导致特异性 CTL 不能识别肿瘤细胞。为解决这些问题,可以将肽疫苗与放化疗、PD-1 等免疫检查点抑制剂联用,并进一步丰富和优化肽库,设计出分病种的肽疫苗库。

2.核酸疫苗

核酸疫苗是将编码外源目标抗原的基因与载体重组,通过皮肤、肌肉或者静脉接种,抗原基因导入宿主骨骼肌或者皮肤细胞后,可在细胞内合成相应的抗原蛋白,经加工后与 MHC 分子结合,提呈给宿主免疫识别系统,进而引起特异性体液和细胞免疫应答,分为 DNA 疫苗及 RNA 疫苗。外源抗原基因的选择可以是单个基因、一组基因或一段、数段核苷酸序列,构建核酸疫苗的载体包括质粒及病毒载体,以质粒载体应用较多。

2017 年，Sahin 等对 13 例Ⅲ、Ⅳ期黑色素瘤患者进行测序，每名患者选择10 个突变(有 1 例选择了 5 个)，共 125 个突变位点，设计合成个体化 RNA 疫苗，超声引导下经皮注入淋巴结，对 13 例患者进行治疗，治疗过程中最多接种12 次。患者耐受良好，没有相关不良事件。经治疗后肿瘤发生转移的概率明显降低，延长了患者的无进展生存期。其中 60% 的突变位点检测到机体的免疫应答，每个患者至少对 3 种突变产生 T 细胞。8 例在治疗前影像学未见病灶的患者在之后的 12～23 个月的随访中疾病无复发；另外 5 例在治疗前就存在影像学病灶的患者，在纳入不久后就复发，并且在开始治疗时就出现了转移。这 5例发生复发或者转移的患者中有 2 例在疫苗治疗后肿瘤明显缩小，1 例联合抗PD-1 单抗治疗的患者达到完全缓解。同年，一项以 gp100 和 TRP2 作为表位基因的 DNA 疫苗的一期临床试验结果提示，尽管诱导了免疫应答，但 DNA 疫苗引起的客观临床反应有限。

3.全细胞疫苗

全细胞疫苗是将完整的肿瘤细胞采用物理、化学或生物方法灭活后作为抗原整合到疫苗中，利用整个肿瘤细胞进行疫苗接种的理论优势是广谱的肿瘤相关抗原和突变抗原有可能被免疫细胞识别和攻击，肿瘤细胞可选择自体来源或者同种异体来源，然而仅将肿瘤细胞灭活后制成的疫苗免疫原性极弱，并不能诱导足够的抗肿瘤免疫效应。为了提高抗肿瘤效果，研究者们对肿瘤细胞进行基因修饰，联合佐剂或单克隆抗体等使用。尽管全细胞疫苗显示高的临床应答率，但一项大型的随机 3 期临床试验并未显示出明显的临床益处，一项目前正在进行的 3 期临床试验(NCT01546571，2012 年开始)，使用含有黑素细胞瘤肿瘤细胞脱落抗原的细胞培养基制备的黑色素瘤疫苗，在之前的 2 期临床试验中，该疫苗可显著提高患者无病生存率。

4.DC 疫苗

为了增强机体对肿瘤抗原的免疫反应，基于树突状细胞(dendritic cells，DC)的肿瘤疫苗也得到了越来越多的研究。DC 是最有效的抗原提呈细胞(antigen presenting cell，APC)，具有刺激免疫细胞和记忆效应细胞的能力。研究者通过外周血分离获得 DC 细胞，诱导 DC 细胞成熟，负载相关的肿瘤抗原到DC 细胞，接种后在患者体内诱导肿瘤特异性免疫应答。DC 疫苗治疗效果好，副作用小。DC 疫苗本身作为佐剂，可以不使用额外的佐剂。自首次使用含有黑色素瘤相关抗原（MAGE1）的 DC 体外治疗黑色素瘤以来，已有 400 多个基于 DC 疫苗的临床试验用于或完成了对各种恶性肿瘤的治疗，其中已有 DC 肿瘤疫苗获得了上市批准。2012 年，Sergiusz Markowicz 报道了一项针对恶性黑色素瘤患者的Ⅲ期临床试验，结果也初步表明，使用 DC 肿瘤疫苗治疗的患者 3 年总生存率获得了显著提高。

2015 年，CARRENO 等人报道了一项 DC 疫苗治疗黑色素瘤的研究，他们通过检测鉴定出人类白细胞抗原（human leukocyte antigen，HLA）－0201 新抗原表位，制备出新抗原 DC 疫苗，发现能够提高抗肿瘤免疫疗效。然而，由于肿瘤免疫抑制微环境的影响，DC 疫苗作为单一疗法抗肿瘤效果不甚理想，可联合免疫检查点抑制剂、化疗等其他辅助治疗方案。

5.病毒载体疫苗

还有一种疫苗形式为病毒载体。病毒具有感染细胞的能力，并能刺激免疫反应。疫苗病毒（Vaccine virus，VVs）因其能通过产生细胞因子或其他免疫调节分子激活免疫系统对抗肿瘤而被广泛用作基因治疗载体，充当溶瘤剂。溶瘤病毒为天然的或者经过基因改造的无致病性的病毒株，能够选择性地感染并杀死肿瘤细胞而不损伤正常组织。TVEC（talimogene laherparepvec）是首个通过美国 FDA 及欧洲批准上市用于治疗黑色素瘤的溶瘤病毒，是由 HSV－1 通过基因改造的产物。T－VEC 可以在肿瘤中复制并产生 GM－CSF，从而增强抗肿瘤效果。除 T－VEC 外，也有报道埃可病毒株 ECHO－7（Rigvir）等少数病毒株对黑色素瘤有疗效。目前阶段溶瘤病毒疗法只能作为辅助治疗手段，单独使用疗效不佳。有报道 T－VEC 联合 MEK 抑制剂能够促进体外黑色素瘤细胞死亡，在小鼠模型中提高存活率，联合 PD－1 单抗治疗能够进一步增强疗效；有学者对 10 例接受 T－VEC 联合免疫检查点抑制剂治疗的晚期黑色素瘤患者进行回顾，发现 90％的患者在注射部位出现应答，60％的患者在注射部位达到完全缓解，2 例发生肺转移的患者在非注射部位也达到完全缓解，提示联合治疗能够提高疗效。

目前溶瘤病毒面临的一大问题便是宿主的抗病毒免疫反应，这一问题的需要更加深入的基础研究和更大人群的临床试验。

6.纳米疫苗

随着纳米技术的发展,生物纳米材料为疫苗开发提供了新的思路。研究者制备出可生物降解,具有生物相容性的聚合物制备的纳米颗粒作为疫苗递送系统,以诱导体液和细胞免疫反应。纳米递送系统能有效共递送不同类型的抗原及佐剂,可以通过保护分子的完整性来提高免疫原性,并能减少佐剂对身体造成的不良反应,还可以通过缓释特性来增强免疫反应,从而增强肿瘤疫苗激活免疫应答的效率。2019年 Ronit Satchi－Fainaro 等学者开发出了一种新型的甘露糖基化纳米疫苗,他们将一种生物可降解聚合物制成约 170nm 的微小颗粒,在其中装载黑色素瘤细胞表达的肿瘤相关抗原,与免疫检查点抑制剂 Ibrutinib 联用在小鼠黑色素瘤模型中,证实可有效增强小鼠免疫系统活性,预防黑色素瘤的发生,治疗原发性黑色素瘤甚至控制转移。

(四)疫苗佐剂

癌症疫苗需要佐剂才能诱导有效的免疫反应。然而,关于最佳佐剂尚无共识。疫苗佐剂的具体作用有:增加疫苗的生物半衰期;增加 APCs 对抗原的摄取;促进 APCs(即 DCs)的激活/成熟,诱导产生免疫调节细胞因子;激活炎症细胞;诱导局部炎症和细胞募集。目前在黑色素瘤疫苗中常用的佐剂有以下几种:

1.不完全弗氏佐剂

用于黑色素瘤的肽疫苗中常用的佐剂是不完全弗氏佐剂(Incomplete Freund Adjuvant,IFA),这是一种油基剂,周围的油相中含有水性肽液滴,能够促进疫苗部位的贮库效应,从而允许稳定的油乳液中持续的抗原暴露。

2.Toll 样受体激动剂

Toll 样受体(Toll－like receptors,TLRs)属于模式识别受体(pattern recognition receptors,PRRs)家族,能够促进抗原处理和向 T 细胞递呈。该激动剂使树突状细胞成熟,上调协同刺激标志物的上调、淋巴结转移、吞噬和细胞因子的产生,产生具有较高细胞毒性的 CD^{8+} T 细胞和自然杀伤细胞。在黑色素瘤疫苗佐剂中常用的 TLR 激动剂是 TLR3 激动剂 polyICLC(poly inosine polycytidylic acid)。2018年 Wang Y 等学者鉴定并优化一种有效 Toll 样受体

TLR1/TLR2 激动剂 Diprovocim，与 PD—L1 抗体联合应用于小鼠黑素瘤模型，证实能抑制肿瘤生长，产生长期抗肿瘤记忆，治愈或延长生存期。

3.细胞因子

GM—CSF(粒细胞—巨噬细胞集落刺激因子)能够吸引和激活树突状细胞，促进肽抗原特异性反应。动物实验研究发现，GM—CSF 作为佐剂能够增加了 T 细胞反应。然而，一项大型随机临床试验表明，在黑色素瘤细胞疫苗中添加 GM—CSF 会导致更差的存活率和早期的黑色素瘤相关死亡。GM—CSF 作为疫苗佐剂值得警惕，需要进一步研究。

(五)预防性黑色素瘤疫苗

恶性黑色素瘤是一种致命的皮肤癌。高危人群包括既往黑色素瘤、发育异常黑色素细胞痣、大型先天性痣、大量常见后天痣、皮肤白皙、家族性黑色素瘤、先天性 DNA 修复障碍，对于这些人群的最佳选择是预防。随着宫颈癌预防性疫苗的成功产生，研发针对黑素瘤的预防性疫苗的想法重新引起人们的兴趣。

Ashkan Safavi 等制备并纯化了一种多表位肽疫苗，在小鼠黑色素瘤模型中能够引起显著的免疫系统激活，抑制黑色素瘤生长，延长小鼠生存期。其他还有 DC 疫苗、RNA 疫苗、全细胞疫苗等形式预防性黑色素瘤疫苗的研究。目前这些研究处于临床前阶段。

（梁俊青）

第三节　黑色素瘤的外科治疗

恶性黑色素瘤(malignant melanoma,MM)的发病率和死亡率逐年增高,据统计 2002 年美国约有 53000 例新发病例虽然 MM 只占皮肤恶性肿瘤的 5% 但是在皮肤恶性肿瘤死亡的病例中 MM 占 75% 且以每年 4% 递增远超于其他恶性肿瘤。MM 恶性程度高早期易发生淋巴和血道转移预后差目前对该肿瘤的治疗策略是包括手术在内的综合治疗。该肿瘤累及躯干肢体皮肤及运动系统的占到绝大多数骨与软组织肿瘤外科手术对于原发病灶的去除和组织缺损后重建起到非常重要的作用,现就 MM 的诊断、临床分期、外科手术治疗。

一、MM 的临床诊断

MM 多发生于皮肤呈侵袭性生长,恶性程度高且易转移早期诊断极为重要。

(一)MM 的临床分期

ABCDE 诊断方法被大多数学者所认同:不对称性(asymmetryA);弥散状边缘(borderB);颜色不均(colorC);直径(diameterD)多>5mm;增大或进展趋势(enlargementE)。

临床常见分型:浅表扩散型;结节型;恶性雀斑型;肢端型。这也是非裔美洲人和亚洲人最常见的类型。AJCC 新修订 TNM 分级。T 分级:T_x:原发肿瘤不确定;T_0:无肿瘤存在证据;T_{is}:原位肿瘤;T_1(a/b):肿瘤厚度≤1.0mm;T_2(a/b):肿瘤厚度 1.01~2.0mm;T_3(a/b):肿瘤厚度 2.01~4.0mm;T_4(a/b):肿瘤厚度>4.0mm。a:无溃疡;b:有溃疡。N 分级:N_0:无淋巴结转移;N_1(a/b):单个淋巴结受累;N_2(a/b):2~3 个淋巴结受累;N_3(a/b):4 个或以上淋巴结受侵广泛淋巴管受累或多个卫星灶。a:微小转移;b:可触及的转移淋巴结。M 分级:M_{1a}:远处皮肤皮下组织、跳跃式淋巴结转移;M_{1b}:肺转移;M_{1c}:其他内脏转移和远处转移;伴或不伴有血清 LDH 的改变。结合 MM 生物学行为、自然病程与临床结果将 MM 分为 0 期ⅠA、ⅡB、ⅡA、ⅡB、ⅡC 期ⅢA、ⅢB、ⅢC 和Ⅳ

期。0 期 Tis 是原位 MM:细胞重度不典型性增生;Ⅰ、Ⅱ期病变局限于原发灶:
Ⅰ A($T_{1a}N_0M_0$)Ⅰ B 期($T_{1b}N_0M_0$ 和 $T_{2a}N_0M_0$)Ⅱ A($T_{2b}N_0M_0$ 和 $T_{3a}N_0M_0$)Ⅱ B
($T_{3b}N_0M_0$ 和 $T_{4a}N_0M_0$)Ⅱ C($T_{4b}N_0M_0$);Ⅲ期有局部转移:Ⅲ A(任何 $TN_{1a}M_0$)
Ⅲ B(任何 T(N_{1b}/N_{2a})M_0)Ⅲ C(任何 T($N_{2b}/N_{2c}/N_3$)M_0);Ⅳ期有远处转移(任
何 T 任何 NM_1)。

(二)MM 的临床诊断

组织学活检已普遍开展切除活检包括病变边缘 1~2mm 的正常皮肤;对病
灶较大切除活检困难时切开活检可以考虑;刮取活检需包括整个病变范围以及
皮下组织;对于较大病变组织则需多处取材避免样本错误;细针抽吸活检不建
议用于原发性 MM;病理组织学诊断不能确定是否为 MM 而临床高度可疑者则
有必要再次活检。同时对于确诊 MM 的患者应尽快确定是否存在区域淋巴结
转移或者远隔脏器转移。血清学检测如 HMB45、S-100β、LDH、MIA 等均可
辅助诊断。血清乳酸脱氢酶(LDH)升高常出现于Ⅳ期病变。病理活检证实的
MM 患者详细病史、体格检查、各系统排查和追踪随访都应进行。淋巴结病变、
肝肿大、神经病学症状、骨痛和胸片异常都应高度怀疑肿瘤转移。

(三)MM 的预后

对Ⅰ和Ⅱ期病变影响预后的因素主要在于肿瘤厚度、溃疡和分型。研究发
现肿瘤厚度介于 1~6mm 复发和死亡的危险呈线性增高而厚度>6mm 则该线
性关系趋于平稳。原发黑色素瘤溃疡的发生率大约为 21%~60%溃疡的存在
使 5~10 年的肿瘤复发增加 1/3;溃疡发生和肿瘤厚度有直接关系,有、无溃疡
的平均肿瘤厚度分别为 2.6mm 和 0.8mm,溃疡已经成为局部复发和生存率的
独立危险因素。Ⅲ期病变预后的主要影响因素是淋巴结,Cox 回归分析证明受
累淋巴结的数量与预后呈负相关。在 2002 年治疗指南上建议:原位肿瘤无需
随访;肿瘤厚度>1mm 的病灶每 6 月随访 1 次至少 2 年;侵袭性黑色素瘤需每
3 月随访 1 次至少 3 年,建议每 3 月随访应至少 5 年,在接下来的第 6 至 10 年
中每 6 月随访 1 次。

二、MM 的外科治疗

近年来 MM 的外科治疗日益受到重视,由于病变涉及的部位较广泛,各个分期所累积的脏器有所不同,故而需要多学科进行手术协作。切缘和预后的关系、淋巴结闪烁显影(lymphoscintigraphy)及图像定位(lymphatic mapping)、前哨淋巴结活检(sentinellymph node biopsy,SLNB)和区域淋巴结清扫、莫氏显微外科技术(mobs micmgraphic surgery,MMS),PET/CT 对转移灶的定位、肺部转移病灶的手术切除等成为了当前 MM 外科治疗的热点。

(一)MM 原发病灶的外科切除边界及组织缺损的重建

正确的肿瘤分期对判断预后具有重要意义,同样恰当的外科边界对于患者的转归起着举足轻重的作用。Ⅰ、Ⅱ期手术切除机会大预后较好。手术切除的外科边界一直以来持有双重标准,对于背部 1.6mm 深度病灶,外科医师会采用 2~3cm 的切除边界,而颜面部病灶则不得不尽量缩小切除范围。Sebastian 等认为Ⅰ期病变的手术切缘 0.5~2cm 已完全足够。Lens 等研究表明切除范围达到 0.5~2cm 时再增大切除边界并不能使复发率和生存率获益。切除边界 1cm 和 3cm 后发现:局部复发前者显著高于后者;两组生存率差异无显著性。WHO 早在 20 世纪 80 年代做了一项前瞻性的研究表明,过大的切除范围对于总生存率没有提高。多数研究表明,Ⅰ、Ⅱ期病变切除边界宜为 0.5~2cm,原位肿瘤 0.5cm 为宜,厚度 G1.0mm 切除边界 1cm,厚度在 1.0mm 或以上边界 2cm 为妥;日本癌症学会提出厚度>4.0mm 的肿瘤切除边界为 3cm,而手指和脚趾的病变则一般只需跨越 1 个关节。值得说明的是,近年提出的 Moh s 显微外科技术,通过显微镜精确定位肿瘤的浸润深度,以再切除直至基底切缘无癌肿为止。Mohs 显微外科手术适应证:肿瘤直径>2cm;肿瘤具有恶性、侵袭性组织学形态或者侵及周围神经;复发的恶性皮肤肿瘤;肿瘤界限不清,放疗后或瘢痕基础上出现的肿瘤。由于不破坏正常组织即可达到较高的治愈率,使 Mohs 外科切除术成为一种重要可靠的方法用于治疗头面部 MM。但这种方法也存在一些不足,如单次手术时间较长而部分老年患者难以耐受;对操作者的技术及皮肤软组织病理要求较高,一定程度上阻碍了此项技术的推广。骨与软组织肿瘤外科对于不伴有转移的Ⅰ、Ⅱ期病变治疗原则在于安全的外科边界以达到肿瘤不复发为目的。因此,在临床上经常面临将病变累及的解剖结构切除后组织缺损的重建问题,游离植皮和转移皮瓣常常被用于创面的覆盖和重建。

(二)前哨淋巴结检查在外科治疗中的意义

Ⅰ、Ⅱ期病变仍需进行淋巴结检查,意义在于最终明确分期,是否需进一步外科处理,以及评价预后。前哨淋巴结活检是目前比较推崇的方法,欧洲癌症组织(FOR TC)研究结果显示,哨兵淋巴结阳性胡性患者预后差异有统计学意义,并建议将哨兵淋巴结活检技术纳入黑色素瘤患者治疗规范。前哨淋巴结活检最初应用于检测腮腺癌的淋巴转移,目前主要用于乳腺癌和MM。在该技术发展过程中,为解决对主要淋巴引流缺乏预见的问题,淋巴闪烁扫描显影技术应运而生,1985年Mnrton首先运用淋巴闪烁扫描显影技术和活体染色技术对黑色素瘤患者哨兵淋巴结定位并进行了临床试验研究,1993年Alex用99m硫磺胶体作为放射性示踪剂,术前在肿瘤周围皮下注射,术中配合应用y射线探测器定位前哨淋巴结。近十多年来,前哨淋巴结活检已经逐步成为评价恶性肿瘤患者区域淋巴结状况的微创技术,取出一小部分淋巴结就可以明确一个淋巴群的状态。前哨淋巴结很形象地被比喻成区域淋巴结群的"哨兵",通常位于该淋巴结群的前沿第一站,恶性肿瘤侵袭区域淋巴结必须首先经过前哨淋巴结,故而前哨淋巴结受到侵犯,该区域淋巴结将极有可能受累。若前哨淋巴结活检为阳性,则进一步行该淋巴引流区域内的选择性清扫术;若为阴性则继续随访观察或进一步影像学检测。对于颈部、髂、腹股沟、腘窝及腋窝等常见的淋巴结群,通常利用示踪剂标记显色,再进行活检,取前哨淋巴结,依据前哨淋巴结是否阳性进行选择性清扫。与传统的淋巴结清扫技术相对比,局限的前哨淋巴结活检更具特异性,减少了手术的创伤和术后复发。近年许多学者对于MM厚度＞1mm的患者实施前哨淋巴结活检,这项技术已经越来越多地被肿瘤外科医师所认同并付诸实践。有研究表明,肿瘤厚度与前哨淋巴结活检的阳性率呈正相关,肿瘤厚度分别为＜0.76mm、0.76~0.99mm、1.00~1.49mm、1.50~3.99mm、≥4.00mm时,前哨淋巴结活检阳性率分别为叫0%、5.3%、8%、19%和29%。前哨淋巴结阳性胡性生存率差异有统计学意义;前哨淋巴结阳性及时实施区域淋巴结清扫与发现淋巴结肿大或局部复发后再行淋巴结清扫,两者随访比较生存率差异有统计学意义。哨兵淋巴结的状态是黑色素瘤患者重要的独立预后因素。

(三)MM 转移病变的外科治疗

区域淋巴结侵犯是 MM 最常见的局部转移方式和复发的主要原因。外科手术是主要的治疗手段,多中心研究表明淋巴结转移的患者行淋巴结清扫术 5 年生存率介于 13%~45%,大约有 70%~80% 的患者此时已经存在远处隐匿性转移,这最终将导致患者死亡。理论上,早期切除隐匿的淋巴结转移灶能够避免病变向远处发展并提高生存率。近十年来,主要的争论在于早期对临床阴性淋巴结选择性切除是否较后期临床阳性淋巴结治疗性切除更有意义。WHO 黑色素瘤小组的前瞻性随机对照试验得出以下结论:并非所有患者都能从选择性淋巴结切除术中获益;该方法对于延长病变厚度 1~2mm 之间的患者生存期有帮助;伴有隐匿性区域淋巴结转移者建议早期选择性淋巴结切除。

跳跃式淋巴结转移常在临床中发现,对原发灶深度至少 1.0mm 患者,采用术前淋巴闪烁扫描显影技术进行淋巴引流图形定位和术中活检确认,发现直接跳跃至下一站或远处哨兵淋巴结的病例占 2.1%,临床检测中需要引起注意。随着医疗技术设备的发展,PET/CT 在临床应用于寻找转移淋巴结且扮演了重要的角色,对实施淋巴结清扫手术提供指引和帮助,但其检查费用昂贵,目前仍难以普遍运用。目前在临床上对于Ⅲ期病变,积极的外科治疗进行区域淋巴结清扫得到提倡,辅助药物治疗,目的在于控制肿瘤,减少远隔转移机会,提高生存率。MM 早期即可发生远处转移,如远处皮肤、肺、胃肠道、肾上腺、骨和脑等,预后取决于转移部位。对于Ⅲ期的患者,大多数治疗反应较差。治疗的目的在于控制症状,减少并发症,提高生存质量,延长生命,而并非以治愈疾病为目的。一般来说,多发内脏转移中位生存期约 6~8 月;皮肤皮下组织、远处淋巴结和肺转移中位生存期约 12~15 月;骨、脑和肝脏转移中位生存期只有 3~4 月。能够长期无瘤生存的患者往往是单个可切除的转移灶。

肺转移概率最高,文献表明大约 7%~21%,肿瘤快速增长和复发往往影响转移灶手术切除效果,达卡巴嗪治疗孤立性肺转灶的平均生存期只有 10 月,非手术治疗的1年生存率36%。把肺转移列为手术禁忌的观念正在改变。指出对Ⅳ期患者应采取更积极的态度,手术减轻瘤负荷缓解症状从而提高生活质量。MM长骨转移合并病理骨折或者存在骨折风险,外科治疗对于缓解疼痛、生活质量的改善、治疗或者预防骨折、延长生存期便于后续治疗帮助很大;对于脊柱转移瘤,外科治疗对于解除压迫、缓解疼痛稳定脊柱、避免截瘫维护患者的尊严意义重大。转移性黑色素瘤的外科治疗需要相关科室共同协作来真正使患者受益。

(梁俊青)

第四节　黑色素瘤的基因组学治疗

一、RP11－705C15.3/miR－145－5p/NRAS/MAPK 信号轴对恶性黑色素瘤的调节作用

(一)概述

黑色素瘤是一种常见的与皮肤相关的致死性癌症,由黑色素细胞的恶性转化引起,自过去 40 年以来,黑色素瘤的发病率和死亡率仍在增加,根据全球癌症统计数据,2018 年约有 28.8 万例新的黑色素瘤病例和 6.1 万例黑色素瘤导致的死亡,靶向治疗和检查点抑制剂的最新进展极大地改善了黑色素瘤的结局,然而,黑色素瘤的预后,尤其是晚期黑色素瘤,仍然较差,因此,进一步阐明黑色素瘤进展的详细分子机制将为黑色素瘤治疗提供新的合理靶点。

最近,基因组和转录组测序已在人类中鉴定出大约 25000 个蛋白质编码基因,然而,编码长非编码 RNA(lncRNA)的基因约为 58000,比蛋白质编码基因丰富得多。lncRNA 是另一类长度超过 200 个核苷酸(nt)且蛋白质编码能力有限的长转录物。目前关于 lncRNA 的知识表明,它们参与各种疾病的发病机制,尤其是癌症。在黑色素瘤中,最近报道了几种 lncRNA 与黑色素瘤的发生和发展有关,如 SPRY4－IT1、Llme23、OVAAL、SRA 和 LINC00520,在之前的报告中,鉴定了黑色素瘤中的三种致癌 lncRNA:PVT1、ILF3－AS1 和 MHEN-CR。由于大量的 lncRNA 人类、其他 lncRNA 也可能在黑色素瘤中发挥重要作用。

lncRNA 通过几种不同的机制在病理生理过程中发挥调节作用,包括表观遗传修饰、蛋白质相互作用和 RNA 相互作用。在 RNA 相互作用中,lncRNA 经常被报道结合 microRNA(miRNA),miRNA 是另一类长度为 19－25nt 的短调控 RNA,与 lncRNA 类似,miRNA 参与各种病理生理过程,包括癌症,它们可能在多种恶性肿瘤中发挥致癌或抑癌作用。在之前的报告中,确定 miR－145－5p 是黑色素瘤中重要的抑癌 miRNA。还发现 miR－145－5p 在黑色素

瘤中显著下调。miRNA 主要通过结合 AGO2 来发挥作用,形成 RNA 诱导的沉默复合物(RISC),其进一步结合靶 mRNA 并诱导靶 mRNA 降解和/或翻译抑制。

一类特定的 lncRNA 可以竞争性地结合 miRNA,减轻 miRNA 在其靶中的抑制作用,从而减轻相互作用的 miRNA 的生物学功能。这些 lncRNA 也称为竞争性内源性 RNA(ceRNA)。由于 miR－145－5p 在黑色素瘤中的重要肿瘤抑制作用,搜索了作为 ceRNA 的 lncRNA,以结合黑色素瘤的 miR－1455p。鉴定了 lncRNA RP11－705C15.3(基因名:AC010186.3,基因 ID:ENSG00000257027)作为竞争性结合 miR－145－5p 的 ceRNA,因此在黑色素瘤中具有致癌作用。详细研究了 RP11－705C15.3 在黑色素瘤中的表达、临床意义、作用和作用机制。

(二)材料和方法

1.细胞培养

人黑色素瘤细胞系 CHL－1 和 SK－MEL－2 从中国科学院细胞资源中心获得。CHL－1 和 SK－MEL－2 细胞分别在 DMEM(Gibco)和 MEM(Gibco)培养基中培养,补充 10％胎牛血清(Gibc),37℃,5％CO_2。本研究中使用的细胞系通过 STR 谱鉴定,并常规检测为无支原体。

2.RNA 荧光原位杂交

为了原位检测黑色素瘤细胞中的 RP11－705C15.3,由 Advanced Cell Diagnostics(ACD)设计和生产针对 RP11－705 C15.3 的探针。根据制造商手册,使用 RNAscope 荧光多重检测试剂盒(ACD)进行杂交和荧光检测。使用共聚焦激光扫描显微镜(Leica)观察了 RP11－705C15.3 在 CHL－1 细胞中的亚细胞定位。

3.细胞质和核 RNA 的分离

根据制造商的说明,使用细胞质和核 RNA 纯化试剂盒(Norgen)分离 CHL－1 细胞的细胞质和细胞核 RNA。如下所述,通过实时 PCR 检测分离的 RNA。

4.实时 PCR

从组织、总细胞、细胞质和细胞核中分离的 RNA,或 RNA － RNA 相互作用富集,用于进行逆转录,以使用 PrimeScript 生成第一链 cDNA™ II 第一链 cDNA 合成试剂盒(中国大连塔卡拉)。接下来,使用 TB Green © Premix Ex Taq 进行实时 PCR™ II(Takara)在 StepOnePlus 实时 PCR 系统(Thermo Fisher Scientific)上。引物序列如表 1 所示。GAPDH 用作 RP11－705C15.3 和 NRAS 表达定量的内源性对照。对于 miRNA 定量,根据制造商手册,在 StepOnePlus 实时 PCR 系统上使用 TaqMan microRNA 分析(Thermo Fisher Scientific)进行实时 PCR。

5.RNA－RNA 相互作用检测

为了检测与 RP11－705C15.3 结合的 RNA,LGC Biosearch Technology 设计并合成了 RP11－705 C15.3 反义生物素化探针,探针序列如表 1 所示。根据制造商手册,使用探针和 EZ Magna ChIRP RNA 相互作用试剂盒(Millipore)富集与 RP11－705C15.3 结合的 RNA。如上所述,通过实时 PCR 检测富集的 RNA。此外,体外转录的生物素化的 RP11－705C15.3 用于富集可与 RP11－705A5.3 结合的 RNA。对 RP11－705 C15.3 全长序列进行 PCR 扩增,并进一步克隆到 pSPT19 载体(Roche)的 Kpn I 和 Hind III 位点,以生成 pSPT19－RP11－707C15.3,引物序列如表 1 所示。PCR 产物为 miR－145－5p 结合位点,突变的 RP11－705C15.3 由 GenScript(中国南京)合成,并克隆到 pSPT19 载体(Roche)以产生 pSPT19－RP11－705C15.3－mut。野生型和 miR－145－5p 结合位点突变的 RP11－705C15.3 分别从 pSPT19－RP11－705 C15.3 和 pSPT19－10－RP11－706 C15.3 mut 体外转录,并同时用生物素 RNA 标记混合物(Roche)和 Sp6 RNA 聚合酶(Roche)生物素化。纯化后,将3μg野生型或 miR－145－5p 结合位点突变的 RP11－705C15.3 与 1mg 来自 CHL－1 细胞的全细胞裂解物在 25℃ 下孵育 1 小时。接下来,添加链霉亲和素琼脂糖珠(Thermo Fisher Scientific)以富集生物素化野生型或 miR－145－5p 结合位点突变 RP11－705A5.3 及其相互作用的 RNA。如上所述,通过实时 PCR 检测富集的 RNA。

6.RNA 免疫沉淀(RIP)测定

miR－145－5p 和 miR－1－3p 模拟物和阴性对照(NC)购自 GenePharma(中国上海),并根据制造商手册使用 Lipofectamine 3000(Thermo Fisher Scientific)转染到 CHL-1 细胞中,转染 48 小时后,使用 Magna RIP 进行 RIP 测定™ RNA 结合蛋白免疫沉淀试剂盒(Millipore)和抗 AGO$_2$ 抗体(Cat♯03-110,5μL,Millipore)。如上所述,通过实时 PCR 检测富集的 RNA。

7.双荧光素酶报告分析

对含有 miR-145-5p 结合位点的 RP11-705C15.3 序列进行 PCR 扩增,并进一步克隆到 pmirGLO(Promega)的 Nhe I 和 Xho I 位点,以产生 pmirGLO-RP11-705 C15.3。引物序列如表 3-1 所示。除了使用 pSPT19-RP11-705C15.3-mut 作为模板之外,如上构建相应的 miR-145-5p 结合位点突变的 pmirGLO-RP11-705 C15.3(pmirGLO-RP11-706 C15.3-mut)。PCR 扩增含有 miR-145-5p 结合位点的 NRAS 3'UTR,并进一步克隆到 pmirGLO 的 Nhe I 和 Xho I 位点。引物序列如表 3-1 所示。相应的 miR-145-5p 结合位点突变的 pmirGLO NRAS(pmirGLO-NRAS mut)由 GenScript(中国南京)合成。使用 Lipofectamine 3000 将 pmirGLO、pmirGLO-RP11-705C15.3 或 pmirGLO-RP11-705 C15.3-mut 与 miR-145-5p 或 miR-1-3p 模拟物或 miR-NC 共转染到 CHL-1 细胞中。转染后 48 小时,使用双荧光素酶报告物测定系统(Promega)检测荧光素酶活性。使用 Lipofectamine 3000 将 pmir-GLO、pmirGLO NRAS 或 pmirGLO-NRAS mut 转染到过表达或沉默 RP11-705C15.3 的 CHL-1 细胞中。转染 48 小时后,使用双荧光素酶报告物测定系统检测荧光素酶活性。

表 3-1　引物和探针序列

实时 PCR 引物

RP11-705C15.3 正向 5'-CAGGGGTGGTGATCACA-3' RP11-705 C15.3

反向 5'-CACTCCAGCGCTTAA-3' NRAS 正向 5'-GAAACACGCCAGTACGAATG-3'

NRAS 反向 5'-TTCTCAGGGAAGTCAGG-3'

GAPDH 转发 5'-GTCGGAGTCAACGGATTTG-3'

GAPDH 反向 5'-TGGGTGTGAATCATATTGGAA-3'

RP11-705C15.3　　　　　5'-atgacattcaagcaacc-3'

反义探针

5′—aacatgctggcgcaacagca—3′

5′—gtgagtcttgaagtccaa—3′

5′—tttccagagagatgtgtttcc—3′

5′—ACTTCTTGCTGATTAGGGAC—3′

5′—tcagttggagcattacaa—3′

5′—CACTCTGTAAATGAGGTAGC—3′

5′—aagccccataaagcatgtg—3′

载体构建引物 pSPT19—

RP11—705C15.3　　　　　　　　5′—ggggtaccgtttggcttgaaatgtcata—3′

向前地

pSPT19—RP11—705C15.3　　　　5′—cccaagcttgttaccataaaagttgaacc—3′

颠倒

pmirGLO—RP11—705C15.3　　　5′—ctagctactttggctagcattgactc—3′

向前地

pmirGLO—RP11—705C15.3　　　5′—ccctcgagacaccattctctcc—3′

颠倒

pmirGLO NRAS 正向 5′—CTCTCGAGAGCCCCAGAGAAAGAAAC—3′pmirGLO—NRAS 反向 5′—CGCTCGAGAGATCAAGCCAGAACTTC—3′

RP11—705C15.3 shRNA 的 cDNA 寡核苷酸序列

LV—shRNA—1 正向 5′—GATCCGCTGTTGCAGCATTTGATTCAAGA-GAGAGATCAACATGCTTTTTTG—3′LV—shRNA—1 反向 5′—AATTCAAAAGCT-GTTCCAGCATTTTTGCTTTTTGAATCAAACATGCTGTGGATCAAACAGCG—3′

LV—shRNA—2 正向 5′—GATCCGGAAAACACTCATGAAT-TCAAGAATTCAGAGAGGTTTTTTTTTTG—3′LV—shRNA—2 反向 5′—GAGTT-GTTTCCG—3′低压 shNC 转发 5′—GATCCGTTCCGAACGTGTCACGTTTCAGA-GAACGTGACACGTTCGGAACTTTTG—3′

LV shNC 反向 5′—AATTCAAAAGTTCTCCGAACGTGTCACGT-TCTCTTGAAACGTGACACGTTCCGGACGGAGAACG—3′

8.稳定过表达或沉默 RP11－705C15.3 的黑色素瘤细胞的构建

为了构建稳定过表达的黑色素瘤细胞 RP11－705C15.3,从 GenePharma (中国上海)购买过表达的慢病毒(LV11/CMV/Neo)RP11－705A5.3,并感染 CHL－1 和 SK－MEL－2 细胞。然后,用新霉素处理细胞四周,以选择RP11－705C15.3 过表达细胞。GenePharma 设计并合成了两对抑制 RP11－705C15.3 表达的 cDNA 寡核苷酸。退火后,将双链寡核苷酸插入慢病毒载体 pLV6/EF－1a/Puro 中,以产生抑制 RP11－705C15.3 表达的 shRNA 慢病毒。然后,将慢病毒感染到 CHL－1 和 SK－MEL－2 细胞中。用嘌呤霉素处理细胞四周,以选择 RP11－705C15.3 沉默的细胞。cDNA 寡核苷酸序列如表 3－1 所示。为了构建过度表达 RP11－705C15.3 和 miR－145－5p 的黑色素瘤细胞,用过度表达 miR－1455P 的慢病毒(中国上海基因化学有限公司)感染过度表达 RP1－705C55.3 的 CHL－1 细胞,并用新霉素和嘌呤霉素处理 4 周,以选择 RP11－7015C15－3 和 miR－145－5 P 过度表达的细胞。

9.蛋白质印迹

如先前所述进行 Western 印迹。使用的一级抗体如下:对于 NRAS, ab154291,1：1000,Abcam;对于 GAPDH,ab8245,1：5000,Abcam;磷酸－MEK1/2,♯9154,1：1000,细胞信号技术;对于 MEK1/2,♯8727,1：1000,细胞信号技术;磷酸－ERK1/2,♯4370,1:2000,细胞信号技术;用于 ERK1/2, ♯4695,1：1000,细胞信号技术。

10.细胞活力、增殖、凋亡、迁移和侵袭试验

如前所述,通过 Glo 细胞活力测定测定细胞活力。3000 个黑色素瘤细胞被接种到 96 孔板/孔中。在所指示的时间,使用细胞滴度－发光细胞活力测定(Promega)测量发光值以指示细胞活力。如前所述,使用乙炔基脱氧尿苷(EdU)参入试验测量细胞增殖。根据制造商手册,使用 EdU 试剂盒(罗氏)进行 EdU 参入试验。如前所述,使用膜联蛋白 V－FITC 凋亡检测试剂盒(BD Pharmingen)测量细胞凋亡。如前所述,使用跨孔迁移测定法测量细胞迁移。如先前所述,使用 transwell 侵袭试验测量细胞侵袭。

11.动物研究

从中国科学院购买 5 周龄雄性无胸腺 BALB/c 裸鼠,并保持在无病原体条件下。共有 $2.0×10^6$ 个黑素瘤细胞被皮下接种到裸鼠的侧翼。每 7 天使用卡尺测量皮下肿瘤体积,并使用公式 V＝0.5×LW2(L,肿瘤长度;W,肿瘤宽度)计算皮下肿瘤体积。接种后第 28 天,切除皮下肿瘤并称重。进一步使用抗 Ki67 抗体(ab15580,$1μg/mL$,Abcam)对肿瘤进行免疫组织化学(IHC)染色。皮下肿瘤也用于用一步 TUNEL 凋亡检测试剂盒进行 TdT 介导的 dUTP Nick End Labeling(TUNEL)染色。检测肝脏黑色素瘤体内转移,$2.0×10^6$ 表明将黑色素瘤细胞脾内接种到裸鼠体内构建肝转移模型。接种后第 28 天,处死小鼠,切除肝脏,并进行苏木精－伊红(H&E)染色。为了检测体内黑色素瘤肺转移,将 $2.0×10^6$ 的黑色素瘤细胞接种到裸鼠尾静脉中,构建肺转移模型。接种后第 28 天,处死小鼠,切除肺,并进行 H&E 染色。实验不是随机的。没有使用统计方法来确定样本量。记录肿瘤生长和转移的实验人员对小鼠的分配不知情。

12.人体组织样本

68 个皮肤恶性黑色素瘤组织和 36 个年龄和性别匹配的黑色素痣皮肤组织是从解放军第 969 医院(中国内蒙古呼和浩特)接受手术的患者中获得的,并获得了书面知情同意书。所有人体组织均经组织病理学检查证实。解放军第 969 医院审查委员会审查并批准了人体组织的使用。

13.统计分析

GraphPad Prism 软件用于进行所有统计分析。为了进行比较,进行了单向 ANOVA 和 Dunnett 多重比较检验、双尾非配对 t 检验、单向 ANOV 和 Tukey 多重比较检验,Kruskal － Wallis 检验和 Dunn 多重比较试验、Mann － Whitney 检验或对数秩次检验。$p<0.05$ 具有统计学意义。

(三)后果

1.RP11－705C15.3 被鉴定为直接结合 miR－145－5p

专注于 lncRNA RP11－705C15.3,其具有两个预测的 miR－145－5p 结合位点,位于 RP11－705 C15.3 的 713 - 719nt 和 1043 - 1049nt(图 3－1A)。此外,癌症基因组图谱(TCGA)皮肤黑色素瘤(SKCM)数据集显示,RP11－705C15.3 通过基因表达谱交互分析(GEPIA)(http://GEPIA.cancer－pku.cn/)分析,在黑色素瘤中表达上调(补充图 1a)。共聚焦 RNA FISH 表明 RP11

－705C15.3 主要位于细胞质中(图 3－1B)。细胞质或核 RNA 纯化以及实时 PCR 也表明 RP11－705C15.3 的细胞质定位(图 3－1C),这支持 RP11－705A5.3 和 miR－145－5p 之间的潜在相互作用。为了研究 RP11－705C15.3 是否能结合 miR－145－5p,使用 RP11－705A5.3 反义探针检索了 RP11－705 C15.3 及其相互作用的 RNA。结果表明,使用反义探针成功富集了 RP11－705C15.3,并且在 RP11－705 C15.3 反义探针组中也富集了 miR－145－5p,而不是 miR－1－3p(图 3－1D)。此外,还使用体外转录的生物素标记的野生型或 miR－145－5p 结合位点突变的 RP11－705C15.3 来丰富其相互作用的 RNA。结果表明,野生型 RP11－705C15.3 组中 miR－145－5p(而非 miR－1－3p)显著富集,这被 RP11－705A5.3 中 miR－45－5p 结合位点的突变所消除(图 3－1E)。已知 miRNAs 结合 AGO2,然后 miRNAs－AGO2 复合物结合其靶。因此,在短暂转染 miR－145－5p 模拟物后,在黑色素瘤细胞中进行抗 AGO2 RIP。如图 3－1F 所示,miR－145－5p 过表达显著增加了 RP11－705C15.3 和 AGO2 之间的结合,进一步支持了 miR－1455p 和 RP11－705A5.3 之间的相互作用。双荧光素酶报告基因分析表明,miR－145－5p 的过度表达显著降低了含有野生型 RP11－705C15.3 的报告基因的荧光素酶活性,这被 RP11－705A5.3 上 miR－1455p 结合位点的突变所消除(图 3－1G － I)。RP11－705C15.3 的编码潜力通过两种电子工具计算,即编码潜力评估工具(CPAT)(http://lilab.research.bcm.edu/cpat/index。php)和编码潜力计算器(CPC)(http://cpc2.cbi.pku.edu.cn/). RP11－705C15.3 的 CPC 和 CPAT 得分与众所周知的 lncRNA HOTAIR 一样低(补充图 3－1b,c),这表明 RP11－705A5.3 的非编码性质。因此,这些发现表明非编码 RNA RP11－705 C15.3 与 miR－145－5p 物理结合。

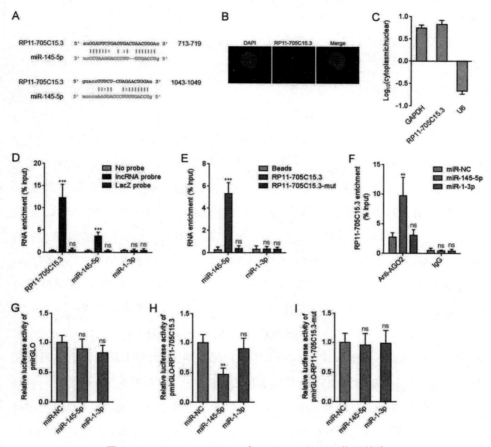

图3-1 RP11-705C15.3 与 miR-145-5p 物理结合

A RP11-705C15.3 上的两个预测的 miR-145-5p 结合位点。B 共聚焦 RNA FISH 图像显示了 CHL-1 细胞中 RP11-705 C15.3 的细胞质定位。C 通过实时 PCR 检测来自 CHL-1 细胞的纯化细胞质或核 RNA 中 RP11-705C15.3 的水平。GAPDH 和 U6 分别作为细胞质和核对照。使用 DRP11-705C15.3 反义探针在 CHL-1 细胞中富集 RP11-705 C15.3 及其相互作用的 RNA,然后进行实时 PCR 检测。E 体外转录的生物素标记的野生型或 miR-145-5p 结合位点突变的 RP11-705C15.3 用于富集 CHL-1 细胞中与野生型或突变的 RP11-705C15.3 结合的 RNA,随后进行实时 PCR 检测。F 在瞬时转染 miR-145-5p 或 miR-1-3p 模拟物后,在 CHL-1 细胞中进行抗 AGO2 RIP 测定,随后进行实时 PCR 检测以测量 AGO2 结合的 RP11-705C15.3,或含有 miR-145-5p 结合位点的荧光素酶报告子突变的 RP11-705C15.3(pmir-GLO-RP11-705C15.3-mut)(I) 和 miR-1455p 或 miR-1-3p 模拟物进入 CHL-1 细胞。结果显示为萤火虫荧光素酶活性与肾虫荧光素酶活性的相对比率。对于 C-I,基于三个独立实验,数据以平均值±标准差表示 * * 通过单向 ANOVA 和 Dunnett 多重比较检验，p<0.01，＊＊＊p<0.001，ns，不显著。

2.RP11－705C15.3 通过竞争性结合 miR－145－5p 激活 NRAS/MAPK 信号

在之前的报告中，已经证明 miR－145－5p 通过直接靶向 NRAS 抑制 MAPK 信号。因此，进一步研究了 RP11－705C15.3 是否通过竞争性结合调节 NRAS/MAPK 信号 miR－145－5p。将含有野生型或突变型 miR－145－5p 结合位点的 NRAS 3'UTR 插入荧光素酶报告基因 pmirGLO 中。双荧光素酶报告基因分析表明，RP11－705C15.3 的过度表达显著增加了含有野生型 NRAS 的报告基因的荧光素活性，但不增加突变型 NRAS(图 3－2A－C)。此外，RP11－705C15.3 上 miR－145－5p 结合位点的突变消除了增加的荧光素酶活性(图 3－2B)，这表明 RP11－705 C15.3 对 NRAS 的影响依赖于 miR－145－5p 的调节。相反，双荧光素酶报告基因测定显示，RP11－705C15.3 沉默降低了含有野生型 NRAS 的报告基因的荧光素酶活性，但不降低突变型 NRAS(图 3－2D－F)。RP11－705C15.3 的过度表达显著上调 NRAS 的 mRNA 水平，其被 RP11－705C15.3 上 miR－145－5p 结合位点的突变所消除(图 3－2G)。相反，RP11－705C15.3 沉默显著下调 NRAS 的 mRNA 水平(图 3－2H)。一致地，NRAS 蛋白水平在过表达 RP11－705C15.3 的黑色素瘤细胞，在沉默 RP11－705 C15.3 的黑素瘤细胞中减少(图 3－2I,J)。接下来，研究了 RP11－705C15.3 对 MAPK 信号传导的影响。在表达 RP11－705C15.3 的黑色素瘤细胞中，MEK1/2 和 ERK1/2 的磷酸化水平增加，在沉默 RP11－705A5.3 的黑素瘤细胞中降低(图 3－2K,L)。总之，这些发现表明 RP11－705C15.3 在黑色素瘤中以 miR－145－5p 依赖性方式激活 NRAS/MAPK 信号。

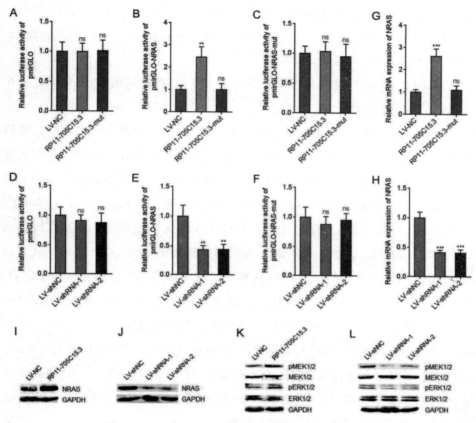

图 3－2　RP11－705C15.3 激活 NRAS/MAPK 信号

图 3－2A － C 将空的荧光素酶报告子（pmirGLO）（A）、含有野生型 NRAS 3'UTR 的荧光素酶报告子或含有突变的 NRAS 3'UTR 的 miR－145－5p 结合位点的荧光酶报告子转染到过表达野生型或 miR－1455p 结合位点突变的 RP11－705C15.3 的 CHL－1 细胞中后，测量荧光素素酶活性。结果显示为萤火虫荧光素酶活性与肾虫荧光素酶活性的相对比率。图 3－2D － F 将 pmirGLO（D）、pmirGLO－NRAS（E）或 pmirGLO－NRAS mut（F）瞬时转染至沉默 RP11－705C15.3 或对照的 CHL－1 细胞后，测量荧光素酶活性。结果显示为萤火虫荧光素酶活性与肾虫荧光素酶活性的相对比率。通过实时 PCR 测量过表达野生型或 miR－145－5p 结合位点突变的 RP11－705C15.3 的 CHL－1 细胞中的 G NRAS mRNA 表达水平。通过实时 PCR 测量沉默 RP11－705C15.3 或对照的 CHL－1 细胞中的 H NRAS mRNA 表达水平。通过 western blot 测定过表达 RP11－705C15.3 的 CHL－1 细胞或对照中的 I NRAS 蛋白水平。通过 western blot 测定沉默 RP11－705C15.3 或对照的 CHL－1 细胞中的 J NRAS 蛋白水平。通过 western blot 测定过表达 RP11－705C15.3 的 CHL－1 细胞中 MEK1/2 和 ERK1/2 的 K 磷酸化水平。通过 western blot 测定沉默 RP11－

705C15.3 或对照的 CHL－1 细胞中 MEK1/2 和 ERK1/2 的 L 磷酸化水平。基于三个独立实验,数据以平均值±标准差表示＊＊通过单向 ANOVA 和 Dunnett 多重比较检验,p＜0.01,＊＊＊p＜0.001,ns,不显著。

3.RP11－705C15.3 在体外促进黑色素瘤细胞增殖,抑制凋亡,促进迁移和侵袭

由于 miR－145－5p 的结合和 RP11－705C15.3 对 NRAS/MAPK 信号的激活,接下来研究了 RP11－705 C15.3 在黑色素瘤中的潜在生物学作用。通过 RP11－705C15.3 过表达慢病毒介导的感染构建稳定过表达和对照 CHL－1 和 SK－MEL－2 细胞(图 3－3A,B)。Glo 细胞活力测定显示,与对照细胞相比,过表达 RP11－705C15.3 的 CHL－1 和 SK－MEL－2 细胞的细胞活力均增加(图 3－3C,D)。EdU 参入试验显示,与对照细胞相比,过表达 RP11－705C15.3 的 CHL－1 和 SK－MEL－2 细胞具有更快的细胞增殖率(图 3－3E)。FITC 膜联蛋白 V/PI 染色和流式细胞仪分析显示,与对照细胞相比,过表达 RP11－705C15.3 的 CHL－1 和 SK－MEL－2 细胞的凋亡细胞较少(图 3－3F)。Transwell 迁移试验显示,与对照细胞相比,过度表达 RP11－705C15.3 的 CHL－1 和 SK－MEL－2 细胞具有更多的迁移细胞(图 3－3G)。Transwell 侵袭试验显示,与对照细胞相比,过度表达 RP11－705C15.3 的 CHL－1 和 SK－MEL－2 细胞具有更多的侵袭性细胞(图 3－3H)。

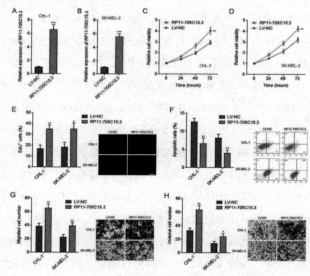

图 3－3　RP11－705C15.3 促进黑色素瘤细胞增殖,抑制凋亡,促进迁移和侵袭

通过实时 PCR 测量过表达 RP11－705C15.3 或对照的 CHL－1 细胞中 RP11－705 C15.3 的表达。通过实时 PCR 测量过表达 RP11－705C15.3 或对照的 SK－MEL－2 细胞中 B RP11－705 C15.3 的表达。C 过表达 RP11－705C15.3 的 CHL－1 细胞或对照的细胞活力通过 Glo 细胞活力测定测定。D 过表达 RP11－705C15.3 的 SK－MEL－2 细胞或对照的细胞活力通过 Glo 细胞活力测定测定。通过 EdU 参入试验测定过表达 RP11－705C15.3 或对照的 CHL－1 和 SK－MEL－2 细胞的 E 细胞增殖。红色表示 EdU 阳性核。比例尺,200μm。F 过表达 RP11－705C15.3 或对照的 CHL－1 和 SK－MEL－2 细胞的凋亡通过 FITC 膜联蛋白 V/PI 染色和流式细胞术分析来确定。过表达 RP11－705C15.3 或对照的 CHL－1 和 SK－MEL－2 细胞的 G 细胞迁移通过跨孔迁移试验测定。比例尺,100μm。通过 transwell 侵袭试验测定过表达 RP11－705C15.3 或对照的 CHL－1 和 SK－MEL－2 细胞的 H 细胞侵袭。比例尺,100μm。基于三个独立实验,数据以平均值±标准差表示 * 经双尾非配对 t 检验,$p < 0.05$, * * $p < 0.01$, * * * $p < 0.001$。

通过两种不同的独立 RP11－705C15.3 特异性 shRNA 慢病毒介导的感染,进一步构建了稳定沉默的对照 CHL－1 和 SK－MEL－2 细胞(图 3－24A,B)。Glo 细胞活力测定显示,与对照细胞相比,沉默 RP11－705C15.3 的 CHL－1 和 SK－MEL－2 细胞的细胞活力降低(图 3－24C,D)。EdU 参入试验进一步显示,与对照细胞相比,沉默 RP11－705C15.3 的 CHL－1 和 SK－MEL－2 细胞的细胞增殖速率较慢(图 3－4E)。FITC 膜联蛋白 V/PI 染色和流式细胞仪分析显示,与对照细胞相比,沉默 RP11－705C15.3 的 CHL－1 和 SK－MEL－2 细胞具有更多的凋亡细胞(图 3－4F)。Transwell 迁移试验显示,与对照细胞相比,沉默 RP11－705C15.3 的 CHL－1 和 SK－MEL－2 细胞的迁移细胞较少(图 3－4G)。Transwell 侵袭试验显示,与对照细胞相比,沉默 RP11－705C15.3 的 CHL－1 和 SK－MEL－2 细胞的侵袭性更小(图 3－4H)。因此,这些发现表明 RP11－705C15.3 在体外促进黑色素瘤细胞增殖,抑制凋亡,促进迁移和侵袭。

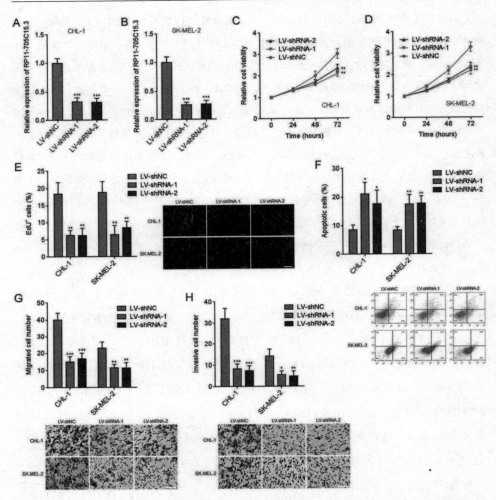

图3－4　RP11－705C15.3 沉默抑制黑色素瘤细胞增殖，诱导凋亡，并抑制迁移和侵袭

通过实时 PCR 测量沉默 RP11－705C15.3 或对照的 CHL－1 细胞中 RP11－705 C15.3 的表达。通过实时 PCR 测量沉默 RP11－705C15.3 或对照的 SK－MEL－2 细胞中 B RP11－705 C15.3 的表达。C 通过 Glo 细胞活力测定测定沉默 RP11－705C15.3 或对照的 CHL－1 细胞的细胞活力。D 通过 Glo 细胞活力测定测定沉默 RP11－705C15.3 或对照的 SK－MEL－2 细胞的细胞活力。通过 EdU 参入试验测定沉默 RP11－705C15.3 或对照的 CHL－1 和 SK－MEL－2 细胞的 E 细胞增殖。红色表示 EdU 阳性核。比例尺，$200\mu m$。F 通过 FITC Annexin V/PI 染色和流式细胞术分析测定沉默 RP11－705C15.3 或对照的 CHL－1 和 SK－MEL－2 细胞的凋亡。通过跨孔迁移试验测定沉默 RP11－705C15.3 或对照的 CHL－1 和 SK－MEL－2 细胞的 G 细胞迁移。比例尺，$100\mu m$。通过 transwell 侵袭试

验测定沉默 RP11—705C15.3 或对照的 CHL—1 和 SK—MEL—2 细胞的 H 细胞侵袭。比例尺,100μm。基于三个独立实验,数据以平均值±标准差表示 * 通过单向 ANOVA 和 Dunnett 多重比较检验,p<0.05,＊＊p<0.01,＊＊＊p<0.001。

4.miR—145—5p 逆转 RP11—705C15.3 在黑色素瘤细胞增殖、凋亡、迁移和侵袭中的作用

为了阐明 RP11—705C15.3 在黑色素瘤中的致癌作用是否依赖于 miR—145—5p 的调节,在过表达 RP11—705A5.3 的 CHL—1 细胞中稳定过表达 miR—1455p(图 3—5A)。Glo 细胞活力测定显示,miR—145—5p 的过度表达逆转了 RP11—705C15.3 引起的细胞活力增加(图 3—5B)。EdU 参入试验显示,miR—145—5p 的过度表达逆转了 RP11—705C15.3 引起的加速细胞增殖(图 3—5C)。FITC 膜联蛋白 V/PI 染色和流式细胞仪分析显示,miR—145—5p 的过度表达逆转了 RP11—705C15.3 引起的细胞增殖减少(图 3—5D)。Transwell 迁移试验显示,miR—145—5p 的过度表达逆转了 RP11—705C15.3 引起的细胞迁移增加(图 3—5E)。Transwell 侵袭试验显示,miR—145—5p 的过度表达逆转了 RP11—705C15.3 引起的细胞侵袭增加(图 3—5F)。因此,这些发现表明 RP11—705C15.3 在黑色素瘤细胞增殖、凋亡、迁移和侵袭中的致癌作用依赖于 miR—145—5p 的调节。

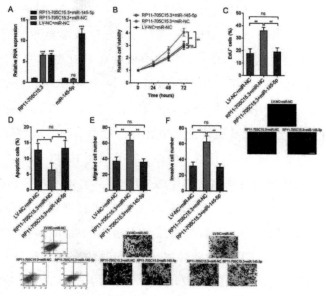

图 3—5　miR—145—5p 的过度表达逆转了 RP11—705C15.3 在黑色素瘤中的致癌作用

通过实时 PCR 测量过表达 RP11－705C15.3 和 miR－145－5p 的 CHL－1 细胞中 RP11－705 C15.3 和 miR－145－5p 的表达水平。通过 Glo 细胞活力测定测定过表达 RP11－705C15.3 和 miR－145－5p 的 CHL－1 细胞的 B 细胞活力。通过 EdU 参入试验测定过表达 RP11－705C15.3 和 miR－145－5p 的 CHL－1 细胞的 C 细胞增殖。红色表示 EdU 阳性核。比例尺,200μm。D 过表达 RP11－705C15.3 和 miR－145－5p 的 CHL－1 细胞的细胞凋亡通过 FITC 膜联蛋白 V/PI 染色和流式细胞术分析来测定。通过跨阱迁移试验测定过表达 RP11－705C15.3 和 miR－145－5p 的 CHL－1 细胞的 E 细胞迁移。比例尺,100μm。F 过表达 RP11－705C15.3 和 miR－145－5p 的 CHL－1 细胞的细胞侵袭通过 transwell 侵袭试验测定。比例尺,100μm。基于三个独立实验,数据以平均值±标准差表示 * 通过单向 ANOVA 和 Tukey 多重比较检验,$p < 0.05$,＊＊$p < 0.01$,＊＊＊$p < 0.001$,ns,不显著。

5.RP11－705C15.3 通过调节 miR－145－5p 促进体内黑色素瘤生长和转移

为了进一步研究 RP11－705C15.3/miR－145－5p 调节轴在黑素瘤中的生物学作用,将 RP11－705 C15.3 过表达的 CHL－1 细胞(有或无 miR－145－5p 过表达)皮下注射到裸鼠体内。每 7 天测量肿瘤体积,在注射后第 28 天切除肿瘤并称重。如图 3－6A、B 所示,与对照细胞形成的肿瘤相比,RP11－705C15.3 过表达的 CHL－1 细胞形成的瘤具有更快的生长速度并形成更大的肿瘤。RP11－705C15.3 的生长促进作用被同时的 miR－145－5p 过表达所消除(图 3－6A,B)。增殖标志物 Ki67 IHC 染色显示,与对照细胞形成的肿瘤相比,RP11－705C15.3 过表达的 CHL－1 细胞形成的瘤具有更多的 Ki67 阳性细胞(图 3－6C)。增加的 Ki67 阳性细胞的数量被同时的 miR－145－5p 过表达所消除(图 3－6C)。TUNEL 染色显示,由 RP11－705C15.3 过表达的 CHL－1 细胞形成的肿瘤相比,凋亡细胞较少其中肿瘤由对照细胞形成,同时 miR－145－5p 过表达也消除了这一点(图 3－6D)。为了阐明 RP11－705C15.3/miR－145－5p 调节轴在体内黑色素瘤转移中的作用,将具有或不具有 miR－145－5p 过表达的 RP11－705C15.3 过表达 CHL－1 细胞注射到裸鼠的尾静脉中以构建肺转移模型。如图 3－6F 所示,与对照 CHL－1 细胞相比,RP11－705C15.3 过表达的 CHL－1 形成了更多的肺转移,这被同时的 miR－145－5p 过表达所消除。因此,这些发现表明 RP11－705C15.3 以 miR－145－5p 依赖性方式促进体内黑色素瘤生长和转移。

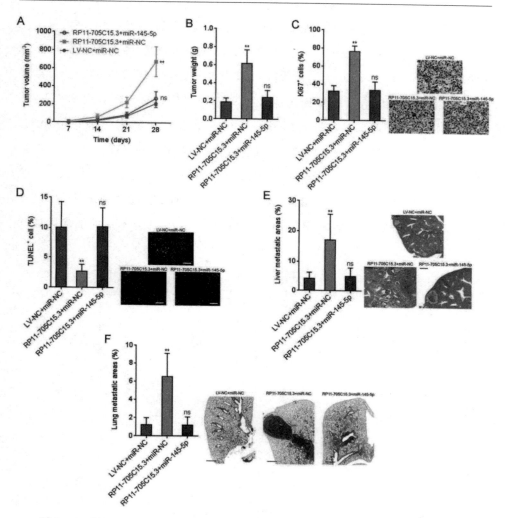

图 3－6 RP11－705C15.3 以 miR－145－5p 依赖性方式促进黑色素瘤生长和转移

将过表达 RP11－705C15.3 和 miR－145－5p 的 A － D CHL－1 细胞和对照细胞皮下接种到裸鼠体内。每 7 天测量肿瘤体积（A）。在接种后第 28 天切除肿瘤并称重（B）。使用肿瘤进行 Ki67 IHC 染色以指示体内增殖（c）。比例尺,50μm。在这些肿瘤中进行 TUNEL 染色以指示细胞凋亡（D）。比例尺,50μm。将过表达 RP11－705C15.3 和 miR－145－5p 的 E CHL－1 细胞和对照细胞接种到裸鼠脾脏中,构建肝转移模型。切除肝脏并用于进行 H&E 染色。比例尺,500μm。将过表达 RP11－705C15.3 和 miR－145－5p 的 F CHL－1 细胞和对照细胞接种到裸鼠尾静脉中以构建肺转移模型。切除肺并用于进行 H&E 染色。比例尺,1000μm。数据以平均值±标准差表示。每组 n＝6 只小鼠 * * 通过 Kruskal － Wallis 检验和 Dunn 多重比较检验,p＜0.01ns,不显著。

6.RP11－705C15.3 与黑色素瘤的不良临床因素和不良预后相关

为了研究 RP11－705C15.3 在黑色素瘤中的临床意义,首先使用实时 PCR 检测了 36 个良性痣和 68 个黑色素瘤组织中 RP11－705 C15.3 的表达。结果显示,与良性痣相比,黑色素瘤组织中的 RP11－705C15.3 显著增加(图 3－7A)。RP11－705C15.3 之间的相关性分析表达水平和临床病理特征表明,RP11－705C15.3 表达水平的增加与厚度、溃疡和转移相关(图 3－7B － D)。此外,Kaplan － Meier 生存分析显示,RP11－705C15.3 表达水平的增加与黑色素瘤患者的总体生存率较低相关(图 3－2E)。因此,这些发现表明 RP11－705C15.3 在黑色素瘤中增加,RP11 的高表达－705C15.3 与不良的临床因素和不良的黑色素瘤总生存率相关。

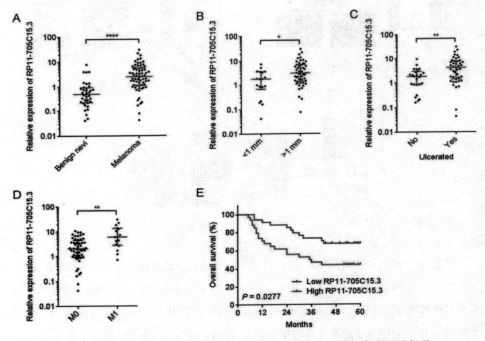

图 3－7 RP11－705C15.3 增加,并与不良临床因素和黑色素瘤预后相关

通过实时 PCR 检测了 36 个良性痣和 68 个皮肤黑色素瘤组织中 RP11－705C15.3 的表达。B RP11－705C15.3 在 18 个厚度<1mm 的黑色素瘤组织和 50 个厚度>1mm 的黑素瘤组织中表达。

D RP11－705C15.3 在 52 个无远处转移的黑色素瘤组织和 16 个有远处转移的原发性黑色素瘤中的表达。对于 A － D,数据以四分位数区间的中位数表示 ∗ 通过 Mann－Whitney

检验,p<0.05,＊＊p<0.01,＊＊＊＊p<0.0001。这 68 个黑素瘤的 E Kaplan - Meier 生存曲线按 RP11－705C15.3 表达分层(低 50%[n=34]对高 50%[n=34])。通过对数秩检验,p=0.0277。

(四)通过竞争性结合 miR－145－5p 和激活 NRAS/MAPK 信号轴,确定 RP11－705C15.3 是黑素瘤中与预后相关的致癌 lncRNA。

编码 RP11－705C15.3 的基因位于染色体 12p13.31,有两个外显子。RP11－705C15.3 的长度为 2508nt。缺乏 RP11－705C15.3 在疾病方面的知识。在这项研究中,首先确定了 RP11－705C15.3 是一种与黑色素瘤相关的 lncRNA。发现表明,RP11－705C15.3 在黑色素瘤中上调。RP11－705C15.3 的表达增加与黑色素瘤的厚度、溃疡、转移和不良预后呈正相关。因此,RP11－705C15.3 被认为是黑色素瘤的潜在预后标志物。

功能获得和丧失试验表明,RP11－705C15.3 在体外促进黑色素瘤细胞增殖,抑制细胞凋亡,促进细胞迁移和侵袭。此外,RP11－705C15.3 促进体内黑色素瘤生长和转移。因此,这些功能实验表明 RP11－705C15.3 在黑色素瘤中具有致癌作用,抑制 RP11－705 C15.3 可以抑制黑色素瘤的进展。这些发现表明 RP11－705C15.3 是黑色素瘤的潜在治疗靶点。

lncRNA 的肌动蛋白机制复杂且不同。lncRNA 的主要机制之一是与蛋白质相互作用,改变翻译后修饰、稳定性和或位置,从而最终调节相互作用蛋白质的功能。据报道,lncRNA SAMMSON 与 p32 相互作用,并进一步增加 p32 的线粒体靶向性和 p32 的促癌功能。

据报道结合雄激素受体和 Brn3a,进一步上调 MMP9。据报道,CASC15 将 EZH2 结合并招募到 PDCD4 的启动子区,从而沉默 PDCD4 表达。lncRNA 的另一个主要机制是直接与 miRNA 相互作用并减轻 miRNA 对其靶的抑制作用。这些 lncRNA 被归类为 ceRNAs。据报道,lncRNA NEAT1 可结合 miR－495－3p 并上调 E2F3,即 miR－495－3p 的靶标。lncRNA LINC00459 被揭示结合 miR－218 并升高作为 miR－218 靶点的 DKK3。据报道,lncRNA ATB 结合 miR－200s 并上调 miR－200s 的靶点 ZEB1 和 ZEB2。在这项研究中,发现表明 RP11－705C15.3 主要定位于细胞质。细胞质 RP11－705C15.3 特异性结合成熟的 miR－145－5p 并提高 NRAS,这是 miR－1455p 在癌症中的关键靶点。包括一些报告都证明了 miR－145－5p 的关键肿瘤抑制作用。在本研究中,数据显示,通过竞争性结合 miR－145－5p,RP11－705C15.3 在黑色素瘤中发挥致癌作用。miR－145－5p 过表达逆转了 RP11－705C15.3 在促进细胞增殖、抑制凋亡、促进迁移和侵袭中的作用。此外,体内异种移植物试验显示,miR－145－5p 过表达逆转了 RP11－705C15.3 在促进黑色素瘤生长和转移中的作用。这些发现支持 miR－145－5p 作为黑色素瘤中 RP11－705C15.3 的重要下游介体。通过竞争性结合 miR－145－5p 和提高 NRAS,RP11－705C15.3 激活 RAF/MAPK 信号传导。据报道,MAPK 信号在黑色素瘤中频繁激活。除 NRAS 外,其他分子也被鉴定为 miR－145－5p 靶点,如 RHBDD1、FSCN1 和 Sox9。RP11－705C15.3 对其他 miR－145－5p 靶点的影响需要进一步研究。

二、长非编码 RNA PVT1 作为黑色素瘤新的诊断生物标志物和治疗靶点

(一)概述

长非编码 RNA(lncRNA)是一类新的 RNA 转录物,长度超过 200 个核苷酸,蛋白质编码潜力有限。许多报告显示 lncRNA 在各种生物过程中起着至关重要的作用,在许多疾病中,尤其是在癌症中,lncRNA 失调。此外,多份报告显示,血清中可检测到几种 lncRNA,并作为癌症早期诊断的敏感生物标志物,如胃癌的 H19 和非小细胞肺癌的 XIST 和 HIF1A－AS1。lncRNA 浆细胞瘤变体易位 1(PVT1)因其在许多癌症的发生和进展中的关键作用而广为人知,包括肝细胞癌、肺癌和乳腺癌。此外,越来越多的证据表明 PVT1 以细胞类型和组织特异性方式发挥作用。然而,PVT1 在黑色素瘤中的作用和临床价值仍然未知。在这项研究中,重点研究了 PVT1 在黑色素瘤中的表达、功能和诊断价值。在公共数据库和自己队列中检测到黑色素瘤组织中 PVT1 的表达。测量了 PVT1 并分析其对黑色素瘤的诊断价值。此外,对 PVT1 在黑色素瘤细胞增殖、细胞周期和迁移中的作用进行详细的叙述。

（二）材料和方法

1.患者和样本

中国人民解放军第 253 医院（中国内蒙古呼和浩特）共有 51 名黑色素瘤患者和 47 名年龄和性别匹配的非黑色素瘤黑色素痣对照纳入本研究。所有参与者均经组织学诊断证实。维纳斯从空腹参与者中采集血液，并在 4℃、立即收集上清液并储存在 −80℃ 直到使用。30 例恶性黑色素瘤组织和 20 例黑色素细胞痣皮肤组织来自解放军第 253 医院接受手术的参与者。所有组织样品立即在液氮中冷冻并储存在 −80℃ 直到手术后使用。

2.细胞培养

人黑色素瘤细胞系 A375 购自上海生物科学研究院细胞资源中心（中国上海）。A375 细胞在补充有 10％胎牛血清（Gibco,CA,USA）的 DMEM 培养基中在 5％CO_2气氛中培养，37℃。

3.RNA 提取和定量 PCR（qPCR）

按照制造商手册，使用 Triz ol 试剂（Invitrogen,CA,USA）从血清、组织或细胞中分离总 RNA。按照制造商手册，使用 PrimeScript II 第一链 cDNA 合成试剂盒（中国大连塔卡拉）进行逆转录。随后按照制造商手册，在 ABI StepOne Plus 系统（美国加利福尼亚州应用生物系统公司）上使用 SYBR © Premix Ex Taq II（Takara）进行 qPCR。

The gene expression was calculated using 2 ΔΔCt method.GAPDH was used as endogenous control.The primers sequences are as follows：PVT1（NR 003367），5 − ATAGAT − CCTGCCCTGTTTGC − 3（forward）and5 − CATTTCCTG − CTGCCGTTTTC − 3（reverse）；PVT1 − 1，5 − GAATGTGAA−CAATGGGAACC−3（forward）and5−GCAGCAACAGGA − GAAGCAA − 3（reverse）；PVT1 − 2，5 − ACAGAGAAGATG − AAGAGATG − 3（forward）and5 − GAAAGTTAGAAA − ACAGTGGG − 3（reverse）；PVT1−3，5，5 − GACTACAGCTG − GAAGACAG−3（正向）和 5 − GGCTCAGAAAAT−ACTTGAAC−3（反向）；PVT1−5，5 − CGAGTAGCT- GGG− ACTACA−3（正向）和 5 − GCTGACAATCTTGA − AAAG−3（反

向);GAPDH、5－GGAGCAGATCCCTC－CAAAAT－3(正向)和5－GGCT-GTTCATACT－TCTCATGG－3(反向)。

4.载体构建和转染

用 Ex Taq ©热启动版 DNA 聚合酶(Takara)从 A375 细胞衍生的 cDNA 中 PCR 扩增全长 PVT1(NR 003367)转录物,并将其亚克隆到 Kpn 公司 pcD-NA3.1(＋)质粒(Invi－trogen)的 I 和 BamH I 位点。引物序列如下:5－GGGTA－CCTCCGGGCAGCGT GTGTG－3(正向)和 5－CGGGATC-CTAGACAGAGCGTGCG－3(反向)。为了抑制 PVT1 的表达,合成了 shRNA 的两个寡核苷酸,并将其插入 shRNA 表达载体 pGPH1/Neo(GenePh-arma,上海,中国)。shRNAs 序列如下:shRNA♯1,5－GCTTCAACC CAT-TACGATTC－3;shRNA♯2,5－GGACTTGAGAACTGTCCTTAC－3。使用一种打乱的 shRNA 作为阴性对照。按照制造商手册,使用 Lipofectamine 3000(Invitrogen)将载体转染到黑色素瘤细胞中。

5.稳定过度表达或耗尽 PVT1 的黑色素瘤细胞的产生

为了获得稳定过表达的 PVT1 黑色素瘤细胞,用 pcDNA3.1－PVT1 载体转染 A375 细胞,并用新霉素筛选 4 周。为了获得 PVT1 稳定耗尽的黑色素瘤细胞,用 PVT1－shRNAs 表达质粒转染 A375 细胞并用新霉素选择 4 周。

6.细胞增殖试验

进行细胞计数试剂盒－8(CCK－8)测定和乙炔基脱氧尿苷(EdU)参入测定以评估细胞增殖。对于 CCK－8 分析,在 96 孔板中共培养了约 $5.0×10^3$ 个细胞/孔。

培养 24、48 和 72 小时后通过细胞计数试剂盒－8(Dojindo Laboratories, Kumamoto,Japan)和微量板阅读器按照制造商手册测量存活率。根据制造商手册,使用 EdU 试剂盒(Roche,Mannheim,Germany)进行 EdU 参入试验。代表性图像由蔡司 Axiophot Photomicroscope(Carl Zeiss, Oberkochen, Germany)采集,结果通过 Image Pro plus 6.0 软件进行量化。

7.细胞周期分析

按照制造商手册,使用细胞周期分析试剂盒(中国江苏碧云天)在流式细胞仪上测量细胞周期分布。定量不同阶段的细胞百分比。

8.Transwell 分析

在无血清培养基中共培养 5×10^4 个细胞将 g/mL 丝裂霉素 C 接种到聚碳酸酯跨孔室(BD)的上孔中在 24 孔板中电镀。孵育 24 小时后,用棉签刮去孔上表面的细胞,固定、染色并计数下表面的细胞。

9.西方印迹法

从细胞中回收蛋白质,并通过 12%十二烷基硫酸钠聚丙烯酰胺凝胶电泳分离等量的蛋白质,转移至硝化纤维素膜(Millipore,Bedford,MA,USA),并用 5%牛血清白蛋白封闭。然后将膜与 MYC 或 α—肌动蛋白(Abcam)特异性一级抗体。用 TBST 洗涤三次后,将膜与山羊抗兔或抗小鼠二级抗体(Abcam)孵育,并用增强的化学发光显示。

10.统计分析

使用检验或 Wilcoxon 符号秩检验来比较不同组之间的血清和组织 PVT1 表达水平。受体操作特性(ROC)曲线分析用于计算血清 PVT1 对黑色素瘤的诊断敏感性和特异性。Pearson 相关分析用于计算组织和血清 PVT1 表达水平之间的相关性。

(三)结果

1.PVT1 在黑色素瘤组织中上调

Oncomine 数据库中公开可用的黑色素瘤数据中 PVT1 的表达。对 24 个黑色素瘤组织和 9 个非肿瘤痣组织中 PVT1 表达的分析表明,与非肿瘤痣组织相比,黑色素瘤中的 PVT1 显著上调。在另一个代表黑色素瘤形成的队列中,包括 2 个正常皮肤、2 个良性痣、2 个非典型痣、两个西装黑色素瘤和 8 个黑色素瘤(GSE4587),PVT1 为从皮肤和痣逐渐增加,穿过西装黑色素瘤,变成黑色素瘤。

因为 PVT1 有许多可替代的转录变体,首先检测了这些不同的 PVT1 变体在黑色素瘤组织和 A375 细胞的表达。PVT1(NR 003367)是黑色素瘤组织和细胞中的主要转录变体。接下来,将重点放在 PVT1(NR 003367)上。

为了进一步确认 PVT1 在黑色素瘤中的表达模式,收集了 30 个恶性黑色素瘤组织和 20 个年龄和性别匹配的黑色素细胞痣皮肤组织,并通过 qPCR 测量了 PVT1 的表达。如对照皮肤组织相比,黑色素瘤组织中 PVT1 的表达显著上调。30 名黑色素瘤患者根据 TNM 分期进行分组,与早期黑色素瘤组织相比,晚期黑色素瘤中 PVT1 的表达明显更高。集体、公开可用的 PVT1 表达数据和自己的数据都揭示了黑色素瘤中 PVT1 的上调表达。

2.PVT1 在黑色素瘤患者血清中上调,可作为黑色素瘤的新诊断生物标志物

最近,几份报告表明,一些高表达 lncRNA 的癌症组织在血清中可检测到,并可作为癌症早期诊断的非侵入性生物标志物。为了研究高表达 PVT1 的黑色素瘤组织是否可以作为黑色素瘤的非侵袭性生物标志物,在手术前收集了 51 名黑色素瘤患者和 47 名年龄和性别匹配的黑色素细胞痣非黑色素瘤对照组的血清。通过 qPCR 定量这些患者血清中 PVT1 的表达。如与非黑色素瘤对照组相比,黑色素瘤患者的血清 PVT1 表达显著上调。此外,晚期黑色素瘤患者的血清 PVT1 表达明显高于早期黑色素瘤。

为了研究血清 PVT1 是否可以作为黑色素瘤早期诊断的生物标志物,进行了 ROC 曲线分析。ROC 曲线显示了黑色素瘤患者和对照组之间的准确区分,ROC 曲线下面积(AUC)为 0.9387(95% CI:0.8899 – 0.9874),敏感性为 94.12%,特异性为 85.11%(c))。此外,ROC 曲线对 I 期黑色素瘤患者显示出良好的诊断敏感性和特异性[(AUC:0.8684;95% CI:0.7611 – 0.9756;敏感性:87.50%;特异性:85.11%)]。总之,这些结果表明,血清 PVT1 可作为黑色素瘤早期诊断的新生物标志物。

3.血清 PVT1 表达可用于监测黑色素瘤的动态

确认血清的临床价值在监测黑色素瘤动态过程中,测量了 17 名黑色素瘤患者术前和术后血液中的血清 PVT1 表达,17 例患者均接受根治性切除,结果表明,术后黑色素瘤患者的血清 PVT1 表达显著降低。为了进一步验证血清 PVT1 是否来源于黑色素瘤组织,计算了黑色素瘤患者血清中 PVT1 的表达与黑色素瘤的相关性,如在组织 PVT1 表达和血清 PVT1 之间观察到显著的正相关。总的来说,这些数据表明血清 PVT1 来源于黑色素瘤组织,并可能指示黑色素瘤动态。

4.PVT1 增强黑色素瘤细胞增殖、细胞周期进展和迁移

为了探索黑色素瘤中 PVT1 的生物学功能,通过转染 PVT1 表达质粒在 A375 细胞中稳定地过表达 PVT1。使用 CCK－8 和 EdU 参入试验评估细胞增殖。如两种测定均显示 PVT1 的过表达显著增强 A375 细胞增殖。流式细胞仪分析显示,PVT1 的过度表达降低了 A375 细胞中 G1/G0 期比例,增加了 S 期和 G2/M 期比例,表明其在促进细胞周期进展中的作用。Transwell 分析显示,PVT1 的过度表达显著促进 A375 细胞迁移。据报道,PVT1 可稳定和上调乳腺癌细胞中的 MYC 蛋白。MYC 是许多癌症中众所周知的癌基因。因此,在稳定过表达的 PVT1 和对照 A375 细胞中检测到 MYC 蛋白。如 PVT1 的过度表达显著上调 MYC 蛋白,支持 PVT1 在黑色素瘤中的致癌作用。

5.PVT1 的消耗显著抑制黑色素瘤细胞增殖、细胞周期进展和迁移

为了探索靶向黑色素瘤中 PVT1 的治疗意义,使用两种独立的 PVT1 特异性 shRNA 稳定地敲除 A375 细胞中的 PVT1。CCK－8 和 EdU 参入试验表明,两种 shRNA 对 PVT1 的消耗显著抑制 A375 增殖。流式细胞术分析显示,两种 shRNA 对 PVT1 的消耗显著增加 G1/G0 期比例,并降低 A375 细胞中的 S 期和 G2/M 期比例,表明 PVT1 耗竭在诱导细胞周期停滞中的作用。Transwell 分析显示,两种 shRNA 对 PVT1 的耗尽显著抑制 A375 细胞迁移。Western 印迹分析显示,两种 shRNA 对 PVT1 的耗竭显著降低了 A375 细胞中的 MYC 蛋白。总之,这些数据表明,PVT1 的耗竭显著抑制黑色素瘤细胞增殖、细胞周期进展和迁移,这意味着 PVT1 可能是黑色素瘤的潜在治疗靶点。

(四)进一步开发有效的黑色素瘤诊断生物标志物和治疗靶点

黑色素瘤发病率的显著增加以及风险因素的患病率的增加意味着黑色素瘤将成为社会的巨大负担,晚期黑色素瘤对治疗的不耐受性进一步恶化。因此,迫切需要进一步了解黑色素瘤发生和发展的分子机制,并开发有效的黑色素瘤诊断生物标志物和治疗靶点。

越来越多的证据表明,lncRNA 在许多病理生理过程中发挥重要作用,如细胞周期、细胞凋亡、细胞增殖、细胞迁移、耐药性和干细胞样特性。此外,已发现几种 lncRNA 是各种癌症的无创血清生物标志物。

在公开的黑色素瘤数据和队列中检测到 PVT1 的表达。所有结果表明,与非肿瘤痣组织相比,黑色素瘤组织中 PVT1 上调。此外,与患有黑色素细胞痣的非黑色素瘤对照组相比,黑色素瘤患者的血清 PVT1 水平显著升高。ROC 曲线分析表明,血清 PVT1 水平不仅可以准确区分黑色素瘤患者和对照组,而且可以区分早期黑色素瘤病人和对照组。此外,黑色素瘤切除后血清 PVT1 水平降低,并且观察到组织 PVT1 表达与血清 PVT2 水平之间存在显著正相关。这些数据表明,血清 PVT1 可能是一种潜在的新的非侵入性黑色素瘤诊断生物标志物,可以监测黑色素瘤的动态。需要进一步研究,以包括来自多个中心队列和其他癌症的更多样本,以阐明血清 PVT1 是否对黑色素瘤的诊断具有特异性。

据报道,PVT1 在结直肠癌中抑制细胞凋亡和增强致瘤性,在肝细胞癌中促进细胞增殖和干细胞样特性,在肺癌中促进肿瘤发生,在胃癌中促进细胞增生和多药耐药性癌症,并促进卵巢癌中的顺铂耐药性。在通过功能获得和丧失实验,发现 PVT1 的过度表达促进了黑色素瘤细胞的增殖、细胞周期进展和迁移,而 PVT1 耗竭显著抑制了黑色素癌细胞的增殖和迁移。这些数据表明,PVT1 在黑色素瘤中也具有致癌作用,可能是黑色素瘤的潜在治疗靶点。这是首次探索 PVT1 在黑色素瘤中的功能的研究。PVT1 在黑色素瘤组织和黑色素瘤患者的血清中上调。血清 PVT1 水平可作为黑素瘤早期诊断的敏感和特异性生物标志物。功能分析表明,PVT1 在黑色素瘤中具有致癌作用,可能是黑色素瘤的潜在治疗靶点。

三、长非编码 RNA MHENCR 通过调节 miR425/489 介导的 PI3K—Akt 途径促进黑色素瘤进展

(一)概述

随着癌症预防和早期诊断的巨大进展,所有癌症的发病率都在下降,但在过去 30 年中,黑色素瘤的发病率在全球继续增加。尽管早期黑色素瘤可以通过手术切除治愈,但晚期转移性黑色素瘤因缺乏有效治疗而死亡率高。因此,迫切需要确定黑色素瘤发生和发展的分子驱动因素。报告显示,一些分子参与

了黑色素瘤的进展。然而,控制黑色素瘤进展的确切机制尚未完全了解。需要进一步的研究来揭示潜在的分子机制,并开发治疗黑色素瘤的新方法。

最近,越来越多的证据表明,除了蛋白质外,非编码 RNA 在肿瘤进展中也具有关键作用。这些非编码转录物的一个重要部分是 microRNA(miRNA),这是一类长度为 21－25 个核苷酸的小型非编码 RNA。miRNA 直接结合其靶基因的 3'－非翻译区,并诱导靶基因 mRNA 的翻译抑制和/或分级。通过调节关键癌基因或肿瘤抑制剂,miRNA 还对肿瘤进展(包括黑色素瘤)产生显著影响,例如 miR－425 通过靶向 IGF1 抑制黑色素瘤转移的作用。长非编码 RNA(lncRNA)是长度大于 200 个核苷酸的功能性非编码 RNA 的另一个重要部分。最近在包括肿瘤在内的各种疾病中报道了其失调。lncRNA 还通过复杂的调节机制,转录或转录后调节许多癌基因和肿瘤抑制因子的表达。lncRNA 在包括黑色素瘤在内的肿瘤中的关键作用已在许多报告中揭示。尽管一些研究已经研究了黑色素瘤中的 lncRNA,但它们的完全生物学作用和分子机制仍不清楚。

(二)材料和方法

1.临床样本

从解放军第 253 医院(中国内蒙古呼和浩特)接受手术的患者身上获得了 30 个恶性黑色素瘤组织、20 个年龄和性别匹配的黑色素细胞痣皮肤组织以及 16 对原发性黑色素瘤和淋巴结转移病灶。解放军第 253 医院审查委员会批准使用临床样本,所有患者都签署了书面知情同意书。

2.细胞培养物

人黑色素瘤细胞系 A375 和 SK－MEL－2 购自上海生物科学研究院细胞资源中心(中国上海)。A375 细胞在 DMEM 中培养,SK－MEL－2 细胞在 MEM 培养基中培养,均补充有 10％胎牛血清(Gibco,CA,USA),在 37℃ 的 5％CO_2 气氛中培养。

3.RNA 提取和定量 PCR(qPCR)

按照制造商的指示,使用 Trizol 试剂(Invitrogen,CA,USA)分离总 RNA。根据制造商的说明,使用 PrimeScriptTM II 第一链 cDNA 合成试剂盒(Takara,Dalian,China)进行逆转录。随后按照制造商手册,在 ABI StepOne Plus 系统

（美国加利福尼亚州应用生物系统公司）上使用 SYBR © Premix Ex TaqTM Ⅱ（中国大连塔卡拉）进行 qPCR。ΔCt 法计算基因表达。β—肌动蛋白作为内源性对照。引物序列如下：MHENCR,5′—ATGGTGACGGA—CG—3′（正向）和5′—ACAGCAAGCACAAGG—TG—3′（反向）；IGF1, 5′—GGTGTGGAGACAG—GGCTT—3′（正向）和5′—ACTTGGCAGGCTT—GAGGGG—3′（反向）；SPIN1,5′—AAAGAGAC—ACTTGATGG—3′（向前）和5′—CGATGTTT—TTGTGGGATG—3'（反向）；β—肌动蛋白,5′—GGGAAA—TCGTGCGTGACATTAAG—3′（正向）和5′—TG—TGTGCGCGACATT-AGTG—3′（反向）。

4.cDNA 末端的 5' 和 3'快速扩增（RACE）

按照制造商手册，使用 SMARTerTM RACE cDNA 扩增试剂盒（Clontech,Palo Alto,CA,USA）进行 5′—RACE 和 3′—RACE 分析,以确定 MHENCR 的全长序列。引物序列如下：5′—RACE,5′—TCCGTCCACCT-GATCTCCCTCG—3′；3′—种族,5′—cgagtgcggtctctctttac—3′。

5.细胞质和核 RNA 的分离

按照制造商手册使用细胞质和核 RNA 纯化试剂盒（Norgen,Belmont,CA,USA）分离细胞质和核糖核酸。

6.miRNA 和质粒转染

miR—425 和 miR—489 的 miRNA 模拟物和抑制剂购自 Gene Pharma（中国上海）。将 miRNA 和质粒转染到黑色素瘤细胞中按照制造商手册使用 Li-pofectamine 3000（Invitrogen,CA,USA）。

7.产生稳定耗尽 MHENCR 的细胞

为了抑制 MHENCR 表达,合成了 shRNA 的三个寡核苷酸,并将其插入 shRNA 表达载体 pGPH1/Neo（GenePharma,上海,中国）。shRNAs 序列如下：shRNA♯1,5′—AGGATCCCGATTCCGTATCA—3′；小 RNA♯2,5′—ggtgtcatcgacaccttgt—3′；shRNA♯3,5′—GCTGTATAGAGTTGCACAT—3′。使用一种打乱的 shRNA 作为阴性对照。为了获得 MHENCR 稳定耗尽的黑色素瘤细胞,用 shRNAs 表达质粒转染 A375 和 SK—MEL—2 细胞,并用新霉素选择 4 周。

8.细胞增殖、细胞周期分析和凋亡测定

根据制造商手册，使用细胞计数试剂盒 8（Dojindo Laboratories,
Kumamoto,Japan）进行细胞计数试剂 8（CCK－8）测定以评估细胞增殖。

103 个细胞/孔接种在 96 孔板中，培养 24 小时、48 小时和 72 小时后，用微
孔板阅读器测量细胞活力。按照制造商手册，使用细胞周期分析试剂盒（中国
江苏碧云天）在流式细胞仪上测量细胞周期分布。根据制造商手册，使用
TUNEL 细胞凋亡检测试剂盒（Beyotime,江苏,中国）进行末端脱氧核苷酸转
移酶（TdT）介导的 dUTP 缺口末端标记（TUNEL）测定以评估细胞凋亡。通过
蔡司 axiophot 显微显微镜（Carl Zeiss,Oberkochen,Germany）采集代表性图
像，并通过 Image Pro plus 6.0 软件对结果进行量化。

9.Transwell 和刮擦试验

为了评估黑色素瘤细胞的迁移能力，进行了 transwell 试验和刮擦试验。
对于转孔分析，将含有 1μg/ml 丝裂霉素 C 的无血清培养基中的总共 $1×105$ 个
细胞接种到 24 孔板中的聚碳酸酯转孔室（BD Bio－sciences,USA）的上孔中。
孵育 24 小时后，用棉签刮去孔上表面的细胞，固定、染色并计数下表面的细胞。
对于划痕试验，将细胞置于 6 孔板中，并在 37℃ 下孵育至 90％ 至 95％ 融合。然
后用移液管尖端刮伤细胞，在平板中间形成伤口，然后用 PBS 冲洗并用无血清
培养基替换。孵育 1、2、3 天后，对划痕表面的细胞覆盖率进行定量。

10.蛋白质印迹

蛋白裂解物在 1× 十二烷基硫酸钠加载缓冲液中制备。通过十二烷基硫酸
钠－聚丙烯酰胺凝胶电泳（SDS－PAGE）分离等量的蛋白质，并转移到聚偏氟
乙烯膜上。在用封闭溶液孵育后，用 IGF1、SPIN1、PIK3CA、磷酸化 Akt、cy-
clinD1、BCL2 或 β－肌动蛋白的一级抗体对膜进行印迹（Abcam,中国香港）。
洗涤三次后，用 HRP 缀合的山羊抗兔或抗小鼠二级抗体（Abcam）对膜进行印
迹，并用增强的化学发光进行检测。

11.RNA 免疫沉淀（RIP）

用 Ex Taq © Hot Start Version DNA 聚合酶（中国大连塔卡拉）对全长
MHENCR 转录物进行 PCR 扩增，并将其亚克隆到 pcDNA3.1 质粒
（Invitrogen）的 Hind III 和 EcoR I 位点，命名为 pcDNA3.1－MHENCR。引物

序列如下：5'－CCAAGCTTTGTCAGCTCC－TAACGCCA－3'（正向）和5'－GGAATTCC－GACTTTTACATTTTCC－3'（反向）。用 EcoR I 和 Xho I 对 pSL－MS2－12X（Addgene）进行双酶切，将 MS2－12X 片段亚克隆到 pcDNA3.1 和 pcDNA3.1－MHENCR 中，分别命名为 pcDNA3.3－MS2 或 pcDNA3.5－MS2－MHENCR。通过 GenScript（中国南京）合成了 miRNA 结合位点有点突变的 pcDNA3.1－MS2－MHENCR，命名为 pcDNA3.3－MS2－MH－ENCR－Mut。用 pGFP－MS2 将 pcDNA3.1－MS2、pcDNA3.11－MS2－MHENCR 或 pcDNA3.3－MS2－MHANCR－Mut 共转染到 A375 细胞中。48 小时后，使用 Magna RIPTM RNA 结合蛋白免疫沉淀试剂盒（Millipore，Bedford，MA，USA）和抗 GFP 抗体（Roche，德国曼海姆）。根据制造商手册（Applied Biosystems，CA，USA），使用 TaqMan miRNA 测定通过 qPCR 对回收的 miRNA 进行定量。对于抗 AGO2 RIP，将 miR－425 或 miR－489 模拟物和阴性对照转染到 A375 或 SK－MEL－2 细胞中。48 小时后，使用 Magna RIPTM RNA 结合蛋白免疫沉淀试剂盒（Millipore，Bedford，MA，USA）和抗 AGO2 抗体进行 RIP 测定（Millipore）。通过 qPCR 对回收的 RNA 进行定量。

12.体内异种移植试验

将稳定耗尽的 MHENCR 和对照 A375 细胞（3.0×106）皮下注射到无胸腺 BALB/c 裸鼠的侧翼。测量皮下肿瘤生长，并根据 $V=0.5×LW2$（L，肿瘤长度；W，肿瘤宽度）计算肿瘤体积。用荧光素酶标记后，$1.0×10^6$ MHENCR 将稳定耗尽的或对照的 A375 细胞注射到裸鼠的尾静脉中以评估肺转移。注射后第6周，使用 IVIS Lumina II 成像系统（Caliper Life Sciences，Hopkinton，MA，USA）监测转移。解放军第 253 医院审查委员会批准了动物研究。

13.统计分析

所有统计分析均使用 GraphPad Prism 软件进行。为了进行比较，如图 3－8 所示，进行了皮尔逊卡方检验、曼·惠特尼 U 检验、克鲁斯卡尔·沃利斯检验、邓恩多重比较检验、威尔科克森符号秩检验、对数秩检验、学生 t 检验和皮尔逊相关分析。P 值＜0.05 被定义为具有统计学意义。

（三）后果

1.MHENCR 在黑色素瘤中上调，与黑色素瘤患者预后不良相关通过 qPCR 检测了 30 例恶性黑色素瘤组织和 20 例年龄和性别匹配的黑色素细胞痣皮肤组织中 MHENCR 的表达。如图 3—8A 所示,与对照皮肤组织相比,黑色素瘤组织中 MHENCR 表达水平显著上调。黑色素瘤患者根据 TNM 分期进行分组,与早期黑色素瘤组织相比,晚期黑色素瘤的 MHENCR 表达水平显著上调(图 3—8B)。然而,MHENCR 表达水平不随年龄或男女之间变化(补充图 1)。进一步测量了 16 对原发性黑色素瘤组织和淋巴结转移病灶中 MHENCR 的表达。与原发性黑色素瘤组织相比,在转移性病变中观察到 MHENCR 的显著上调表达(图 3—8C)。此外,我们进行了 Kaplan—Meier 生存分析,以研究 MHENCR 表达与患者预后之间的关系。如图 1D 所示,黑色素瘤组织中 MHENCR 表达增加表明总体存活率低。总之,这些数据表明,MHENCR 在黑色素瘤组织中上调,在晚期和转移性病变中进一步上调。MHENCR 高表达与黑色素瘤患者预后不良相关。

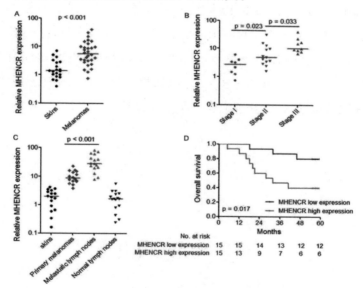

图 3—8　黑色素瘤中 MHENCR 的表达及其与黑色素瘤患者预后的关系

A:采用 qPCR 检测了 30 例恶性黑色素瘤组织和 20 例皮肤组织中 MHENCR 的表达水平＊＊＊Mann—Whitney U 检验 P＜0.001。B:采用 qPCR 检测了 30 例不同临床分期的黑色素瘤组织中 MHENCR 的表达水平。经 Kruskal—Wallis 检验,$\chi 2 = 14.186$,P＜0.001。图中显示了通过 Dunn 多重比较检验对不同临床阶段进行比较的 P 值。C:通过 qPCR 检测 16 对原发性黑色素瘤组织和淋巴结转移病灶中 MHENCR 的表达水平。经 Wilcoxon 符号秩检验,P<0.001。D:黑色素瘤患者 MHENCR 表达与总生存率之间关系的 Kaplan－Meier 生存分析。MHENCR 中位表达水平用作截止值。P 值通过对数秩检验获得。

2.MHENCR 基因敲除对体外黑色素瘤细胞增殖的抑制作用

通过 RACE 分析确认了 MHENCR 的全长序列,如补充图 3－9A 所示。亚细胞分级分析显示,MHENCR 主要位于黑色素瘤细胞的细胞质中。为了探索 MHENCR 在黑色素瘤中的生物学功能,我们使用三种独立的 MHENCR 特异性 shRNA 稳定地敲除黑色素瘤细胞 A375 和 SK－MEL－2 中的 MHENCR。如图 3－9A 和 3－9B 所示,shRNA♯2 和 shRNA♯3 在 A375 和 SK－MEL－2 细胞中均具有显著的敲除效率,并用于后续实验。使用 CCK－8 试验评估细胞增殖,结果表明,两种 shRNA 敲低 MHENCR 显著减弱 A375 和 SK－MEL－2 细胞增殖(图 3－9C 和 3－9D)。为了研究 MHENCR 对黑色素瘤细胞增殖的影响是否依赖于细胞周期或细胞凋亡的调节,我们通过流式细胞术测量了细胞周期分布。如图 3－9E 和 3－9F 所示,在 A375 和 SK－MEL－2 细胞中,两种 shRNA 敲除 MHENCR 增加了 G1/G0 期比例,并降低了 S 期和 G2/M 期比例。TUNEL 染色显示,shRNA 敲低 MHENCR 可诱导 A375 和 SK－MEL－2 细胞凋亡(图 3－9G)。这些数据表明,MHENCR 的敲低降低了黑色素瘤细胞的增殖,并诱导了细胞周期停滞和凋亡。

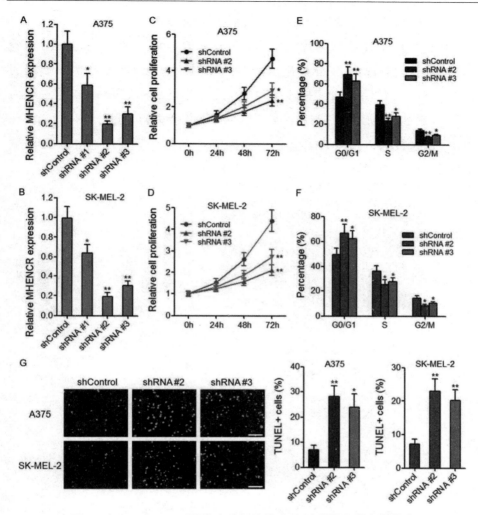

图 3-9 MHENCR 对黑色素瘤细胞增殖、细胞周期和凋亡的影响

A：MHENCR 在 MHENCR 稳定耗尽和对照 A375 细胞中的表达。B：MHENCR 在 MHENCR 稳定耗尽和控制 SK-MEL-2 细胞中的表达。C：通过 CCK-8 测定测定 MHENCR 敲低对 A375 细胞增殖的影响。D：通过 CCK-8 测定测定 MHENCR 敲低对 SK-MEL-2 细胞增殖的影响。E：通过流式细胞术测定 MHENCR 敲低对 A375 细胞周期分布的影响。F：通过流式细胞术测量 MHENCR 敲低对 SK-MEL-2 细胞周期分布的影响。G：通过 TUNEL 染色测定 MHENCR 敲低对 A375 和 SK-MEL-2 细胞凋亡的影响。比例尺，100μm。对于所有面板，结果显示为平均值±标准差。学生 t 检验，n=3，＊P＜0.05，＊＊P＜0.01。

3.MHENCR 的敲除抑制黑色素瘤细胞的体外迁移

为了研究 MHENCR 对黑色素瘤细胞迁移的影响,进行了 transwell 试验和刮擦试验。Transwell 分析显示,两种 shRNA 敲低 MHENCR 显著减弱 A375 和 SK－MEL－2 细胞迁移(图 3－10A)。划痕试验表明,MHENCR 缺失的 A375 和 SK－MEL－2 细胞的损伤区域覆盖率要慢得多(图 3－10B 和 3－10C)。这些数据表明,MHENCR 的敲除降低了黑色素瘤细胞在体外的流动性。

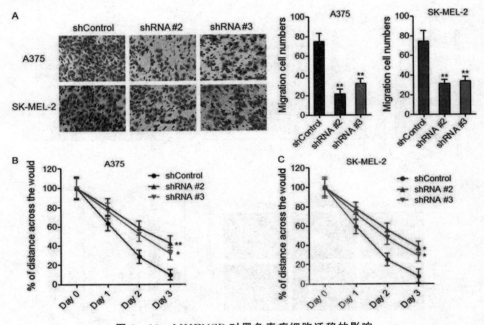

图 3－10　MHENCR 对黑色素瘤细胞迁移的影响

A:通过 transwell 分析测定 MHENCR 敲低对 A375 和 SK－MEL－2 细胞迁移的影响。比例尺,100μm。B:通过划痕试验测量 MHENCR 敲除对 A375 细胞迁移率的影响。C:通过划痕试验测量 MHENCR 敲低对 SK－MEL－2 细胞迁移率的影响。对于所有面板,结果显示为平均值±标准差。n=3, ＊＊P ＜ 0.01 by Student's t test.

4.MHENCR 与 miR－425 和 miR－489 直接相关

最近,据报道,许多 lncRNA 通过结合 miRNA 发挥竞争内源性 RNA 的作用,并进一步调节 miRNA 靶基因的表达。因为 MHENCR 主要定位在细胞质中。

我们假设 MHENCR 也可以直接结合 miRNA 并作为竞争性内源性 RNA

发挥作用。miRcode 程序用于预测 MHENCR 上潜在的 miRNA 结合位点。该程序预测了 MHENCR 上的两个 miR－425 结合位点和一个 miR－489 结合位点(图 3－11A)。为了研究 miRNA 与 MHENCR 之间的关联,我们使用 MS2 载体系统进行 RIP 分析(图 3－11B)。结果表明,MHENCR 特异性结合 miR－425 和 miR－489,这分别被预测的 miR－422 结合位点或预测的 miR－489 结合位点的突变所消除(图 3－11C)。众所周知,miRNA 与靶基因结合并招募 AGO2,以诱导靶 mRNA 的翻译抑制和或分级。因此,我们在 miR－425 或 miR－489 过表达的 A375 和 SK－MEL－2 细胞中进行了抗 AGO RIP。如图 4D 和 4E 所示,miR－425 或 miR－489 的过度表达均显著增加了 AGO2 和 MHENCR 之间的关联,支持了 miR－422、miR－484 和 MHENCR 之间的特异性关联。此外,我们测量了 miR－425 或 miR－489 过表达的 A375 和 SK－MEL－2 细胞中 MHENCR 的表达。结果表明,miR－425 和 miR－489 没有改变 MHENCR 的表达(图 3－11F 和 4G)。总之,这些数据表明 MHENCR 在物理上与 miR－425 和 miR－489 相关,但未被 miR－422 和 miR－499 降解,并暗示 MHENCR 可能在黑素瘤中充当 miR－426 和 miR－479 的竞争内源性 RNA。

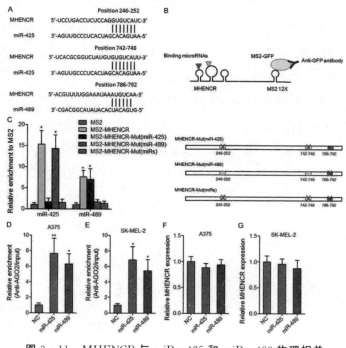

图 3－11　MHENCR 与 miR－425 和 miR－489 物理相关

（B）使用 MS2 载体系统的 RIP 分析的示意图。（C）通过 MS2－RIP 分析和 qPCR 分析测量 miR－425 和 miR－489 与 MHENCR 的特异性结合。（D）在 miR－425 或 miR－489 过表达的 A375 细胞中进行抗 AGO2 RIP 测定,然后进行 qPCR 分析以测量与 AGO2 相关的 MHENCR,（F）通过 qPCR 分析测量 miR－425 和 miR－489 过表达对 A375 细胞中 MHEN-CR 表达的影响。（G）通过 qPCR 分析测量 miR－425 和 miR－489 过表达对 SK－MEL－2 细胞中 MHENCR 表达的影响。对于（C－G）,结果显示为平均值±标准差。学生 t 检验,n＝3,＊P＜0.05,＊＊P＜0.01。

5.MHENCR 的敲低抑制 IGF1 和 SPIN1 的表达,并通过竞争性结合 miR－425 和 miR－489 使 PI3K－Akt 通路失活

我们接下来探讨 MHENCR 对 miR－425 和 miR－489 靶点的影响。正如 miR－425 所具有的报道,miR－489 通过靶向 IGF1 抑制 PI3K－Akt 通路,也有报道通过靶向 SPIN1,接下来 MHENCR 对 IGF1 和 SPIN1 的影响。两种 shRNA 敲低 MHENCR 也显著抑制 IGF1 和 SPIN1 蛋白水平（图 3－12C 和 3－12D）。此外,miR－425 的耗尽消除了 MHENCR 敲除引起的 IGF1 抑制（图 3－12E 和 3－12F）。miR－489 的耗尽消除了 MHENCR 敲除引起的 SPIN1 抑制（图 3－12G 和 3－12H）。然后我们研究了 MHENCR 对 PI3K－Akt 途径的影响。如图 3－12I 和 3－12J 所示,MHENCR 的敲低显著抑制 PI3K－AKT 通路,这些数据表明 MHENCR 通过与 miR－425 和 miR－489 相关联来激活 IGF1 和 SPIN1 介导的 PI3K－AKT 通路。

为了研究 MHENCR 对 IGF1 和 SPIN1 的调节是否存在于体内,我们分析了图 3－8A 中使用的临床黑色素瘤组织中 MHENCR 和 IGF1、SPIN1 表达之间的相关性。如图 3－12K 和 3－12L 所示,在 MHENCR 表达与 IGF1 和 SPIN1 之间观察到统计学显著的相关性,支持 MHENCR 在体内对 IGF1 和 SPIN1 的调节。

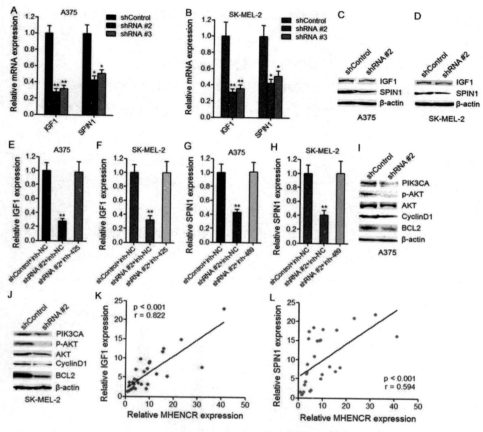

图 3－12　MHENCR 对 IGF1 和 SPIN1 表达以及 PI3K－Akt 通路的影响

（A）通过 qPCR 测定 MHENCR 敲低对 A375 细胞中 IGF1 和 SPIN1 mRNA 水平的影响。（B）通过 qPCR 测定 MHENCR 敲低对 SK－MEL－2 细胞中 IGF1 和 SPIN1 mRNA 水平的影响。（C）通过 western blot 测定 MHENCR 敲低对 A375 细胞中 IGF1 和 SPIN1 蛋白水平的影响。（D）通过 western blot 测定 MHENCR 敲低对 SK－MEL－2 细胞中 IGF1 和 SPIN1 蛋白水平的影响。（E）A375 细胞中 miR－425 的耗竭消除了 MHENCR 敲低对 IGF1 mRNA 水平的影响。（F）SK－MEL－2 细胞中 miR－425 的耗竭消除了 MHENCR 敲低对 IGF1 mRNA 水平的影响。（G）A375 细胞中 miR－489 的耗竭消除了 MHENCR 敲低对 SPIN1 mRNA 水平的影响。（H）SK－MEL－2 细胞中 miR－489 的耗竭消除了 MHENCR 敲低对 SPIN1 mRNA 水平的影响。western blot 检测 A375 细胞中 MHENCR 敲低对 PI3K－Akt 通路的影响。（J）western blot 检测 SK－MEL－2 细胞中 MHENCR 敲低对 PI3K－Akt 通路的影响。对于（A－J），结果显示为平均值±标准差。学生 t 检验，n＝3，＊ $P < 0.05$，＊＊ $P < 0.01$。（K）通过 Pearson 相关分析检测黑色素瘤组织中 MHENCR 表达

和 IGF1 表达之间的相关性。通过 Pearson 相关分析检测黑色素瘤组织中 MHENCR 表达和 SPIN1 表达之间的相关性。

6.MHENCR 的敲除损害体内黑色素瘤生长和转移

为了确认 MHENCR 在体内的作用,我们将 MHENCR 稳定耗尽并对照 A375 细胞皮下注射到无胸腺 BALB/c 裸鼠体内。每 7 天测量一次肿瘤生长,在注射后第 28 天处死小鼠,切片并称重肿瘤。如图 3－13A 和 3－13B 所示,两种 shRNA 敲低 MHENCR 显著抑制皮下异种移植生长。在 MHENCR 稳定耗尽的异种移植物中观察到 IGF1 和 SPIN1 的下调(图 3－13C)。为了研究 MHENCR 对黑色素瘤转移的影响,我们用荧光素酶标记稳定耗尽的 MHENCR 和对照 A375 细胞,然后将细胞注射到裸鼠的尾静脉中。如图 3－13D 所示,两种 shRNA 敲低 MHENCR 显著抑制 A375 细胞肺转移。总之,这些数据表明,MHENCR 的敲低抑制了体内黑色素瘤细胞的生长和转移。

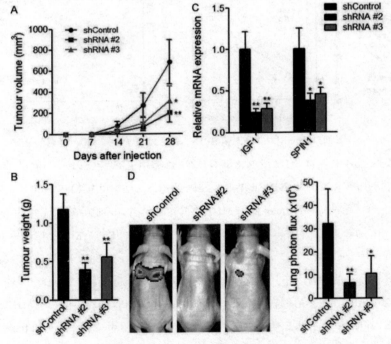

图 3－13 MHENCR 对黑色素瘤异种移植生长和转移的影响

A:皮下异种移植物生长曲线显示来自 MHENCR 稳定耗尽或对照 A375 细胞的肿瘤大小。B:注射后第 28 天,来源于 MHENCR 的异种移植物的肿瘤重量稳定地耗尽或控制 A375 细胞。C:来源于 MHENCR 稳定耗尽或对照 A375 细胞的异种移植物中的 IGF1 和

SPIN1 mRNA 水平。D：在尾静脉注射后 6 周，通过测量来自小鼠肺部的荧光素酶信号强度来检测 MHENCR 对黑色素瘤肺转移的影响。对于所有面板，结果显示为平均值±标准差。每组 n＝6 只小鼠，通过 Mann－Whitney U 检验，＊P＜0.05，＊＊P＜0.01。

（四）MHENCR 可能是黑色素瘤的潜在预后生物标志物和治疗靶点

每年，世界上估计有 160000 例新的黑色素瘤病例，48000 例死于黑色素瘤。此外，黑色素瘤的发病率正在迅速增加，这将对公共健康构成巨大挑战。目前，在分子靶向治疗和免疫治疗方面取得了重大进展，如抗编程死亡检查点抑制剂和 BRAF 抑制剂，这揭示了阐明黑色素瘤潜在分子机制的重要临床价值。然而，黑色素瘤患者的总体预后，尤其是晚期或转移患者，仍然非常令人失望。充分阐明潜在分子－lar 机制和开发新的靶向治疗对于晚期黑色素瘤的治疗是迫切的。确定了一种关键的 lncRNA MHENCR，它在黑色素瘤中起癌基因的作用。与黑色素细胞痣的皮肤组织相比，MHENCR 在恶性黑色素瘤组织中显著上调，在转移性黑色素瘤病变中进一步上调。黑色素瘤组织中 MHENCR 的表达与黑色素瘤患者的临床分期和不良预后相关。功能实验表明，MHNCR 的耗竭显著抑制黑色素瘤细胞增殖，并诱导细胞周期阻滞和凋亡。体内异种移植实验表明，MHNCR 的缺失显著抑制黑色素瘤生长和肺转移。我们的结果表明，MHENCR 可能是一种潜在的预后生物标志物和治疗目标－得了黑色素瘤。除 MHENCR 外，其他 lncRNA 也被发现在黑色素瘤中有作用。lncRNA SLNCR1 通过转录激活基质金属蛋白酶 9 增加黑色素瘤侵袭。沉默 lncRNA SAMMON 通过破坏线粒体功能显著降低黑色素瘤细胞的生存能力。lncRNA BANCR 通过调节 MAPK 途径促进黑色素瘤增殖。结合我们的结果，揭示了 lncRNA 在黑色素瘤中的重要作用，并证明靶向 lncRNA 可能是一种有前途的黑色素瘤治疗策略。

最近，许多 lncRNA 作为竞争性内源性 RNA 发挥作用，以保护 miRNA 的真正靶点免受降解和/或翻译抑制。在本研究中，使用生物信息学预测和实验验证，发现 MHENCR 与 miRNA－425 和 miR－489 特异性相关，这两种基因分别通过靶向 IGF1 和 SPIN1 调节 PI3K－Akt 通路。PI3K－Akt 通路因其在细胞增殖、细胞周期、细胞凋亡、恶性转化、耐药和各种类型癌症（包括黑色素瘤）转移中的重要作用而广为人知。已经开发了许多针对 PI3K－Akt 途径的分子靶向药物。在这项研究中,我们发现通过竞争性结合 miR－425 和 miR－489,MHENCR 调节了 IGF1 和 SPIN1 的表达,并进一步显著影响了 PI3K－Akt 通路,该通路被 miR－422 和 miR－499 结合位点的突变所消除。在黑色素瘤组织中观察到 MHENCR 表达与 IGF1 和 SPIN1 之间存在统计学显著相关性,支持 MHENCR 在体内对 IGF1 和 SPIN1 的调节。除了 IGF1 和 SPIN1 外,miR－425 和 miR－489 还靶向 PTPN11 和 HER2－SHP2－MAPK 信号。通过完全结合 miR－425 和 miR－489,MHENCR 是否也调节 PTPN11 和 HER2－SHP2－MAPK 信号需要进一步研究。总之,研究确定 MHENCR 是 PI3K－Akt 途径的关键调节因子,支持 MHENCR 在黑色素瘤中的致癌作用。MHENCR 在黑色素瘤中上调,预示着黑色素瘤患者的不良预后。MHENCR 的耗竭可减弱黑色素瘤细胞的增殖,诱导细胞周期阻滞和凋亡,并减少体内黑色素瘤的生长和转移。在机制上,MHENCR 与 miR－425 和 miR－489 相关,上调 IGF1 和 SPIN1 表达,并激活 PI3K－Akt 通路。MHENCR 可能是黑色素瘤的潜在预后生物标志物和治疗靶点。

四、长非编码 RNA ILF3－AS1 通过负调控黑色素瘤中的 miR－200b/a/429 促进细胞增殖、迁移和侵袭

(一)概述

黑色素瘤来源于黑色素细胞的恶性转化,是最具侵袭性的皮肤癌,占所有皮肤癌相关死亡的 75%。黑色素瘤的发病率稳步上升,但黑色素瘤患者的预后仍然很差,特别是对于那些有远处转移和处于黑色素瘤晚期的患者。尽管最近在分子靶向治疗和免疫治疗方面取得了进展,但黑色素瘤迅速对这些治疗产生了耐药性。因此,揭示黑色素瘤进展的分子机制和设计合理的治疗干预措施对于黑色素瘤的管理至关重要。随着高通量 RNA 测序技术的巨大进步,许多报告表明,大多数人类转录组可以被归类为长非编码 RNA(lncRNA)。LncRNA 是一类长度超过 200 个核苷酸的非编码 RNA。越来越多的证据表明,lncRNA 在组织生理学和疾病过程中发挥重要作用,包括癌症。许多 lncRNA 在多种癌症中表现出异常表达,一些失调的 lncRNA 作为癌基因或肿瘤抑制剂在特定条

件下发挥作用。然而,lncRNA 在黑色素瘤中的功能和作用机制仍不清楚。另一组重要的非编码 RNA 是 microRNA(miRNA),其长度通常为 20—25 个核苷酸。研究良好的非编码 RNA 也具有重要作用癌症中的失调。众所周知,miR－200 家族(miR－200s)通过抑制许多癌症中的肿瘤发生和进展而发挥肿瘤抑制剂的作用。miR－200s 包含两个簇,其中 miR－200b、miR－200a 和 miR－429 为第一簇,miR－200c 和 miR－141 为第二簇。miR－200 在许多癌症中经常失调,包括黑色素瘤。但是导致黑色素瘤中 miR－200 失调的因素仍然未知。

在本研究中,使用先前报道的黑色素瘤 RNA 测序结果,发现 lncRNA ILF3－AS1(XLOC 013222,Refseq NR 024333.1)在黑色素瘤中上调。进一步在公共数据库和自己的黑色素瘤队列中检测到 ILF3－AS1 的表达。此外,还研究了 ILF3－AS1 在黑色素瘤中的生物学作用和作用机制。

(二)材料和方法

1.组织样本

在中国内蒙古呼和浩特市解放军第 253 医院接受手术的患者中,经签署知情同意书,共获得 37 个良性痣、60 个原发性黑色素瘤、25 个转移性黑色素癌、13 个乳腺组织、12 个乳腺癌组织、8 个转移性乳腺癌组织,11 个肺组织、9 个非小细胞肺癌(NSCLC)组织和 6 个转移性 NSCLC 组织。所有新鲜组织样品立即在液氮中冷冻以供进一步使用。两名独立的病理学家确认了所有组织样本的病理诊断。解放军第 253 医院审查委员会审查并批准了本研究。

2.细胞培养和转染

人表皮黑素细胞 HEMa LP 从 Invitrogen(Carlsbad,美国)获得,并在 254 培养基和人黑素细胞生长补充剂－2(Invitrogen)中培养。人黑色素瘤细胞系 SK－MEL－2、SK－MEL－28 和 A375 从美国典型培养物保藏中心(ATCC)获得。SK－MEL－2 和 SK－MEL－28 细胞在 Eagle's Minimum Essential 培养基中培养。A375 细胞在 Dulbecco 改良 Eagle 培养基中培养。将所有细胞维持在补充有 10％胎牛血清(Invitrogen)的培养基中 miR－200a、miR－200b 和 miR－429 抑制剂从 GenePharma(中国上海)获得。按照制造商的方案,使用

Lipofectamine 3000(Invitrogen)转染所有质粒和 miRNA 抑制剂。

3.RNA 提取和定量实时聚合酶链反应(qRT－PCR)

按照制造商的方案,使用 TRIzol(Invitrogen)从组织样品和细胞中分离总RNA。用 DNase I 处理 RNA 以去除基因组 DNA。按照制造商的方案,使用 M－MLV 逆转录酶(Invitrogen)进行逆转录。在 ABI StepOnePlus 系统(美国加利福尼亚州福斯特市应用生物系统公司)上进行定量实时聚合酶链反应(qRT－PCR)。使用 SYBR 测定 ILF3－AS1 的表达 R Premix Ex TaqTM II(中国大连塔卡拉)并归一化为 GAPDH。按照制造商的方案,使用 TaqMan MicroRNA 测定(Applied Biosystems)测量 miRNA 的表达。所使用的引物序列如下:ILF3－AS1 的 5r－TAAACCACTGTTTCC－3r(正向)和 5r－TTC-CTTGCTCTTTGCTC － 3r(反向);用 于 HEIH 的 5r －CTCTTGCCCCTTTCTT－3r(正向)和 5r－ATGGCTTCCTAT－3r(反向);用于 GAPDH 的 5r－GGAGCGATCCCAAAAT－3r(正向)和 5r－GGCTGT-TCATCTCTCATGG－3r(反向)。使用比较 Ct 法计算 RNA 的相对表达。

4.载体和稳定的细胞系构建

GenePharma(中国上海)合成了两个独立的特异性靶向 ILF3－AS1 的 cD-NA 寡核苷酸(sh－ILF3－AS1－1 和 sh－ILF3－AS1－2),并插入 shRNA 表达载体 pGPH1/Neo 中。shRNAs 靶位点如下:对于 sh－ILF3－AS1－1:GC-CTGTTGATTCAGACGTTCC;对于 sh － ILF3 － AS1 － 2:GCTTTGTCCT-TACAAGCGTGG。将 shRNA 转染到 A375 和 SK－MEL－2 细胞中,并用新霉素(1000μg/ml)筛选 4 周。

ILF3－AS1 全长转录本用 Phusion Flash 高保真 PCR 主混合物(Thermo Fisher,Waltham,MA,美国)进行 PCR 扩增,并亚克隆到 pcDNA3.1(Invitrogen)或 pSPT19(德国曼海姆罗氏)的 Hind III 和 BamH I 位点,分别命名为 pcDNA3.1－ILF3－AS1 或 pSPT19－ILF3－AS1。所用引物如下:5r－CCCAAGCTTTATACGCCCGTCGCCCTGAG － 3r(正向)和 5r － CGG-GATCGACACGGAAACAGGAGATTTA－3r(反向)。lncRNA HEIH 过表达载体 pcDNA3.1－HEIH 如前所述构建。

5.细胞增殖试验

进行 Glo 细胞活力试验和乙炔基脱氧尿苷（EdU）参入试验以评估细胞增殖。对于 Glo 细胞活力测定,3000 个黑素瘤细胞接种在 96 孔板中。用细胞滴度 Glo 测定每个时间点的发光 R 根据制造商的协议进行发光细胞活性测定（美国威斯康星州麦迪逊 Promega）。使用用发光值绘制的增殖曲线评估细胞活力。根据制造商的方案,使用 EdU 试剂盒（罗氏）进行 EdU 参入试验。使用蔡司显微镜（Carl Zeiss,Oberkochen,Germany）和 Image Pro plus 6.0 软件获取并量化结果。

6.跨井迁移和侵入分析

进行 Transwell 分析以评估细胞迁移和侵袭能力。简而言之,将所示黑色素瘤细胞悬浮在含 $1\mu g/ml$ 丝裂霉素 C 的无血清培养基中以抑制细胞增殖,并将其接种在 24 孔 transwell 嵌件（孔径 $8\mu m$,Millipore,马萨诸塞州贝德福德,美国）的上腔中。对于侵入试验,在接种细胞之前,将涂层 Matrigel（BD Biosciences,San Jose,CA,美国）镀在上室中。下室充满了完全的培养基。孵育 24 小时后,用棉签去除上部腔室的细胞,用甲醇固定插入物底部的迁移或侵袭性细胞,用水晶紫染色,用蔡司显微照相仪拍照,并通过在五个随机场中计数进行定量。

7.RNA 下拉分析

分别使用生物素 RNA 标记混合物（Roche）和 T7 或 SP6 RNA 聚合酶（Roche）从载体 pSPT19－ILF3－AS1 中体外转录 ILF3－ASP1 及其反义 RNA 并标记生物素。然后,将 50 pmol 生物素标记的 RNA 与 1mg 来自 A375 细胞的蛋白质提取物在 4℃、随后与 Dynabeads Myone Streptavidin T1（Invitrogen）再孵育 1 小时。在 SDS 缓冲液中分离与 Dynab eads 结合的蛋白质,并通过十二烷基硫酸钠/聚丙烯酰胺凝胶电泳分离,然后转移到硝化纤维素膜上。然后将膜与 EZH2（微孔）或 GAPDH（细胞信号技术,美国马萨诸塞州波士顿）的抗体孵育。清洗后,用荧光标记的二级抗体孵育膜,并使用奥德赛红外扫描仪（美国东北部 Lincoln Li Cor）进行检测。

8.RNA 免疫沉淀（RIP）测定

按照制造商的方案,使用 EZ Magna RIPTM RNA 结合蛋白免疫沉淀试剂盒（Millipore）和 EZH2 抗体（Millipore）进行 RNA 免疫沉淀（RIP）测定。如上所述，通过 qRT－PCR 对回收的 RNA 进行逆转录和测量。

9.染色质免疫沉淀（ChIP）测定

使用 EZ Magna ChIPTM A/G Chro 进行染色质免疫沉淀（ChIP）测定－matin 免疫沉淀试剂盒（Millipore）和 EZH2 抗体（Millipore）或 H3K27me3 抗体（Milli－pore）。使用 SYBR 测量回收的 DNA　R 预混料 Ex TaqTMABI StepOnePlus 系统（Applied Biosystems）上的 II（Takara）。引物序列如下：miR－200b/a/429 启动子的 5r－CTGCGTCACCGCTCACTGG－3r（正向）和 5r－ACACTCGCCGTCTCTG－3r（反向）；β－肌动蛋白启动子的 5r－GCT-GGGCGTGACTGTTAC － 3r（正向）和 5r － GAGTGTGGTGTGTGT-GGGGGTGA－3r（反向）。

10.统计分析

使用 SPSS 18.0 软件进行统计分析。通过 Mann‐Whitney U 检验、Log 秩检验、Studentt 检验或 Pearson 相关分析估计各组间的差异。$P < 0.05$ 被认为具有统计学意义。

（三）后果

1.ILF3－AS1 在黑色素瘤组织和细胞系中上调，并与黑色素瘤患者的不良预后相关

为了研究 ILF3－AS1 在黑色素瘤中的表达，首先搜索了 MiTranscriptome 数据库（www.MiTranscriptome.org），发现与正常人黑色素细胞（NHME）相比，原发性黑色素瘤和转移性黑色素细胞中 ILF3－AS1 增加（图 3－14A）。此外，收集了 37 个良性痣、60 个原发性黑色素瘤和 25 个转移性黑色素癌，并通过 qRT－PCR 检测了 ILF3－AS1 的表达。结果与良性痣相比，ILF3－AS1 在原发性黑色素瘤中也显著上调，并且在转移性黑色素癌中进一步上调（图 3－14B）。分析这 60 例原发性黑色素瘤的 ILF3－AS1 表达与临床病理特征之间的相关性，注意到，ILF3－AS1 在厚度至少为 1mm 的黑色素瘤中更高，更可能发生转移，且更严重（T2/T3/T4 与 T1 相比）（图 3－14C）。为了分析 ILF3－AS1 表达与黑色素瘤患者预后之间的相关性，进行了 Kaplan‐Meier 生存分

析。如图 3－14D 所示,与 ILF3－AS1 表达较低的患者相比,ILF3－AS1 表达较高的患者总体存活率较差。这些结果表明,ILF3－AS1 在黑色素瘤组织中上调,高 ILF3－AS1 表达与转移特征和不良预后相关。然后,通过 qRT－PCR 测定了人表皮黑素细胞(HEMa－LP)和黑色素瘤细胞系(SK－MEL－2、SK－MEL－28 和 A375)中 ILF3－AS1 的表达。结果表明,与表皮黑素细胞相比,ILF3－AS1 在黑色素瘤细胞系中显著上调(图 3－14E)。

为了研究 ILF3－AS1 在其他肿瘤中的表达模式,还收集了 13 个乳腺组织、12 个乳腺癌组织、8 个转移性乳腺癌组织、11 个肺组织、9 个非小细胞肺癌组织和 6 个转移性非小细胞癌组织。结果表明,与乳腺组织和肺组织相比,ILF3－AS1 在乳腺癌组织和 NSCLC 组织中也显著上调(图 3－14F 和 3－14G)。此外,ILF3－AS1 在转移性乳腺癌和非小细胞肺癌组织中也进一步上调(图 3－14F 和 3－14G)。

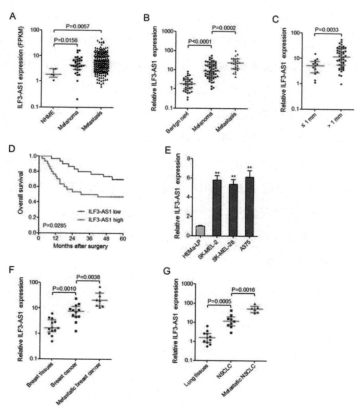

图 3－14　黑色素瘤组织和细胞系中 ILF3－AS1 上调,表明黑色素瘤患者预后不佳

（A）所有可用 NHME(n＝4)、原发性黑色素瘤(n＝33)和转移性黑色素癌(n＝228)中 ILF3－AS1 的 Mi 转录组表达数据。（B）采用 qRT－PCR 检测 37 例良性痣、60 例原发性黑色素瘤和 25 例转移性黑色素癌中 ILF3－AS1 的表达。（C）根据诊断时的肿瘤厚度对黑色素瘤中 ILF3－AS1 的表达进行分类。对于(A)－(C)，数据表示为四分位数范围的中位数。P 值通过 Mann－Whitney U 检验获得。（D）黑色素瘤患者 ILF3－AS1 表达与总生存率相关性的 Kaplan－Meier 生存分析。P 值通过对数秩检验获得。（E）通过 qRT－PCR 测定人表皮黑素细胞(HEMa－LP)和黑色素瘤细胞系(SK－MEL－2，SK－MEL－28 和 A375)中 ILF3－AS1 的表达。数据表示为平均值＋标准差 ＊＊学生 t 检验 P＜0.01。（F）通过 qRT－PCR 检测 13 个乳腺组织、12 个乳腺癌组织和 8 个转移性乳腺癌组织中 ILF3－AS1 的表达。（G）通过 qRT－PCR 检测 11 例肺组织、9 例非小细胞肺癌组织和 6 例转移性非小细胞癌组织中 ILF3－AS1 的表达。对于(F)和(G)，数据表示为四分位数范围的中值。P 值通过 Mann－Whitney U 检验获得。

2.敲低 ILF3－AS1 抑制黑色素瘤细胞增殖

为了探索黑色素瘤细胞中 ILF3－AS1 的生物学功能，使用两种独立的 ILF3－AS1 特异性 shRNA 稳定地耗尽 A375 细胞中的 ILF3－AS1(图 3－15A)。Glo 细胞活力测定显示，两种 shRNA 敲低 ILF3－AS1 显著抑制 A375 细胞增殖(图 3－15B)。EdU 参入试验还显示，A375 细胞中 ILF3－AS1 的敲低显著降低了 EdU 阳性细胞的百分比(图 3－15C)。为了进一步证实 ILF3－AS1 对黑色素瘤细胞增殖的影响，使用两种独立的 ILF3－AS1 特异性 shRNA 稳定地耗尽 SK－MEL－2 细胞中的 ILF3－AS1(图 3－15D)。Glo 细胞活力测定显示，两种 shRNA 敲低 ILF3－AS1 显著抑制 SK－MEL－2 细胞增殖(图 3－15E)。EdU 参入试验还显示，SK－MEL－2 细胞中 ILF3－AS1 的敲低显著降低了 EdU 阳性细胞的百分比(图 3－15F)。这些结果表明，敲低 ILF3－AS1 可抑制黑色素瘤细胞增殖。

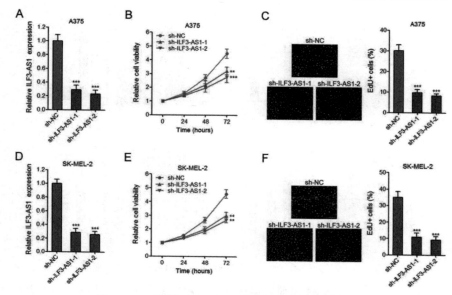

图 3－15　敲低 ILF3－AS1 抑制黑色素瘤细胞增殖

（A）ILF3－AS1 在 ILF3－AS1 中的表达稳定地耗尽并控制 A375 细胞。（B）ILF3－AS1 稳定耗尽和对照 A375 细胞中的 Glo 细胞活力测定。（C）ILF3－AS1 稳定耗尽和对照 A375 细胞中的 EdU 参入试验。蓝色表示细胞核，红色表示 EdU 阳性细胞核；比例尺＝100μm。（D）ILF3－AS1 在 ILF3－AS1 中的表达稳定地耗尽并控制 SK－MEL－2 细胞。（E）ILF3－AS1 稳定耗尽和对照 SK－MEL－2 细胞中的 Glo 细胞活力测定。（F）ILF3－AS1 稳定耗尽和对照 SK－MEL－2 细胞中的 EdU 参入试验。蓝色表示细胞核，红色表示 EdU 阳性细胞核；比例尺＝100μm。对于所有面板，数据表示为平均值＋标准差 $**$ $P < 0.01$, $***$ $P < 0.001$ by Student's t test.

3.敲低 ILF3－AS1 抑制黑色素瘤细胞迁移和侵袭

为了进一步探讨 ILF3－AS1 对黑色素瘤细胞迁移和侵袭的影响，进行了跨孔迁移和侵袭试验。结果显示，ILF3－AS1 敲除组中迁移的 A375 细胞数量远少于对照组（图 3－16A）。ILF3－AS1 敲低组中侵袭性 A375 细胞的数量也远低于对照组（图 3－16B）。在 SK－MEL－2 细胞上进一步证实了 ILF3－AS1 对黑色素瘤细胞迁移和侵袭的影响（图 3－16C 和 3－16D）。这些结果表明，ILF3－AS1 的敲低抑制了黑色素瘤细胞的迁移和侵袭。

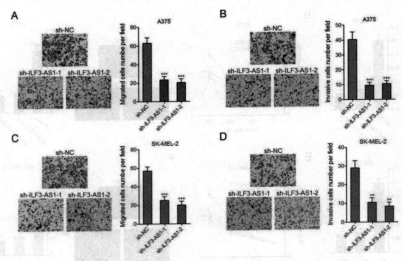

图 3－16　敲低 ILF3－AS1 抑制黑色素瘤细胞迁移和侵袭

（A）ILF3－AS1 稳定耗尽和对照 A375 细胞中的跨阱迁移测定。显示了代表性图像；比例尺＝100μm。（B）ILF3－AS1 稳定耗尽和对照 A375 细胞中的 Transwell 侵袭试验。显示了代表性图像；比例尺＝100μm。（C）ILF3－AS1 稳定耗尽和对照 SK－MEL－2 细胞中的跨阱迁移测定。显示了代表性图像；比例尺＝100μm。（D）ILF3－AS1 稳定耗尽和对照 SK－MEL－2 细胞中的 Transwell 侵袭试验。显示了代表性图像；比例尺＝100μm。对于所有面板，数据表示为平均值＋标准差 ＊＊ 经 Student t 检验，P＜0.01，＊＊＊P＜0.001。

4.ILF3－AS1 通过与 EZH2 结合负调节 miR－200b/a/429 的表达

越来越多的证据表明，许多 lncRNA 结合并招募 EZH2 靶基因。EZH2 是多梳抑制复合物 2（PRC2）的一个重要亚基，它通过靶基因的启动子增加 H3K27me3 水平，并抑制靶基因的表达。为了测试 ILF3－AS1 是否也以这种方式发挥作用，使用体外转录的生物素标记的 ILF3－AS1 进行了 RNA 下拉分析。结果表明，ILF3－AS1 特异性地结合 EZH2，但不结合 GAPDH 蛋白（图 3－17A）。为了进一步确认 ILF3－AS1 和 EZH2 之间的相互作用，使用 EZH2－特异性抗体进行 RIP 测定。如图 3－17B 所示，观察到 EZH2 抗体显著富集 ILF3－AS1，但不富集 GAPDH mRNA。lncRNA HEIH 被用作阳性对照，据报道与 EZH2 相关。miR－200b/a/429 是一个众所周知的 EZH2 靶基因，它在黑色素瘤细胞的增殖、迁移和侵袭中也具有关键作用。为了研究 ILF3－AS1 是否通过与 EZH2 相互作用参与 miR－200b/a/429 的转录调控，在 ILF3－AS1 稳定耗尽和对照 A375 细胞中使用 EZH2 和 H3K27me3 特异性抗体进行了 ChIP 测定。如图 3－17C 所示，ILF3－AS1 的敲低降低了穿过 miR－200b/a/429 启动子的 EZH2 和 H3K27me3 水平的结合，但不降低 β－肌动蛋白启动子的结合。此外，敲低 ILF3－AS1 上调 A375 细胞和 SK－MEL－2 细胞中 miR－200b/a/429 的表达（图 3－17D 和 3－17E）。总之，这些结果表明 ILF3－AS1 与 EZH2 结合，将 EZH22 招募到 miR－200b/a/429 启动子，上调整个启动子的 H3K27me3 水平，并抑制 miR－200b/a/429 的表达。

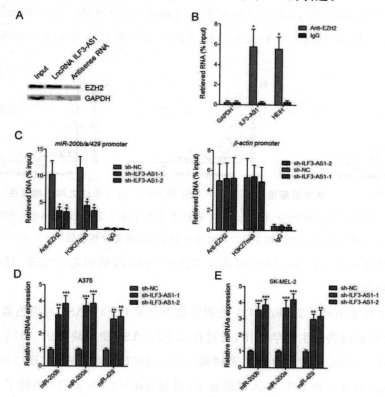

图 3－17　ILF3－AS1 通过与 EZH2 相互作用负调控 miR－200b/a/429 表达

（A）与反义 RNA（阴性对照）相比，RNA 下拉分析和 Western 印迹分析显示，体外转录的生物素标记的 ILF3－AS1 特异性富集 EZH2，而非 GAPDH 蛋白。（B）与非特异性 IgG（阴性对照）相比，RIP 分析和 qRT－PCR 显示了 ILF3－AS1 的特异性富集，但 EZH2 抗体不富集 GAPDH mRNA。HEIH 作为阳性对照。（C）通过 ChIP 测定和 qPCR 测定了 ILF3－AS1 稳定耗尽和对照 A375 细胞中 EZH2 和 H3K27me3 水平在 miR－200b/a/429 启动子和 β－肌动蛋白启动子上的特异性结合。（D）通过 qRT－PCR 测量 ILF3－AS1 稳定耗尽和对照 A375 细胞中 miR－200b、miR－200a 和 miR－429 的表达。（E）通过 qRT－PCR 测量

ILF3－AS1 稳定耗尽和对照 SK－MEL－2 细胞中 miR－200b、miR－200a 和 miR－429 的表达。数据表示为平均值＋SD＊学生 t 检验，P＜0.05，＊＊P＜0.01，＊＊＊P＜0.001。

5.黑色素瘤组织中 ILF3－AS1 的表达与 miR－200b/a/429 的表达呈负相关

为了探索体内是否也存在 ILF3－AS1 对 miR－200b/a/429 的调节，测量了黑色素瘤组织中 ILF3－AS1 和 miR－200b/a/429 表达之间的相关性。结果表明，在黑色素瘤组织中，ILF3－AS1 的表达与 miR－200b、miR－200a 和 miR－429 的表达呈负相关（图 3－18A－C），支持 ILF3－AS1 在体内对 miR－200b/a/429 的调节。

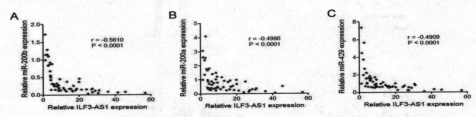

图 3－18　黑色素瘤组织中 ILF3－AS1 和 miR－200s 表达之间的相关性

在 60 个黑色素瘤组织中，ILF3－AS1 表达水平与 miR－200b(A)、miR－200a(B) 和 miR－429(C)表达水平之间的相关性。P 值通过 Pearson 相关分析获得。

6.抑制 miR－200b/a/429 可消除 ILF3－AS1 敲低引起的增殖、迁移和侵袭的抑制作用

为了探索 miR－200b/a/429 的调节是否介导 ILF3－AS1 对黑色素瘤细胞增殖、迁移和侵袭的生物学作用，通过在 ILF3－AS1 稳定缺失的 A375 细胞中转染 miR－200a/a/429 抑制剂来抑制 miR－200b/a/429 表达（图 3－19A）。Glo 细胞活力试验和 EdU 参入试验显示，抑制 miR－200b/a/429 消除了 ILF3－AS1 敲除引起的增殖抑制（图 3－19B 和 C）。此外，跨阱迁移和侵袭试验显示，抑制 miR－200b/a/429 消除了 ILF3－AS1 敲低引起的迁移和侵袭抑制（图 3－19D 和 3－19E）。这些结果表明，ILF3－AS1 敲低引起的增殖、迁移和侵袭的抑制作用依赖于 miR－200b/a/429。

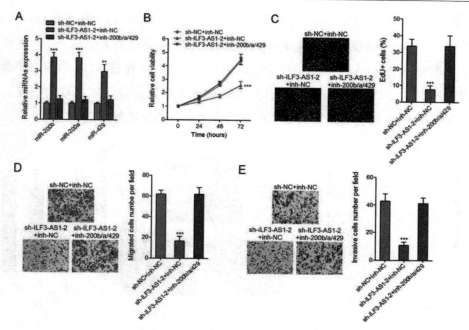

图 3－19　抑制 miR－200b/a/429 消除了 ILF3－AS1 敲低对

黑色素瘤细胞增殖、迁移和侵袭的抑制作用

（A）通过 qRT－PCR 测量用 miR－200b/a/429 抑制剂或对照转染的 ILF3－AS1 稳定耗尽和对照 A375 细胞中 miR－200b、miR－200a 和 miR－429 的表达。（B）用 miR－200b/a/429 抑制剂或对照转染的 ILF3－AS1 稳定耗尽和对照 A375 细胞中的 Glo 细胞活力测定。（C）用 miR－200b/a/429 抑制剂或对照转染的 ILF3－AS1 稳定耗尽和对照 A375 细胞中的 EdU 参入试验。蓝色表示细胞核，红色表示 EdU 阳性细胞核；比例尺＝100μm。（D）用 miR－200b/a/429 抑制剂或对照转染的 ILF3－AS1 稳定耗尽和对照 A375 细胞中的跨孔迁移试验。显示了代表性图像；比例尺＝100μm。（E）用 miR－200b/a/429 抑制剂或对照转染的 ILF3－AS1 稳定耗尽和对照 A375 细胞中的 Transwell 侵袭试验。代表显示图像；比例尺＝100μm。对于所有面板，数据表示为平均值＋标准差＊＊P＜0.01，＊＊＊P＜0.001（按学生 t)测验

7.ILF3－AS1 的增强表达促进黑色素瘤细胞增殖和侵袭

先前的一份报告显示，lncRNA HEIH 也通过抑制 miR－200b/A/429 在黑素瘤中发挥致癌作用，这与 ILF3－AS1 在黑素癌中的作用机制一致。因此，接下来研究了 ILF3－AS1 与 HEIH 在黑色素瘤中的致癌作用是否是多余的。Glo 细胞活力测定显示，ILF3－AS1 的增强表达显著促进 A375 细胞增殖，同时

ILF3－ASP1 和 HEIH 的过度表达略微进一步促进 A375 的细胞增殖（图 3－20A）。Transwell 侵袭试验显示，ILF3－AS1 的增强表达显著促进 A375 细胞侵袭，同时 ILF3－AS1 和 HEIH 的过度表达略微进一步促进 A375 的细胞侵袭（图 3－20B）。这些结果表明，ILF3－AS1 的过度表达促进了黑色素瘤细胞的增殖和侵袭，这与 HEIH 在黑色素瘤中的作用至少部分冗余。

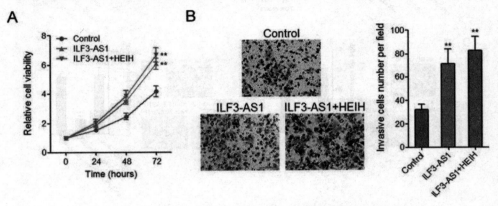

图 3－20　ILF3－AS1 的过度表达促进黑色素瘤细胞增殖和侵袭，
这与 HEIH 在黑色素瘤中的作用部分冗余

（A）在将 ILF3－AS1 过表达质粒瞬时转染或将 ILF3－AS1 和 HEIH 过表达质粒共转染到 A375 细胞中后，在这些细胞中进行 Glo 细胞活力测定。(B) 在将 ILF3－AS1 过表达质粒瞬时转染或将 ILF3－AS1 和 HEIH 过表达质粒共转染到 A375 细胞中后，在这些细胞中进行转染孔侵袭试验＊＊学生 t 检验 P＜0.01。

（四）结论

作为最致命的皮肤癌之一，黑色素瘤的发病率比世界上大多数其他实体癌增长得更快。黑色素瘤的发生和发展涉及许多基因网络的复杂变化。在参与黑色素瘤发病机制的关键分子中，lncRNA 因其在黑色素瘤中的重要作用而逐渐引起人类的关注。例如，lncRNA SLNCR1 与黑色素瘤存活率低相关，并通过转录激活 MMP9 增加黑色素瘤侵袭。SAMMSON 作为黑色素瘤中的癌基因发挥作用，沉默 SAMMSON 可提供有效的抗黑色素瘤治疗反应。MALAT1 通过海绵 miR－22 促进黑色素瘤生长和转移。BANCR 促进黑色素瘤通过激活 MAPK 途径进行增殖。同样在之前的研究中，发现 MHENCR 通过激活 PI3K － Akt 途径促进黑色素瘤生长和转移。在之前的另一份报告中，发现

PVT1 在黑色素瘤组织和黑色素瘤患者血清中上调。功能实验表明，PVT1 促进黑色素瘤细胞增殖和迁移。这些证据进一步证实了 lncRNA 在黑色素瘤中的作用。lncRNA 的数量远大于蛋白质编码 mRNA 的数量，并且许多基因与黑色素瘤有关。因此，进一步揭示黑色素瘤中更多功能性 lncRNA 是重要的。

在先前报道的黑色素瘤 RNA 测序结果中搜索不同表达的 lncRNA，发现了一种新的 lncRNA－ILF3－AS1，其定位于染色体 19p13.2，在黑色素瘤组织中上调。MiTranscriptome 数据库还表明，ILF3－AS1 在黑色素瘤中上调。然而，ILF3－AS1 在癌症中的功能尚不清楚。进一步研究了 ILF3－AS1 在黑色素瘤中的表达、临床意义和生物学作用。发现 ILF3－AS1 在黑色素瘤组织和细胞系中上调，并与黑色素瘤患者的转移特征和不良预后相关。功能分析表明，使用两种独立的 shRNA 沉默 ILF3－AS1 均显著抑制黑色素瘤细胞增殖、迁移和侵袭。ILF3－AS1 的过度表达促进黑色素瘤细胞增殖和侵袭。这些数据表明，作为以前未知的 lncRNA，ILF3－AS1 是失调的，在黑色素瘤中也具有关键功能。扩大了对 lncRNA 的认识，并为黑色素瘤提供了新的预后生物标志物和治疗靶点。

已知 miR－200s 在许多癌症过程中具有复杂的作用，包括增殖、迁移、侵袭、耐药性、上皮－间充质转化等。据报道，miR－200s 在侵袭性黑色素瘤中也被下调。但是导致黑色素瘤中 miR－200 失调的因素仍然未知。在本研究中，发现 ILF3－AS1 与 EZH2 相互作用。EZH22 是一种组蛋白甲基转移酶，催化 H3K27 三甲基化，并抑制靶基因表达。在本研究中，进一步发现，通过与 EZH2 相互作用，ILF3－AS1 将 EZH22 招募到 miR－200b/a/429 启动子中，上调 miR－200a/a/429 的 H3K27me3 水平，并抑制 miR－200b/a/429 表达。黑色素瘤组织中 ILF3－AS1 的表达与 miR－200b/a/429 的表达呈负相关。沉默 miR－200b/a/429 可消除 ILF3－AS1 敲低对黑色素瘤细胞增殖、迁移和侵袭的抑制作用。这些数据表明，ILF3－AS1 表观遗传学沉默了 miR－200b/a/429 的表达，并且 ILF3－AS1 在黑色素瘤中的生物学作用依赖于 miR－200b/a/429。确定了一种以前未知的 lncRNA ILF3－AS1，其在黑色素瘤中上调，与黑色素瘤患者的不良预后相关，并促进黑色素瘤细胞增殖、迁移和侵袭。从机制上讲，ILF3－AS1 与 EZH2 相互作用并表观遗传学沉默 miR－200b/a/429。

五、miR－145－5p 通过 NRAS 对黑色素瘤细胞增殖、凋亡、迁移和侵袭的影响并通过抑制 MAPK 和 PI3K/AKT 途径干预黑色素瘤

(一)概述

黑色素瘤是最具侵袭性的恶性肿瘤之一,在全球范围内导致大多数皮肤癌相关死亡。在过去几十年中,黑色素瘤的发病率迅速增长,据估计,2016 年美国黑色素瘤新增病例为 76380 例。这个发展为黑色素瘤的主要风险因素包括紫外线照射和白皙特征,如浅色头发、皮肤和眼睛颜色。目前,尽管早期黑色素瘤可以通过手术有效治疗,但广泛的转移潜力和对大多数晚期肿瘤治疗的高抵抗力使黑色素瘤的预后仍然很差。转移性黑色素瘤的中位生存时间为 8～9 个月,3 年生存率估计＜15％。

生长信号转导蛋白激酶的 RAF 激酶家族成员 BRAF 和 GTPases 的 RAS 超家族成员 NRAS 都是 MAPK(RAS/RAF/MEK/ERK)通路的上游因子,据广泛报道,MAPK 在控制包括细胞增殖、分化、存活和死亡在内的多种生物功能中起着重要作用。根据先前的报道,BRAF 和 NRAS 中的激活突变分别是黑色素瘤中 40％～60％和第二常见突变中的第一个。与没有已知驱动基因突变的肿瘤相比,BRAF 和 NRAS 突变似乎在转移环境中的预后更差,并在治疗中造成更大的限制(WT)。此外,NRAS 直接刺激磷脂酰肌醇 3－激酶(PI3K)并影响 PI3K/AKT 通路,PI3K/AKT 通路也负责细胞过程的主要信号转导和调节,并在黑色素瘤中发挥重要作用。在多个交叉点相互影响,MAPK 和 PI3K/AKT 通路同时表达阳性或阴性,表明存在复杂的串扰。为了抑制恶性肿瘤的生长和改善血管生成,应将这两种途径作为特异性治疗靶点进行专门研究。到目前为止,各种抑制剂组合已显示出临床前有效性,目前正在试验中进行评估,但结果仅为中等,且组合对严重不良事件的影响有限。

通过调节基因表达,微 RNA 已成为细胞过程中的关键介质。越来越多的证据表明,小的非编码 RNA 可能通过不同的机制影响黑色素瘤的发展和转移。例如,Zhou 等人发现 miR－33a 可以通过靶向 HIF－1 抑制黑色素瘤。Ren 等

人声称,miR－135 转录后调节 FOX01 以促进恶性黑色素瘤细胞的增殖。Zehavi 等人提出,沉默 miR－377 将通过 MAP3K7 释放 NF－kB 通路,从而提高黑色素瘤细胞的转移潜力和致瘤性。最近,miR－145(5p)被研究为恶性黑色素瘤的有效抑制剂,其细胞机制在先前的报道中得到了不同的说明。证明 miR－145(5p)下调并通过调节 IRS－1 的表达抑制 UM 生长。然而,根据研究,尚未有任何报告探讨野生型、NRAS 突变体或 BRAF 突变体黑色素瘤中 miR－145－5p 与 MAPK 或 PI3K/AKT 途径之间的潜在关系。

在本文中,在探讨 miR－145－5p 在 NRAS 突变体、BRAF 突变体或野生型黑色素瘤中的抗肿瘤作用及其相关机制。分析了 miR－145－5p 表达与黑色素瘤临床病理因素的关系。通过双荧光素酶实验,确认 NRAS 是 miR－145－5p 的靶点。通过操纵 VMM917、SK－mel－28 和 CHL－1 中 miR－145－5p 和 NRAS 的表达,我们验证了 miR－1455p 的抗肿瘤作用及其对 CHL－1 和 VMM918 细胞中 MAPK 和 PI3K/AKT 通路的抑制作用,这表明 miR－14555p 可能是两种通路中的串扰点之一。最后,在 BALB/c 裸鼠中建立了肿瘤异种移植模型,并在体内证实了 miR－145－5p 在 NRAS 突变体和野生型黑色素瘤中的肿瘤抑制作用。因此,结果证明了 miR－145－5p 在 NRAS 突变型和野生型黑色素瘤中的异常表达,这与 MAPK 和 PI3K/AKT 途径相关,并为 NRAS 突变和野生型黑素瘤的治疗提供了新的靶点。

（一）材料和方法

1.患者

从 83 名患者(46 名男性和 37 名女性)中获取黑色素瘤肿瘤组织和匹配的邻近组织,年龄从 24 岁到 72 岁。这些患者于 2014 年 6 月至 2016 年 3 月在知情同意和当地伦理委员会批准的情况下入住陕西省第四人民医院和第四军医大学西京医院。本研究中没有患者在手术前接受过任何放疗或化疗。样品立即冷冻并储存在－80℃。该研究由解放军第 253 医院伦理委员会批准,所有患者均提供了书面知情同意书。

2.RT 定量 PCR

使用 TRIzol(Invitrogen,Carlsbad,CA)从细胞系或组织中提取总 RNA。使用试剂盒(Promega,Madison,WI)对 RNA 进行逆转录。定量检测试剂盒(Invitro—gen)用于 RT—qPCR。本研究中使用的引物由上海基因化工有限公司设计、合成和纯化。引物序列列于表 3—2。所有程序都严格按照制造商的说明进行。miRNA 的相对表达相对于 U6 snRNA 标准化,而 mRNA 相对于 GAPDH 标准化。

表 3—2　用于逆转录聚合酶链反应的引物

cDNA	正向引物反向引物
MiR—145—3p	GTCCAGTTTCCCAGGAATCCTTTGGTGTGGAGTCG
u6	ctcgctctcgcgcacaacctctcgcacaattgcgt
Kras	ccaggttcaagcattcgagtgtgcaa
间隙	

3.突变分析

如前所述,确定了组织中的突变。使用蛋白酶 K 处理提取总 DNA,然后根据制造商的说明使用 QIAamp DNA Mini Kit(QIAGEN,Hilden,Germany)进行亲和纯化,并通过 NanoDrop ND—1000(Thermo scientific,Wilmington,DE)测量 DNA 样品的浓度。在含有 $12.5\mu L$ AmpliTaq Gold ⓒ 360 PCR Master Mix(Applied Biosystems,Foster City,CA)的 $25\mu L$ 反应体积中扩增基因组 DNA(20 - 100 ng)。使用的引物序列列于表 2 中。PCR 产物使用 Multiscreen HTS PCF Filter Plates(Merck,NJ)纯化,然后使用 ABI PRISM 3700 DNA 分析仪(LifeTechnologies,Foster City,CA)分析。

4.细胞培养和转染

HEK293T 细胞系购自中国科学院培养物收藏中心,人恶性黑色素瘤细胞系 SK—mel—28(BRAF V600E 突变)、CHL—1(野生型)、VMM917(NRAS 突变)和正常人表皮黑色素细胞(NHEMs)购自 BeNa 培养物收藏。这些细胞的 STR 图谱在上海 Gegene Tech 进行了鉴定。所有细胞在 $37°C$ 的培养箱(95% 湿度,5%CO₂)中,在含有 15% 胎牛血清(FBS)和 1% 抗生素和抗真菌溶液的 Dulbecco 改良 Eagle 培养基(DMEM)中培养。

MiR-145-5p 模拟物、MiR-1455P 抑制剂、模拟对照、NRAS cDNA 和 NRAS siRNA 由中国基因制药股份有限公司合成。基因组 PCR 扩增后，将它们分别克隆到 pCDH-CMV-MCS-EF1-copGFP(System Biosciences, Mountain View, CA)中，并通过 DNA 测序进行验证。通过使用 Lipofectamine 2000(Invitrogen)瞬时转染 HEK293T 细胞以及包装载体来产生重组慢病毒。转染 48 小时后，收集病毒并测定病毒滴度。然后，用慢病毒感染 CHL-1、VMM917 和 SK-mel-28 细胞，感染倍数(MOI)为 15，在 4μg/mL 聚 brene (Sigma, St Louis, MO)的存在下，然后进行嘌呤霉素选择(2μg/mL)。感染后 48 小时，分别通过流式细胞术对细胞进行分类，并使用 RT-qPCR 测量效率。

5.双荧光素酶报告基因测定

使用 XL 位点定向突变试剂盒(Qiagen, Germany)构建不含 miR-145-5p 结合位点的 NRAS 的突变 3'UTR。将 NRAS 的正常或突变 3'UTR 序列分别插入 psiCHECK-2 荧光素酶载体(Promega)中。成功构建后，使用脂质体 2000 试剂盒(Invitrogen)将 Luc NRAS 和 Luc NRAS-mut 载体与 miR-145-5p 模拟物或模拟对照(诊断为 NC 组)一起横切至 293T 细胞。严格按照制造商的说明，使用双荧光素酶报告试剂盒(Promega)测量相对荧光素酶活性。

6.蛋白质印迹

使用 RIPA 试剂盒(Beyotime Biotechnology, 中国)从样品中提取蛋白质。使用 Bradford 方法定量蛋白质浓度。使用十二烷基硫酸钠-聚丙烯酰胺凝胶电泳(SDS-PAGE)分离蛋白质，然后转移到 PVDF 膜上，PVDF 在含有 0.1% 吐温-20 和 5%低脂牛奶的 Tris 缓冲盐水吐温(TBST)中封闭 1 小时。添加一级抗体并在 4℃ 下孵育过夜，然后添加二级抗体并室温孵育 1 小时。最后，将 ECL 溶液涂敷在膜上，将膜与膜一起放置在可视化仪中进行进一步分析。使用 ImageJ 软件测量强度。NRAS(ab154291)、BRAF(ab151286)、MEK1/2 (ab178886)的一级抗体，pMEK1/2(磷酸 s218、s222 和 s226，ab78132)、ERK1/2 (ab17942)、pERK1/2(磷酸 thr202 和 thr204，ab214362)和 GAPDH(ab9485)均购自 Abcam，而 PI3K-p110 的抗体 a(＃4249)，PI3K-p110(＃3011s)、AKT (＃9272)、pAKT-ser473(＃4060)、, pAKT-thr308(＃2965)、PTEN (＃4005)、Cyclin D1(＃2926)和 p27(＃3686)购自 Cell Signaling。HRP 标记

的山羊抗小鼠和山羊抗兔作为二级抗体购自 Beyotime Biotechnology。

7.MTT 测定

转染后 24 小时,将对数期收集的细胞接种在 96 孔板(每孔 5×10^3 个细胞)中,转染后孵育 24~72 小时,然后向每个孔中加入 $10\mu L$ MTT 溶液(10mg/mL)。孵育 4 小时后,加入 $100\mu L$ DMSO 以溶解 MTT。在室温下振荡 10min 后,在 570nm 处测量光密度(OD)。

8.细胞凋亡测定

转染 48 小时后,使用膜联蛋白 V－FITC 凋亡检测试剂盒(BD Pharmingen,CA)评估细胞凋亡。用 PBS 洗涤细胞两次,并以 1×10^6 细胞/mL 的浓度重新悬浮在 $1\times$ 结合缓冲液中。$100\mu L$ 细胞悬浮液与 $5\mu L$ 膜联蛋白 V－FITC 在黑暗中室温孵育 15min。加入 $400\mu L$ $1\times$ 结合缓冲液后,在流式细胞仪上分析样品。

9.伤口愈合试验

转染 24 小时后,将对数期收集的细胞样品接种在 6 孔板(每孔 2×10^5 个细胞)中,并孵育过夜。当细胞生长至 80％～90％汇合时,使用无菌移液管尖端($200\mu L$)在每个孔中的每个细胞培养物表面划出一条直线。用 PBS 洗涤细胞三次。使用倒置显微镜观察不同组在孵育后的时间点 0 和 24 的划痕闭合情况。

10.Transwell 分析

在 6 孔板中转染后 24 小时,将对数期细胞消化成单细胞悬浮液,并在无 FBS 的 DMEM 中孵育。用 $20\mu L$ 人工基质(BD Biosciences,San Jose,CA,0.5g/L)涂覆 Transwell 室的微孔膜,并在 37℃ 下孵育 30min,直至凝胶状。下室填充有补充有 10％FBS 的 RPMI－1640,而上室填充有 $200\mu L$ 细胞悬浮液。孵育 36 小时后,用棉签去除上腔表面的细胞。然后用 4％多聚甲醛固定膜并用 0.1％结晶紫染色。对膜的下表面进行拍照,并对下表面上的细胞数进行计数。每组实验重复 3 次。

11.体内肿瘤生长测定

从南方医科大学实验动物中心购买 36 只 4 周龄雄性 BALB/c 裸鼠,体重 16~18g。通过将 CHL－1、WMM917 或 SK－mel－28 细胞悬浮液(3×106 个细胞)注射到每只小鼠颈部后部的皮下组织(每组 6 只小鼠)来构建肿瘤生长模型。细胞注射后一周,所有肿瘤瘤内注射 miR-145-5p 模拟物或模拟对照物(每组 2 只小鼠,每只小鼠 1×108 单位,每周两次,持续 2 周)。每两天测量一次肿瘤体积,计算为体积=(D×d2)/2(D 代表最大直径,D 代表最小直径)。细胞注射后 3 周处死小鼠,所有实验均按照中国科学技术部《实验动物护理和使用指南》进行。本研究由陕西省第四人民医院动物护理与科学委员会和第四军医大学西京医院批准。

12.统计分析

所有统计分析均使用 SPSS 21.0 程序(SPSS Inc,美国)进行。表示所有测量数据作为平均值±标准偏差(SD)。使用学生 t 检验(仅两组)或单因素方差分析(两组以上)分析组间差异。$P<0.05$ 被认为具有统计学意义。

(三)后果

1.miR-145-5p 和 NRAS 在黑色素瘤组织和细胞中的异常表达

使用 RT-qPCR 检测 83 例患者肿瘤组织和邻近组织中 miR-145-5p 和 NRAS 的表达。黑色素瘤组织中的 miR-145-5p 水平低于匹配的相邻正常组织中的水平($P<0.01$,图 3-21A)。相反,黑色素瘤组织的 NRAS 水平高于匹配的相邻正常组织($P<0.01$,图 3-21B)。此外,在黑色素瘤组织中观察到 miR-145-5p 和 NRAS 之间呈负相关($P<0.01$,r2=0.458,图 3-21C)。然后在三种黑色素瘤细胞系中评估 miR-145-5p 和 NRAS 的表达水平,包括 CHL-1(野生型)、VMM917(NRAS 突变)和 SK-mel-28(BRAF 突变),并将其归一化为正常人表皮黑色素细胞(NHEMs),所有黑色素瘤细胞系显示 miR-145-5p 水平显著较低,同时 NRAS 水平较高($P<0.01$,图 1D)。然后根据相对 miR-145-5p 或 NRAS 表达水平的中值将黑色素瘤患者分为两组。卡方分析显示,miR-1455p 水平与患者的年龄、性别、BRAF 突变几乎没有相关性,但与肿瘤厚度、NRAS 突变和肿瘤分期显著相关($P<0.05$)。NRAS 表达水平的增强也与肿瘤厚度的增加和更严重的肿瘤分期呈负相关($P<0.05$)。所有这些都暗示着紧密的联系—miR-145-5p、NRAS 和黑色素瘤之间的关系。

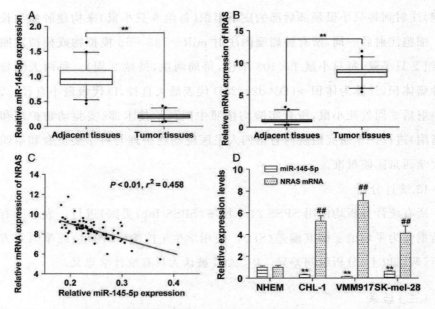

图 3—21　黑色素瘤组织和细胞中 miR—145—5p 和 NRAS mRNA 的表达

（A—B)分别通过 RT—qPCR 测定黑色素瘤临床标本中相对 miR—145—5p（A）和 NRAS mRNA(B)表达的盒须图（粗线表示中值）。

＊＊P ＜ 0.001 compared with expression in adjacent tissues. (C) Correlation of the expression levels of miR—145—5p and NRAS mRNA in melanoma tumor tissues. (D) Relative expression levels of miR—145—5p and NRAS mRNA in normal human epidermal melanocytes（NHEMs），and three melanoma cell lines（CHL—1，VMM917，and SK—mel—28）were determined by RT—qPCR. All data were presented as mean ± SD from three independent experiments.

＊＊P ＜ 0.001 compared with miR—145—5p expression in NHEMs，＃＃P ＜ 0.001 compared with NRAS expression in NHEMs. NHEMs，normal human

2.MiR—145—5p 直接靶向 NRAS 并抑制黑色素瘤细胞中 NRAS 的表达

为了探索 NRAS 表达是否受到 miR—145—5p 的影响,我们分别将 miR—1455p 模拟物、miR—14555p 抑制剂和模拟对照转染到 CHL—1、VMM917 和 SK—mel—28 细胞中。慢病毒感染 48 小时后,与被模拟对照慢病毒感染的细胞(NC 组)或未经任何处理的细胞(空组)相比,miR—145—5p 抑制剂慢病毒(miR 抑制剂组)以可变的敲除效率降低了通过 RT—qPCR 测量的 miR—145—5p 表达,并且在所有细胞系中 miR—145—5p 模拟物(miR 模拟物组)显著增强了 miR－145－1 p 表达（图 3－22A）。同时，发现在 CHL－1、VMM917 和 SK－mel－28 中，与 NC 组相比，miR－145－5p 在 miR－mimics 组中的过度表达显著下调 NRAS 的表达，而 miR－1455p 抑制剂在 miR－抑制剂组中的表达显著上调（P＜0.05，图 3－22B）。

接下来，我们进行了双荧光素酶报告基因测定，并验证了 miR－145－5p 与 NRAS 之间的直接关系。NRAS 的 3'UTR 序列中的结合位点和 NRAS 突变体的序列如图 3－22C 所示。如图 3－22D 所示，与 NC 组相比，用 miR－145－5p 模拟物和 Luc NRAS 载体共转染的 HEK293T 细胞中荧光素酶活性显著降低（P＜0.05）。与 NC 组相比，miR－145－5p 模拟物和 Luc NRAS mut 载体共转染的细胞没有差异（P＞0.05）。

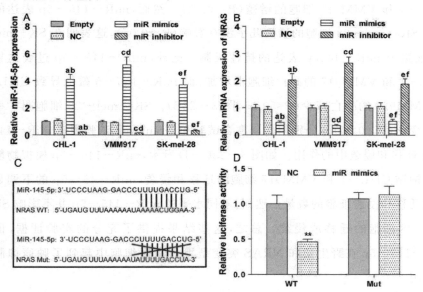

图 3－22　MiR－145－5p 直接瞄准 NRAS 的 3′－UTR

（A）用阴性对照、miR－145－5p 模拟物和 miR－145－5 抑制剂转染人黑色素瘤 CHL－1、VMM917 和 SK－mel－28 细胞，以控制 miR－145－5p 的水平。感染和分选后 48h，通过 RT－qPCR 检测转染效率。（B）转染后，通过 RT－qPCR 测定 miR－145－5p 对 NRAS 表达的影响。（C）在 NRAS mRNA 的 3′－UTR 中显示了假定的 miR－145－5p 互补位点。产生了 miR－145－5p 互补位点的 NRAS mRNA 的突变 3′－UTR。（D）将过表达 miR－145－5p 或阴性对照的 HEK293T 细胞与具有 WT 或 MUT 和荧光素酶报告子的荧光素酶报告子质粒共转染。48 小时后，测量荧光素酶活性，并将荧光素酶活性用作内部参考。所有数据均以三个独立实验的平均值±标准差表示。a、与空白组相比，CHL－1、VMM917 和 SK－mel－28 细胞的 cP<0.05。d、在 CHL－1、VMM917 和 SK－mel－28 细胞中，与 NC 组相比，e、fP 分别<0.05＊＊与 NC 组相比 P<0.001。

3.MiR－145－5p 在 CHL－1 和 VMM917 黑色素瘤细胞中作为肿瘤抑制剂发挥作用

如前所述（图 3－22A），miR－145－5p 的水平在 miR 模拟组中较高，而在 miR 中较低在 CHL－1、VMM917 和 SK－mel－28 细胞中，抑制剂组与 NC 组和空白组进行比较。进行 MTT 分析以研究 miR－145－5p 对黑色素瘤细胞活力的作用，在 570nm 处测量的 OD 值与细胞数量呈正相关。如图 3－23A 所示，miR－145－5p 的过表达显著抑制细胞增殖，而 miR－1455p 敲低增强了 CHL－1 和 VMM917 细胞的增殖（P<0.05）。然而，miR－145－5p 表达的变化对 SK－mel－28 细胞的增殖几乎没有影响（P>0.05），这表明在 SK－mel－28 细胞中 miR－1455p 表达的抗性机制。此外，miR－145－5p 过表达导致 CHL－1 和 VMM917 的凋亡细胞群增加，而 miR－145－5 敲低导致 CHL－2 和 VMM927 的凋亡减少（P<0.05，图 3－23B）。SK－mel－28 细胞凋亡率无明显变化（P>0.05）。分别用伤口愈合试验和 Transwell 试验测定 miR－145－5p 在迁移和侵袭中的作用。如图 3－23C－D 所示，miR－145－5p 模拟物能够显著抑制 CHL－1 和 VMM917 细胞的迁移和侵袭，miR－45－5p 的下调显著增加迁移和侵袭细胞的数量。然而，不同水平的 miR－145－5p 并不影响 SK－mel－28 细胞的迁移或侵袭。总之，这些结果提供了充分的实验证据，证明 miR－145－5p 在野生型和 NRAS 突变型黑色素瘤细胞中起到了肿瘤抑制剂的作用。

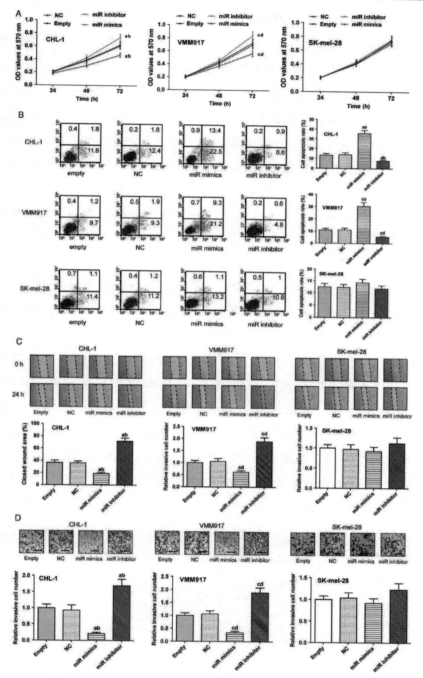

图 3—23 MiR—145—5p 在 CHL—1 和 VMM917
黑色素瘤细胞中作为肿瘤抑制剂发挥作用

（A）与 MTT 孵育后，对照时间序列绘制 CHL－1、VMM917 和 SK－mel－28 细胞的 OD 值，以确定 MTT－formazan 的量。MiR－145－5p 模拟物抑制 CHL－1 和 VMM917 细胞的细胞增殖，而 MiR－145－5p 抑制剂促进了细胞增殖。（B）进行膜联蛋白 V 染色和流式细胞术分选以检测指示细胞系的细胞凋亡率。（C）伤口愈合试验用于检测指示细胞系的迁移。D Transwell 试验用于检测指示细胞系的侵袭。所有数据均以三个独立实验的平均值±标准差表示。CHL－1 细胞中与空白组相比 aP＜0.05，CHL－1 与 NC 组相比 bP＜0.05，VMM917 细胞中与空组相比 cP＜0.05，与 NC 组比较 dP＜0.05。

4.NRAS 介导 miR－145－5p 在 CHL－1 和 VMM917 黑色素瘤细胞中的抗肿瘤作用

为了验证 NRAS 对 CHL－1 和 VMM917 细胞中 miR－145－5p 的抗肿瘤作用的影响，使用过表达 NRAS 或含有 NRAS siRNA 的质粒操纵 NRAS 的表达。CHL－1 和 VMM917 细胞均被随机分为五组：阴性对照组（NC 组，用 mimics 对照转染）、miR－mimics 组（用 miR－145－5p mimics 转染）、模拟物＋NRAS 组（用 miR－145－5p 模拟物和 NRAS cDNA 共转染）和抑制剂＋siNRAS 组。通过 RT－qPCR 测量，与 miR 模拟物或 miR 抑制剂组相比，NRAS 的表达分别被 NRAS 有效上调和 siNRAS 下调（P＜0.05，图 3－24A）。接下来，使用前面描述的方法检查 CHL－1 和 VMM917 细胞中 NRAS 敲低或 NRAS 过表达的影响。如图 3－24B－E 所示，NRAS siRNA 几乎完全消除了 miR－145－5p 抑制剂对增殖、迁移和侵袭的促进作用以及 miR－145－5 抑制剂对细胞凋亡的抑制作用。此外，NRAS 的异位过度表达显著减弱了 miR－145－5p 模拟物诱导的 CHL－1 和 VMM917 细胞存活、增殖、迁移和侵袭的抑制，并增强了细胞凋亡。总之，NRAS 有效地介导了 miR－145－5p 在 CHL－1 和 VNN917 中的抗肿瘤作用。

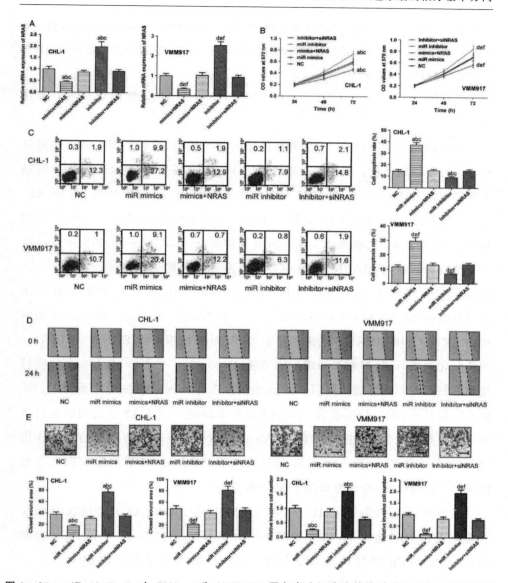

图 3－24 miR－145－5p 在 CHL－1 和 VMM917 黑色素瘤细胞中的抗肿瘤作用由 NRAS 介导

通过将 NRAS cRNA 与 miR－145－5p 模拟物或 NRAS siRNA 与 miR－145－5p 抑制剂共转染到 CHL－1 和 VMM917 细胞中，操纵 NRAS 的表达，并检测 NRAS 表达对 CHL－1 细胞和 VMM927 细胞的影响。（A）感染和分选后 48 小时，使用 RT－qPCR 检测 NRAS 的表达水平。（B）进行 MTT 测定以检测指示细胞系的增殖。（C）进行膜联蛋白 V 染色和流式细胞术分选以检测指示细胞系的细胞凋亡率。（D）伤口愈合试验用于检测指示细胞系的迁移。（E）Transwell 分析用于检测指示细胞系的侵袭。所有数据均以三个独立实验的平均值±标准差表示。a、b,与 NC 组、模拟物+NRAS 组和抑制剂+siNRAS 组相比,CHL－1 细胞中 cP 分别<0.05。d、在 VMM917 细胞中,分别与 NC 组、模拟物+NRAS 组和抑制剂+siNRAS 组相比,fP<0.05。

5.miR－145－5p 在 CHL－1 和 VMM917 中 MAPK 和 PI3K/AKT 通路中的作用

为了研究 miR－145－5p 抗肿瘤作用的分子机制,进行了 Western 印迹分析并研究了细胞环境。用阴性对照、miR－145－5p 模拟物、miR－45－5p 抑制剂转染或用 miR－1455p 和 NRS cDNA 或 miR－145－5 抑制剂和 NRAS siR-NA 共转染后,48 小时后收获细胞,并将细胞分成五组,包括 NC 组、miR－模拟物组、miR 抑制剂组、模拟物+NRAS 组和抑制剂+siNRAS 组,如前所述。提取总蛋白并测量与 MAPK 和 PI3K/AKT 途径相关的蛋白水平。如图 3－25 所示,与 NC 组相比,miR 模拟物中 NRAS 和 BRAF 的水平显著降低,而 miR 抑制剂组中 NRAS 水平升高(P<0.05)。尽管 NC 组、模拟物组和 miR 抑制剂组的 ERK1/2 和 MEK1/2 水平差异不大,但 miR 模拟物组 ERK1/2、MEK1/2 的磷酸化减弱,miR 抑制剂的磷酸化增强(P<0.05)。然而,miR 145－5p 模拟物和抑制剂的影响可能分别因 NRAS 的过度表达或 NRAS 的敲除而受损。根据半定量结果,NC 组、模拟物+NRAS 组和抑制剂+siNRAS 组之间的蛋白质水平几乎没有变化,这也验证了 NRAS 在 miR－145－5p 功能中的介导作用(P>0.05)。总之,miR－145－5p 通过直接下调 NRAS,然后消除 MEK1/2 和 ERK1/2 的磷酸化,有效地抑制了 MAPK 途径。

接下来,我们检测了 CHL－1 和 VMM917 中 PI3K、AKT、PTEN 和相应磷酸化蛋白的表达水平,结果如图 3－26 所示)pAKT(ser473 和 thr308)和 PI3K(p100)miR 模拟物组显著降低,miR 抑制剂组显著升高(P<0.05)。PTEN 的表达与 NC 组相反,miR 模拟物组 PTEN 上调,miR 抑制剂组 PTEN 下调(P<0.05)。有趣的是,NRAS cDNA 或 NRAS siRNA 可以分别减弱 miR－145－5p 模拟物或抑制剂的作用。集体数据表明,miR－145－5p 通过抑制 NRAS 的表达和减弱 CHL－1 和 VMM917 细胞中 MAPK 和 PI3K/AKT 信号通路的激活而起到肿瘤抑制剂的作用。

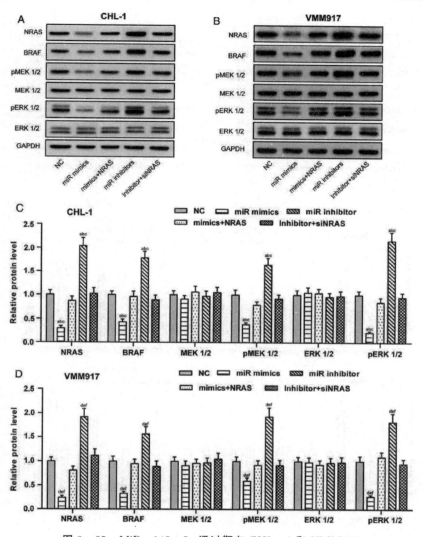

图 3－25　MiR－145－5p 通过靶向 CHL－1 和 VMM917

黑色素瘤细胞中的 NRAS 来抑制 NRAS/BRAF/MEK/ERK 通路

（A）Western Blot 分析表明,在所指示的 CHL－1 细胞组中,NRAS/BRAF/MEK/ERK
途径中的蛋白质水平(包括 NRAS、BRAF、MEK1/2、MEK11/2 的磷酸化和 ERK1/2 的磷酸
化)由 miR－145－5p 和 NRAS 调节。（B）Western Blot 证明,在 VMM 917 细胞的指定组
中,NRAS/BRAF/MEK/ERK 通路中的蛋白质水平受到 miR－145－5p 和 NRAS 的调节。
（C－D)使用 ImageJ 对蛋白质表达进行半定量分析。所有数据均以三个独立实验的平均值
±标准差表示。a、b,与 NC 组、模拟物＋NRAS 组和抑制剂＋siNRAS 组相比,CHL－1 细
胞中 cP 分别<0.05。d、在 VMM917 细胞中,分别与 NC 组、模拟物＋NRAS 组和抑制剂＋

siNRAS 组相比,fP＜0.05。

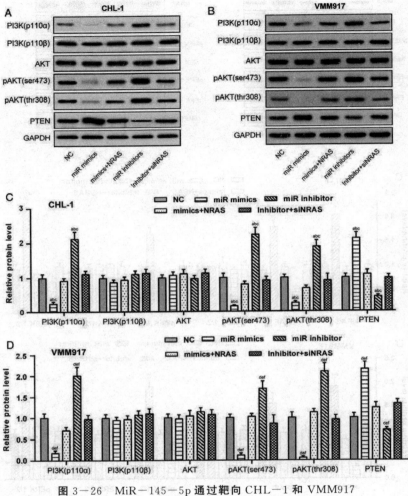

图 3－26　MiR－145－5p 通过靶向 CHL－1 和 VMM917

黑色素瘤细胞中的 NRAS 抑制 PI3K/AKT 通路

（A）Western Blot 分析表明,PI3K/AKT 途径中的蛋白质水平包括 PI3K(p110),PI3K（第 110 页）,所示 CHL－1 细胞组中的 AKT、AKT 磷酸化(ser473 和 thr308)和 PTEN 由 miR－145－5p 和 NRAS 调节。（B）Western Blot 证明,在 VMM 917 细胞的指定组中,PI3K/AKT 途径中的蛋白质水平受到 miR－145－5p 和 NRAS 的调节。（C－D）使用 ImageJ 对蛋白质表达进行半定量分析。所有数据均以三个独立实验的平均值±标准差表示。a、b,与 NC 组、模拟物＋NRAS 组和抑制剂＋siNRAS 组相比,CHL－1 细胞中 cP 分别＜0.05。d、在 VMM917 细胞中,分别与 NC 组、模拟物＋NRAS 组和抑制剂＋siNRAS 组相比,fP＜0.05。

6.miR－145－5p 在体内肿瘤生长中的作用

为了确定 miR－145－5p 对体内肿瘤发生的影响,我们将 CHL－1、VMM917 和 SK－mel－28 细胞皮下注射到裸鼠体内进行异种移植。肿瘤形成后,将 miR－145－5p 模拟物或模拟物对照物瘤内注射到小鼠体内,分别诊断为模拟物组或 NC 组。用 CHL－1 和 VMM917 细胞构建的可见肿瘤显示,与 NC 组相比,模拟组的肿瘤尺寸减小。分别在 13 天或 11 天后,注射 CHL－1 或注射 VMM917 的小鼠中 miR 模拟物组的肿瘤生长速率显著低于 NC 组(P＜0.05,图 3－27A)。然而,用 SK－mel－28 细胞构建的小鼠没有显著差异。Western 印迹结果(图 3－27B)还证实,通过在 CHL－1 诱导的和 VMM917 诱导的肿瘤组织中注射 miR－145－5p 模拟物,ERK 和 AKT 的磷酸化降低,而在 SK－mel－28 诱导的肿瘤中未观察到差异。总之,miR－145－5p 可以抑制野生型和 NRAS 突变型黑色素瘤,但不能在体内影响 BRAF 突变型黑素瘤,这与我们在体外的发现一致。

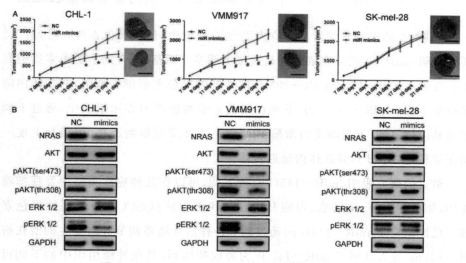

图 3－27　miR－145－5p 在体内肿瘤生长中的作用

CHL－1 诱导、VMM917 诱导和 SK－mel－28 诱导的裸鼠肿瘤形成后,将 miR－145－5p 模拟物和阴性对照物瘤内注射。(A) 每 2 天测量肿瘤体积,第 2 天切除肿瘤与 NC 组相比,miR－145－5p 能有效降低 CHL－1 和 VMM917 诱导的肿瘤生长,但不能影响 SK－mel－28 诱导的肿瘤增长。比例尺＝1cm。* 与 CHL－1 诱导的 NC 组相比 P＜0.05,而与 VMM917 诱导的 NC 相比♯P＜0.05。所有数据均以三个独立实验的平均值±标准差表示。(B) 第 21 天处死小鼠。分离肿瘤并从肿瘤组织中提取总蛋白。Western blot 分析用于测量

NRAS、AKT、AKT 磷酸化（ser473 和 thr308）、ERK1/2 和 ERK1/2 磷酸化的蛋白水平。
MiR－145－5p 下调 CHL－1 和 VMM917 诱导的肿瘤中 NRAS 的表达并减弱 AKT 和
ERK11/2 的磷酸化。

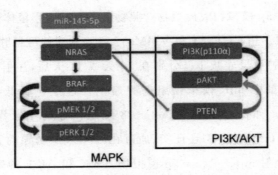

图 3－28　miR－145－5p 如何影响 MAPK 和 PI3K/AKT 途径的拟议机制

红线表示激活功能，而绿线表示抑制。直线代表直接作用，而曲线则作用于磷酸化。

（四）推荐 miR－145－5p 作为临床上治疗黑色素瘤的潜在靶点

miRNA 的失调经常发生在许多类型的肿瘤中，包括黑色素瘤。已经广泛
研究表明，miRNA 的异常表达通过直接下调多个靶基因，有助于黑色素瘤的发
生和发展。miR－16 和 miR－203 在体外抑制黑色素瘤细胞增殖，并在体内降
低肿瘤生长。miR－542－3p 下调在黑色素瘤细胞系和临床组织中，通过下调
原癌基因丝氨酸/苏氨酸蛋白激酶 PIM1，在体外抑制细胞迁移、侵袭和上皮－
间充质转化（EMT），并在体内延迟转移。

最近的研究表明，miR－145(5p)被下调，可以在几种癌症类型中发挥抑癌
作用，如前列腺癌、结肠癌、胃癌和口腔鳞状细胞癌（OSCC），以及恶性黑色素
瘤。已经研究了 miR－145(5p)通过调节各种信号通路调节肿瘤发生的潜在机
制。Zheng 等人证明了 miR－145 作为肿瘤抑制剂，其在肿瘤组织中的下调可
能通过涉及 ROCK1 的机制促进乳腺癌的进展。miR－145 可以靶向 NRAS 信
号，分别抑制乳腺癌和结直肠癌中的肿瘤血管生成和生长。然而，miR－145 在
黑色素瘤中的调节机制尚未完全了解。Noguchi 等人发现，miR－145 在恶性
黑色素瘤中的抑制作用可能通过降低 c－MYC 和 FSCN1 的表达来实现。有趣
的是，miR－145 在黑色素瘤中的抑制作用，而不靶向 FSCN1，并表明独立于
FSCN1 的基因和途径可能参与黑色素瘤细胞的迁移和侵袭。在这项研究中，

发现 miR-145-5p 在黑色素瘤和细胞系(包括 CHL-1、VMM917 和 SK-mel-28 细胞)中显著下调。通过操纵这些细胞系中的 miR-145-5p 水平,我们证明了 miR-1455p 在 CHL-1 和 VMM917 细胞的生长和转移中的抗肿瘤作用,抑制肿瘤增殖、增强细胞凋亡、减弱迁移和侵袭,这与先前的研究一致。使用小鼠模型,还验证了 miR-145-5p 有效抑制 CHL-1 和 VMM917 诱导的体内肿瘤生长。

然后检测了 NRAS 在黑素瘤组织中 mRNA 水平的表达,结果表明与相邻组织相比 NRAS 在肿瘤组织中的表达水平较高。使用双荧光素酶报告分析,我们确认 miR-145-5p 直接靶向 NRAS 并下调 NRAS 表达。NRAS 突变不仅存在于 $15\%\sim20\%$ 的恶性黑色素瘤中,也存在于其他几种癌症中。NRAS 蛋白组成性激活下游信号通路,包括 MAPK、PI3K/AKT/mTOR 和 Ral 通路,与不受控制的细胞增殖和肿瘤生长相关。通过调节 CHL-1 和 VMM917 中 NRAS 的表达水平。

随着 NRAS 的过度表达,miR-145-5p 模拟物被消除,并且随着 NRAS 敲除,miR-45-5p 抑制剂的肿瘤促进作用减弱。所有这些都表明 miR-145-5p 的抗肿瘤作用是由 NRAS 介导的。这一结果与 Kent 等人的研究一致,Kent 等人报道了 RAS 突变胰腺癌中 miR-145 和 RAS 之间的这种肿瘤促进感觉正向通路,并且 miR-145 的下调需要抑制 miR-145 启动子的 RAS 响应元件结合蛋白(RREB1)。

为了进一步研究 miR-145-5p 对 MAPK 和 PI3K/AKT 通路的调节功能,我们还研究了不同处理的 CHL-1 和 VMM917 细胞中相关蛋白的水平,并发现 miR-1455p 的过度表达降低了 PI3K(p100a) ERK1/2、MEK1/2 和 AKT 的磷酸化也增加了 PTEN 水平。提出的机制如图 3-28 所示。在几种类型的肿瘤中,MAPK 和 PI3K/AKT 途径起到部分重叠的作用,并协同促进对细胞凋亡和肿瘤进展的抵抗。众所周知,这两种途径通过在信号级联的多个层次上发生的"垂直"和"横向"反馈环路相互连接,它们通过遗传和表观遗传机制的失调可能在实验性和人类肿瘤的转化和进展中起到协同作用。基于这些机制,引入 PI3K 和 MAPK 抑制剂的组合作为各种癌症的潜在治疗手段,这意味着 miR-145-5p 可能是黑色素瘤治疗的有效靶点。

有趣的是,在我们的研究中,miR-145-5p 的变异在 SK-mel-28 (BRAF 突变体)细胞系中几乎没有变化。在大约 50%-70% 的转移性黑色素瘤中发现了 BRAF 基因的癌基因突变,并导致过度活性的 BRAF 激酶,导致细胞增殖失控和癌基因成瘾。它有转移性黑色素瘤的靶向治疗取决于 BRAF 突变状态。在 BRAF 抑制剂之前有一个时代,在转移性疾病中 BRAF 突变的存在与预后较差的患者相比肿瘤缺乏 BRAF 突变。BRAF 突变的强烈激活和对单一修饰的抗性可能解释了 miR-145-5p 在 SK-mel-28 细胞中的小作用。

尽管 miR-145-5p 如何与 SK-mel-28 中的不同途径相互作用的机制未知,但证明 miR-1455p 可以抑制 CHL-1 和 VMM917 细胞的存活、增殖、迁移和侵袭,并通过调节 NRAS 抑制 MAPK 和 PI3K/AKT 途径。

六、FUT8-AS1 通过促进 miR-145-5p 的生物发生和抑制 NRAS/MAPK 信号传导来抑制恶性黑色素瘤

(一)概述

黑色素瘤是致命的主要皮肤恶性肿瘤。然而,控制黑色素瘤进展和预后的关键分子驱动因素尚不清楚。通过分析癌症基因组图谱(TCGA)数据,将 FUT8-AS1 鉴定为与黑色素瘤预后相关的长非编码 RNA(lncRNA)。进一步证实 FUT8-AS1 在黑色素瘤中是下调的。减少 FUT8-AS1 的表达与侵袭性临床因素和总生存率低下相关。

使用体外功能测定,我们的发现表明 FUT8-AS1 的异位表达抑制黑色素瘤细胞增殖,迁移和侵袭。FUT8-AS1 沉默促进黑色素瘤细胞增殖,迁移和侵袭。此外,体内功能测定证明 FUT8-AS1 抑制黑色素瘤的生长和转移。从机制上讲,发现 FUT8-AS1 与 NF90 结合,抑制 NF90 与初级 miR-145(pri-miR-145),减轻 NF90 对成熟 miR-145-5p 生物发生的抑制作用,从而促进 miR-145-5p 生物发生并上调成熟的 miR-145-5p 水平。FUT8-AS1 的表达是与黑色素瘤组织中的 miR-145-5p 呈正相关。通过上调 miR-145-5p,FUT8-AS1 降低 miR-145-5 靶标 NRAS 的表达。FUT8-AS 通过下调 NRAS 发出信号 1 进一步抑制 MAPK 信号。功能拯救试验表明,miR145-

5p 的抑制逆转了 FUT8－AS1 在黑色素瘤中的肿瘤抑制作用。MAPK 信号抑制剂 MEK162 也阻断了 FUT8－AS1 沉默的致癌作用。总之,这些研究结果表明,FUT8－AS1 通过调节 NF90/miR－145－5p/NRAS/MAPK 信号轴在黑色素瘤中发挥肿瘤抑制作用。靶向 FUT8－AS1 及其下游分子信号转轴是治疗黑色素瘤的有效策略。

尽管自 1991 年以来癌症总发病率有所下降,但自 1975 年以来男性和女性的皮肤黑色素瘤的发病率都在增加。因此,皮肤黑色素瘤已成为男性第五大最常见的癌症,根据 2020 年美国统计局癌症数据,其占所有部位癌症的 7%。在女性中,皮肤黑色素瘤是第六大最常见的癌症,根据美国 2020 年癌症统计数据在所有部位的癌症占比 4%。虽然最近批准了黑色素瘤的分子靶向治疗和免疫治疗大大延长了黑色素瘤患者的生存率,大多数晚期黑素瘤,特别是那些有转移的黑素瘤患者仍然无法治愈。因此,揭示导致黑色素瘤进展和不良生存的关键分子驱动因素将使黑色素瘤的治疗更加有效。

最近,许多高通量 RNA 测序和系统生物学方法已经揭示非编码 RNA(ncRNA)在肿瘤发生和进展中的关键作用。在这些 ncRNAs 中,长非编码 RNA(lncRNA)和 microRNA(miRNA)存在明显异常表达,临床关联性以及在各种恶性肿瘤中的重要作用。lncRNA 是一类长度超过 200 个核苷酸(nt)的长 ncRNA,而 miRNA 是一类短的长度为 19－25nt 的 ncRNA。对 lncRNA 和 miRNA 的了解越来越多 lncRNA 和 miRNA 的异常表达将是潜在的预后和诊断恶性肿瘤的生物标志物。此外,许多 lncRNA 和 miRNA 也显示致癌或肿瘤抑制作用,几乎涉及癌症的各个方面,包括起始,增殖,凋亡,细胞周期,衰老,干性,迁移,侵袭,耐药性等。

在黑色素瘤中,miRNA 的知识相对丰富。许多致癌或肿瘤已经鉴定出抑制性 miRNA,例如致癌 miR－410－3p,miR－21－5p,miR－125b－5p 和 miR－378a－5p 以及肿瘤抑制性 miR－107,miR－140－5p,miR－204－5p,和 miR－128－3p。在之前的报告中,我们还发现 miR－145－5p 在黑色素瘤并在体外抑制黑色素瘤细胞的增殖,迁移和侵袭,以及体内黑色素瘤肿瘤生长。miRNA 的主要作用机制是结合 AGO_2 并形成 RNA 诱导的沉默复合物(RISC),其进一步结合靶 mRNA 并诱导靶 mRNA 降解和/或翻译抑制。在之前的报告中,还将 NRAS 鉴定为 miR－145－5p 的直接靶标,其进一步调节 MAPK 信号传导。

相比之下,黑色素瘤中 lncRNA 的知识相对较少。lncRNAs 对黑色素瘤的发生和进展的贡献才刚刚开始研究。几种与黑色素瘤癌症－相关的 lncRNAs 才刚刚被揭露,例如 SLNCR1,OVAAL,EMICERI,THOR。在之前的报告中,还确定了三种与黑色素瘤相关的 lncRNA,包括 PVT1,ILF3－AS1 和 MHEN-CR。lncRNA 的作用机制复杂多样。一些 lncRNA 直接结合蛋白质并调节相互作用蛋白的表达和/或功能,例如 OVAAL,THOR 和 ILF3－AS1。一些 lncRNA 直接结合 miRNA 和抑制相互作用的 miRNA 的作用,例如 MHENCR。一些 lncRNA 也可能直接调节邻近的蛋白质编码基因,例如 EMICERI。尽管有几个 lncRNA 在黑色素瘤中已经阐明,大多数其他 lncRNA 对黑色素瘤的影响仍不清楚。由于转录组测序已在人类中鉴定出超过 58000 个 lncRNA,因此我们不能排除其他 lncRNA 对黑色素瘤亦有影响。

为了进一步鉴定与黑色素瘤有关的 lncRNAs,我们分析了癌症基因组图谱(TCGA)皮肤黑色素瘤(SKCM)数据集,并搜索与黑色素瘤患者预后相关的基因。FUT8－AS1 被确定为与黑色素瘤预后具有最显著相关性的基因之一。在这项研究中,我们进一步研究了黑色素瘤中 FUT8－AS1 的表达和临相关性。体外和体内功能获得和丧失测定旨在阐明 FUT8－AS1 在黑色素瘤中的生物学作用。此外,该机制探索了 FUT8－AS1 的作用机制,并确定了一种相对新颖的 FUT8－AS1 作用机制,其巩固了 miR－145－5p 的生源论。

(二)材料与方法

1.人体组织样本

共有 68 个恶性黑色素瘤组织和 36 个年龄和性别匹配的皮肤组织黑素细胞痣是从解放军第 969 医院接受手术切除的患者身上获得的(中国内蒙古呼和浩特)。所有组织样本均有组织病理学检查。解放军第 969 医院审查委员会批准了这项研究。所有患者均获得书面知情同意书。

2.细胞培养和治疗

人黑色素瘤细胞系 CHL－1 和 SK－MEL－2 是从中国科学院细胞资源中心获得。在含有 10％胎牛血清的 DMEM 和 MEM 培养基（Gibco，Thermo Fisher Scientific)中培养 CHL－1 和 SK－MEL－2 细胞。如有说明，在指定时间用 $1\mu M$ MEK162(Selleck)处理细胞。

3.RNA 分离与实时 PCR

根据制造商手册用 Trizol 试剂（Invitrogen，ThermoFisher Scientific）从指定组织和细胞中分离 RNA。第一链 cDNA 使用 RNA 和 PrimeScript™ II 1st Strand cDNA Synthesis Kit 试剂盒（Takara，大连，中国）生成。实时荧光定量 PCR(Thermo Fisher Scientific)中使用 TB Green © Premix Ex Taq™ II(Takara)，FUT8－AS1 合成引物为 5′－GGCTCCTTGCTACTTTAGGG－3′(正向)和 5′－ TGGGGGGTCTTTCTCTTC － 3′（反向），NRAS 合成引物为 5′－GAAATACGCCAGTACCGAATG － 3′（正向）和 5′－ TTCTCCTCCAGG-GAAGTCAG－3′(反向)，GAPDH 合成引物为 5′－GTCGGAGTCAACG-GATTTG－3(正向)和的 5′－ TGGGTGGAATCATTGGAA － 3′(反向)。GAPDH 用于内源性控制 FUT8－AS1 和 NRAS 定量表达。为实现 miRNA 和 pri－miRNA 的定量表达，实时 PCR 使用 TaqManTM Advanced miRNA Assay(Thermo Fisher Scientific)，实时荧光定量 PCR 使用 TaqManTM Pri－miRNA Assay(Thermo Fisher Scientific)，使用时根据制造商手册进行操作。

4.稳定细胞系的构建

为了构建稳定过表达 FUT8－AS1 的黑色素瘤细胞，FUT8－AS1 过表达慢病毒(LV11/CMV/Neo)购自 GenePharma(中国上海)，并感染到 CHL－1 和 SK－MEL－2 细胞。接下来，用新霉素处理细胞四周，以选择 CHL－1 和 SK 过表达 FUT8－AS1 的 MEL－2 细胞。两对抑制 FUT8－AS1 的 cDNA 寡核苷酸表达由 GenePharma 设计和产生。退火后，将双链寡核苷酸插入 shRNA 慢病毒载体 pLV6/EF－1a/Puro 中以产生抑制 FUT8－AS1 表达的 shRNA 慢病毒。将一种打乱的非靶向 shRNA 用作阴性对照(NC)。接下来，用 shRNA 慢病毒感染 CHL－1 和 SK－MEL－2 细胞。细胞用嘌呤霉素处理四周以选择 FUT8－AS1 沉默细胞。shRNA 序列如下:LV－shRNA－1 为 5′GATCCGC-

CCTACTTTATCTTGTAAGATTCAAGAGATCTTACAAGATAAAGTAGGGCTTTTTTG−3'（正向）和 5'AATTCAAAAAAGCCCTACTTTATCTTGTAAGATCTC TT-GAATCTTACAAGATAAAGTAGGLV −shRNA−1 的 GCG−3'（反向），LV−shRNA−2 为 5GATCCGCGGAAGTTTATTTAGTACGGTTCAAGAGACCGTACTA AATAAACTT CCGCTTTTTTG−3'（正略）和 5'AATTCAAAAAAGCGGAAGTT-TATTTAGTACGGT CTCTTGAACCGTACTAAATAAACTTCCGCG −3'（反向），LV shNC 为 5GATCCGTTC TCCGAACGTGTCACGTTTCAAGAGAACGTGACACG TTCGGAGAACTTTTTTG−3'（向前）和 5'AATTCAAAAAGTTCTCCGAACGTGT-CACGTTCTCTTGAAACGTGA CAGTTCGGAAACG−3'（反向）。为了构建过度表达 FUT8−AS1 并同时抑制 miR−145−5p 的黑色素瘤细胞，用 miR−1455P 抑制慢病毒（中国上海 Genechem 有限公司）感染 FUT8−AS1 过度表达的 CHL−1 细胞，并用新霉素和嘌呤霉素处理四周，以选择过度表达并同时抑制了 miR−455P 的 FUT8−AS1 细胞。

5.细胞活力、增殖、迁移和侵袭试验

如前所述，进行 Glo 细胞活力测定以测量细胞活力。简言之，将每孔 3000 个标记的黑素瘤细胞接种到 96 孔板中。根据制造商的说明，使用细胞滴度 Glo 发光细胞活力测定法（Promega Corporation，Fitchburg，WI，USA）获得本文中指定时间点的发光值。根据说明，使用 EdU 试剂盒（瑞士巴塞尔霍夫曼拉罗氏有限公司）进行 EdU 参入试验。使用前述方法，进行细胞迁移试验以测量细胞迁移。如前所述，进行细胞侵袭试验以测量细胞侵袭。

6.裸鼠异种移植

无胸腺 BALB/c 裸鼠购自中国科学院，处于无病原体环境下。裸鼠的使用得到了解放军第 969 医院审查委员会的批准（呼和浩特，内蒙古，中国）。共有 3.0×10^6 个黑色素瘤细胞皮下注射到裸鼠的侧面。每 7 天使用卡尺测量皮下异种移植物体积，并按照公式 $V = 0.5 \times LW2$（L，肿瘤长度；W，肿瘤宽度）计算。注射后第 28 天，切除皮下异种移植物并称重。皮下异种移植物进一步用抗 Ki67 的一级抗体（ab15580，1μg/mL，Abcam）进行免疫组织化学（IHC）染色。皮下异种移植物也用于使用一步 TUNEL 凋亡测定试剂盒（Beyotime，中国上海）进行 TdT 介导的 dUTP 缺口末端标记（TUNEL）染色。为评估体内黑色素瘤肝转移，将 3.0×10^6 个标记过的黑色素瘤细胞脾内注射到裸鼠中以构建肝转移模型。注射后第 28 天，杀死小鼠，取肝脏切除。对肝脏进行苏木精－伊红（H&E）染色。为评估体内黑色素瘤肺转移，将 3.0×10^6 个标记的黑色素瘤细胞注射到裸鼠的尾静脉中建立肺转移模型。注射后第 28 天，处死小鼠并切除肺部。对肺进行苏木精－伊红（H&E）染色。

7.RNA Pull－Down 试验

FUT8－AS1 全长序列用 PCR 扩增，引物为 5'－GGAATTCTCGCT-GCCGGTGGAGA－3'(正向)和 5'－GCTCTAGATTCAGTTGGAAGGAGGTAGG －3'(反向)。将 PCR 产物克隆到 pSPT19 载体(Roche)的 EcoR I 和 Xba I 位点，以构建 pSPT19－FUT8－AS1。NF90 突变结合位点 pSPT19－FUT8－AS1（pSPT19－FUT8－AS1－mut）使用快速诱变系统(TransGen Biotech，中国北京构建)，引物为 5'－CTTTATCTTGTAAGGACAATCCACATTCAC－3'(正向)和 5'－TTGTCCTCTTACAAGATAAGTAGGGCTTCG－3'(反向)。野生型 FUT8－AS1 和野生型和 NF90 结合位点突变的 FUT8－AS1 在体外从 pSPT19－FUT8－AS1 和 pSPT18－FUT8－AS1－mut 转录并生物素化，分别使用 Biotin RNA 标记混合物(Roche)和 Sp6 RNA 聚合酶(罗氏)。纯化后，$3\mu g$ 野生型或 NF90 结合位点突变的 FUT8－AS1 与来自 CHL－1 细胞的 1mg 全细胞裂解物在 25℃ 下孵育 1 小时。链霉亲和素琼脂糖珠(Thermo Fisher Scientific)用于富集生物素化的 RNA 和相互作用的蛋白质。使用蛋白质印迹检测 Pull－Down 材料中存在的蛋白质。

8.蛋白质印迹

使用如前所述方法（38），用一级抗体进行蛋白质印迹:对于 NF90，ab131004，1:2,000，Abcam 公司;对于 EZH2，♯07－689，1:2,000，Millipore;对于 NRAS，ab154291，1:1000，Abcam 公司;对于 GAPDH，ab8245，1:5000，Abcam 公司;对于磷酸化 MEK1/2，♯9154，1:1000，细胞信号技术;对于 MEK1/2，♯8727，1:1000，细胞信号技术公司;对于磷酸化 ERK1/2，♯4370，1:2000，细胞信号技术公司;对于 ERK1/2，♯4695，1:1000，细胞信号技术公司。

9.RNA 免疫沉淀(RIP)

根据使用说明,使用 Magna RIP RNA 结合蛋白免疫沉淀试剂盒(Millipore)和针对 NF90 的抗体(每次反应 $5\mu g$;ab131004、Abcam)在指定的黑色素瘤细胞中进行 RIP 分析。

10.统计分析

用 GraphPad Prism v6.0 进行所有的统计分析。为了便于比较,对数秩检验,Mann－Whitney 检验,双尾不成对 t 检验,单因素方差分析,然后是 Dunnett 的倍数比较测试,Spearman 相关分析或单因素方差分析,然后是 Tukey 的倍数如图例所示进行比较测试。$P<0.05$ 被认为是具有统计学意义。

(三)结果

1.FUT8－AS1 表达降低与黑色素瘤预后不良相关

为了寻找与黑色素瘤预后相关的基因,我们分析了皮肤癌基因组图谱(TCGA)

黑色素瘤(SKCM)数据集,以区别检索不同生命状态之间的表达基因(P 值<0.01,倍数变化≥2)。其中包括差异表达基因,注意到 FUT8－AS1,它具有相对更显著的 P 值和更大的褶皱变化。对 TCGA－SKCM 数据集的进一步分析表明 FUT8－AS1 的表达减少表明总体较差存活率。两个电子工具,即编码潜在评估工具(CPAT)和编码潜力计算器(注册会计师)被用来计算 FUT8－AS1。CPC 和 CPAT 评分的编码潜力 FUT8－AS1 与众所周知的 lncRNA HOTAIR 一样低,接下来,使用实时 PCR 测量了自己的队列中 FUT8－AS1 的表达,包括 36 个良性痣和 68 个黑色素瘤。结果表明,与良性痣相比,FUT8－AS1 在黑色素瘤组织中表达下调。FUT8－AS1 表达与临床病理特征之间的相关性分析表明,FUT8－AS1 表达减少与厚度、溃疡和转移相关。此外,Kaplan－Meier 生存分析表明,这 68 个黑色素瘤中 FUT8－AS1 的表达降低与总体生存率低下相关。因此,这些发现表明 FUT8－AS1 在黑色素瘤中被下调,FUT8－AS1 的表达降低与侵袭性临床因素和较低的总体生存率相关。

2.FUT8－AS1 体外抑制黑色素瘤细胞增殖、迁移和侵袭

由于 FUT8－AS1 表达之间的显著相关性以及黑色素瘤的临床特征,接下

来研究了 FUT8－AS1 在黑色素瘤中的潜在作用。通过 FUT8－AS1 过表达慢病毒介导的转染构建了稳定过表达 FUT8－AS1 的 CHL－1 和 SK－MEL－2 细胞。实时 PCR 证实了过表达效应。Glo 细胞活力测定表明,与对照细胞相比,过表达 FUT8－AS1 的 CHL－1 和 SK－MEL－2 细胞的细胞活力分别降低。EdU 参入试验进一步表明,与对照细胞相比,过表达 FUT8－AS1 的 CHL－1 和 SK－MEL－2 细胞分别具有较慢的细胞增殖率。Transwell 迁移试验表明,与对照细胞相比,过表达 FUT8－AS1 的 CHL－1 和 SK－MEL－2 细胞的迁移细胞数分别较少。Transwell 侵袭试验表明,过表达 FUT8－AS1 的 CHL－1 和 SKMEL－2 细胞的侵袭性较小分别与对照细胞进行比较。因此,这些发现表明 FUT8－AS1 在体外抑制黑色素瘤细胞增殖、迁移和侵袭。

为进一步证实 FUT8－AS1 在黑色素瘤中的肿瘤抑制作用,通过两个独立的 FUT8－AS1 特异性 shRNAs 慢病毒介导的转染构建了 FUT8－AS1 稳定沉默的 CHL－1 和 SK－MEL－2 细胞。Glo 细胞活力测定表明,与对照细胞相比,FUT8－AS1 沉默的 CHL－1 和 SK－MEL－2 细胞均细胞活力均有增加 EdU 参入试验表明,与对照细胞相比,FUT8－AS1 沉默的 CHL－1 和 SK－MEL－2 细胞均具有更快的细胞增殖率。Transwell 迁移分析表明 FUT8－AS1 沉默的 CHL－1 和 SK－MEL－2 细胞与对照细胞相比,均具有更多的迁移细胞数。Transwell 侵袭试验表明,与对照细胞相比,FUT8－AS1 沉默的 CHL－1 和 SK－MEL－2 细胞均具有更多的侵袭细胞数量。总之,这些发现表明,FUT8－AS1 沉默在体外促进了黑色素瘤细胞的增殖、迁移和侵袭,进一步证实了 FUT8－A1 在黑色素瘤中的肿瘤抑制作用。

3.FUT8－AS1 抑制体内黑色素瘤生长和转移

为研究 FUT8－AS1 在体内黑色素瘤生长中的作用,FUT8－AS1 稳定过表达并控制的 CHL－1 细胞通过皮下接种到裸鼠体内。每 7 天测量肿瘤体积,接种后第 28 天切除肿瘤并称重。结果表明,与对照细胞形成的肿瘤相比,过表达 FUT8－AS1 的 CHL－1 细胞所形成的肿瘤具有较慢的生长速度并形成较小的肿瘤。增殖标志物 Ki67 IHC 染色表明肿瘤与对照细胞形成的肿瘤相比,过表达 FUT8－AS1 的 CHL－1 细胞形成的 Ki67 阳性细胞较少。TUNEL 染色表明,与对照细胞形成的肿瘤相比,CHL－1 细胞过度表达 FUT8－AS1 形成的肿瘤具有更多的凋亡细胞。探讨体内 FUT8－AS1 在黑色素瘤转移中所起的作用,在脾内注射过表达或正常表达 FUT8－AS1 的 CHL－1 细胞建立肝转移模型。结果表明 CHL－1 细胞过度表达 FUT8－AS1 与对照 CHL－1 细胞相比,形成较少的肝转移。结果表明过表达 FUT8－AS1CHL－1 的 CHL－1 细胞与正常表达的 CHL－1 细胞相比,肝转移较少。此外,将过表达 FUT8－AS1 的 CHL－1 细胞或正常表达的 CHL－1 细胞注射到裸鼠的尾静脉中构建肺转移模型。结果表明过表达 FUT8－AS1 的 CHL－1 细胞与正常表达的 CHL－1 细胞相比,过表达 FUT8－AS1 的 CHL－1 细胞肺转移较少。因此,这些发现表明 FUT8－AS1 在体内抑制黑色素瘤生长和转移,进一步说明了 FUT8－AS1 在黑色素瘤中的抑癌作用。

4.FUT8－AS1 通过结合 NF90 增强 miR－145－5p 生物生成

许多 lncRNA 被证明通过与蛋白质相互作用发挥其生物学作用。为了确定 FUT8－AS1 是否也能与蛋白质相互作用,使用了在线电子工具 RNA 蛋白质相互作用预测(RPISeq)预测 FUT8－AS1 与蛋白质之间的潜在相互作用。值得注意的是,预测了 FUT8－AS1 和 NF90 之间的潜在相互作用,相互作用概率为 0.95。FUT8－AS1 含有一个保守的 NF90 结合序列(5'－CUGUU－3',FUT8－AS1 的 452－456nt),支持 FUT8－AS1 和 NF90 之间的潜在相互作用。NF90 已被揭示通过结合 primiR－145 抑制 miR－145－5p 生物发生。

先前的报告揭示了 miR－145－5p 在黑色素瘤中的肿瘤抑制作用。因此,接下来研究了 FUT8－AS1 对 NF90/miR－145－5p 的潜在影响。使用体外转录生物素标记的 FUT8－AS1 的 RNA pull－down 实验分析显示 NF90 的特异性富集,但 EZH2 没有。此外,FUT8－AS1 中 NF90 结合序列的突变显著降低了 FUT8－AS1 对 NF90 的富集。使用 NF90 特异性抗体的 RIP 分析显示 FUT8－AS1 富集,但 GAPDH mRNA 不富集,这进一步支持了 FUT8－AS1 和 NF90 之间的相互作用。为了研究 NF90 是否调节黑色素瘤中 miR－145－5p 的生物发生以及 FUT8－AS1 是否调节 NF90 对 miR－1455p 的影响,首先检测了 NF90 对 miR－145－5p 的影响。NF90 的沉默显著上调了 CHL－1 和 SK－MEL－2 细胞中 miR－145－5p 的表达。使用 NF90 特异性抗体的 RIP 分析显示,pri－miR－145 在 CHL－1 和 SK－MEL－2 细胞中显著富集,支持黑色素瘤中 NF90 与 pri－miR－145 的结合。此外,FUT8－AS1 的过度表达显著降低了 SK－MEL－2 细胞中 pri－miR－145 和 NF90 之间的结合。相反,FUT8－AS1 的沉默增加了 CHL－1 细胞中 pri－miR－145 和 NF90 之间的结合。这些数据表明 FUT8－AS1 降低了 NF90 与 pri－miR－145 的结合。接下来,测量了 FUT8－AS1 过度表达的 CHL－1 和 SK－MEL－2 细胞中,pri－miR－145 和成熟 miR－145－5p 的表达水平。结果表明,与 FUT8－AS1 正常表达的 CHL－1 and SK－MEL－2 细胞相比,FUT8－AS1 过度表达的 CHL－1 and SK－MEL－2 细胞 pri－miR－145 减少。而成熟 miR－145－5p 在 FUT8－AS1 过表达的 CHL－1 和 SK－MEL－2 细胞中显著增加。此外,测量了 FUT8－AS1 沉默的 CHL－1 和 SK－MEL－2 细胞中 pri－miR－145 和成熟 miR－145－5p 的表达水平。结果表明,与 FUT8－AS1 正常表达的 CHL－1 and SK－MEL－2 细胞相比,FUT8－AS1 沉默表达的 CHL－1 和 SK－MEL－2 细胞中的 pri－miR－145 增加,而成熟 miR－145－5p 在 FUT8－AS1 沉默的 CHL－1 和 SKMEL－2 细胞中显著减少。

为了阐明 FUT8－AS1 对 miR－145－5p 的调节是否依赖于 NF90,在 FUT8－AS1 过表达和沉默表达的 CHL－1 和 SKMEL－2 细胞中耗尽 NF90,然后测量成熟 miR－145－5p 表达水平。结果表明,NF90 的耗竭消除了 FUT8－AS1 过表达和沉默对 miR－145 的影响－5p。这些发现表明了 FUT8－AS1 与 NF90 相互作用,减轻了 NF90 对 miR－145－5p 生物生成的抑制作用,从而下调了黑色素瘤中的 pri－miR－145 和上调了成熟 miR－1455p 水平。在黑色素瘤组织中也发现了 FUT8－AS1 和 miR－145－5p 表达水平之间正相关性。

5.FUT8－AS1 抑制 NRAS/MAPK 信号

在之前的报告中,发现 miR－145－5p 通过直接靶向 NRAS 激活的 MAPK 信号。因此,进一步研究了 FUT8－AS1 对 NRAS/MAPK 信号传导的影响。发现表明,在 FUT8－AS1 过表达细胞中 NRAS mRNA 水平降低,在 FUT8－AS1 沉默细胞中 NRAS mRNA 水平增加。相应的,NRAS 蛋白水平在 FUT8－AS1 过表达细胞中降低,而在 FUT9－AS1 沉默细胞中升高。接下来,研究了 FUT8－AS1 对 MAPK 信号传导的影响。如 MEK1/2 和 ERK1/2 的磷酸化水平在 FUT8－AS1 过表达细胞中降低,在 FUT8－AS1 沉默的细胞中增加。因此,这些数据表明,FUT8－AS1 抑制黑色素瘤中的 NRAS/MAPK 信号。

6.FUT8－AS1 的肿瘤抑制作用依赖于 miR－145－5p/NRAS/MAPK 信号轴的调节

为阐明 FUT8－AS1 在黑色素瘤中的肿瘤抑制作用是否依赖于 miR－145－5p/NRAS/MAPK 信号轴的调节,抑制了 FUT8－AS1 过表达的 CHL－1 细胞中的 miR－145－5p。Glo 细胞活力测定表明,由 FUT8－AS1 过度表达引起的细胞活力降低被 miR－145－5p 抑制逆转。EdU 参入试验表明,由 FUT8－AS1 过度表达引起的较慢的细胞增殖率被 miR－145－5p 抑制逆转。Transwell 迁移试验表明,由 FUT8－AS1 过度表达引起的迁移细胞数减少被 miR－145－5p 抑制逆转。Transwell 侵袭试验表明,由 FUT8－AS1 过度表达引起的侵袭细胞数量减少被 miR－145－5p 抑制逆转。总之,这些发现表明,FUT8－AS1 在黑色素瘤细胞增殖、迁移和侵袭中的抑制作用被 miR－145－5p 抑制逆转。为了进一步阐明 FUT8－AS1 在黑色素瘤中的作用是否依赖于 MAPK 信号的调节,用 MEK1/2 抑制剂 MEK162 处理 FUT8－AS1 沉默表达和正常表达的 CHL－1 细胞。Glo 细胞活力测定表明,MEK162 处理消除了 FUT8－AS1 沉默引起的细胞活力增加。EdU 参入试验表明,MEK162 处理消除了由 FUT8－AS1 沉默引起的加速细胞增殖率。Transwell 迁移分析表明,MEK162 处理消除了 FUT8－AS1 沉默导致的迁移细胞数增加。Transwell 侵入试验表明 MEK162 处理消除了由 FUT8－AS1 沉默引起的侵袭性细胞数量增加。因此,这些发现表明 FUT8－AS1 在黑色素瘤中所起的作用依赖于 miR－145－5p/NRAS/MAPK 信号传导的调节。

(四)FUT8－AS1 的重要性

分子靶向治疗和免疫治疗的巨大进展强调了基于黑色素瘤中分子畸变的有效策略。目前的靶向治疗主要集中在异常蛋白质。最近,越来越多的证据表明,除蛋白质外,ncRNA 也证明了在癌症中的重要作用,并将被开发为治疗靶点。在这项研究中,通过分析公共 TCGA 数据集,发现了一种新的与黑色素瘤相关的 lncRNA FUT8－AS1。FUT8－AS1 位于染色体 14q23.3 上,只有一个外显子。关于 FUT8－AS1 知识较为缺乏,只有一份报告显示 FUT8－AS1 与多形性胶质母细胞瘤患者的亚群相关。在这项研究中，进一步研究了 FUT8－AS1 在黑色素瘤中的表达，临床意义，作用和作用机制。

　　与良性痣相比，FUT8－AS1 在黑色素瘤组织中减少。FUT8－AS1 的表达降低与肿瘤的厚度、溃疡、转移和较低的总生存率相关。功能获得和丧失试验表明，FUT8－AS1 在体外抑制黑色素瘤细胞增殖、迁移和侵袭。此外，FUT8－AS1 在体内抑制黑色素瘤生长和转移。因此，FUT8－AS1 被鉴定为黑色素瘤中的抑癌 lncRNA。FUT8－AS1 也可能是黑色素瘤的潜在的预后生物标志物。增强 FUT8－AS1 和/或其在下游信号传导中的作用将是黑色素瘤的潜在治疗策略。

　　此外，发现了一种相对新颖的 FUT8－AS1 分子机制，即通过竞争性结合 NF90 促进 miR－145－5p 生物生成。先前关于 lncRNA 对 miRNA 影响的报道主要是 lncRNA 与 miRNA 的竞争性结合，这进一步减轻了 miRNA 对其 mRNA 靶的抑制作用。lncRNA ATB 是一个经典的例子，其竞争性结合 miR－200s 并上调肝细胞癌中的 miR－200s 靶向 ZEB1 和 ZEB2。在之前的报告中，已经证明 lncRNA MHENCR 竞争性结合 miR－425 和 miR－489，因此上调黑色素瘤中的靶 IGF1 和 SPIN1。在这项研究中，发现 FUT8－AS1 不结合 miR－145－5p，但促进 miR－1455p 的生物发生。

　　结合生物信息学预测和实验验证，发现 FUT8－AS1 直接结合 NF90。NF90 是一种特征良好的双链 RNA 结合蛋白。NF90 直接结合 pri－miR－145 并抑制成熟 miR－145－5p 的生物发生。在这项研究中，发现通过竞争性结合 NF90，FUT8－AS1 抑制 NF90 与 pri－miR－145 的结合。因此，FUT8－AS1 抑制了 NF90 对 miR－145－5b 生成的影响。最后，FUT8－AS1 下调 pri－miR－145 并上调成熟 miR－145－5p。黑色素瘤组织中 FUT8－AS1 和 miR－145－5p 表达之间的显著正相关支持了人类黑色素瘤中 FUT9－AS1 对 miR－1455p 的正向调节。此外，功能拯救试验表明 miR－145－5p 抑制剂逆转了 FUT8－AS1 在黑色素瘤中的肿瘤抑制作用，支持 miR－145－5p 作为 FUT8－AS1 的重要下游靶点。报告中已将 NRAS 确定为 miR－145－5p 的关键下游靶点。通过靶向 NRAS，miR－145－5p 进一步抑制 MAPK 信号。MAPK 信号在黑色素瘤中经常被异常激活。因此，在本研究中，进一步研究了 FUT8－

AS1 通过调节 miR－145－5p 对 NRAS/MAPK 信号传导的影响。与预期一致,结果表明,FUT8－AS1 抑制 NRAS 的表达,并进一步抑制黑色素瘤中的 MAPK 信号。MAPK 信号抑制剂 MEK162 消除了黑色素瘤中致癌性 FUT8－AS1 沉默的作用,这进一步支持 miR－145－5p/NRAS/MAPK 信号传导是 FUT8－AS1 在黑色素瘤中作用的关键介体。因此,确定了 lncRNA 相对新颖的作用机制和以及黑色素中 FUT8－AS1 的详细下游分子信号级联。

发现表明 FUT8－AS1 是黑色素瘤中重要的抑癌 lncRNA,其在体外抑制黑色素瘤细胞增殖、迁移和侵袭,以及体内黑色素瘤的生长和转移。FUT8－AS1 通过结合 NF90,减轻 NF90 对 miR－145－5p 生物发生的抑制作用,上调 miR－145－5p,抑制 NRAS,最后抑制黑色素瘤中的 MAPK 信号。我们的数据和 TCGA 数据都表明 FUT8－AS1 是与黑色素瘤患者的不良预后相关。这些数据为黑色素瘤进展提供了新的分子驱动因素以及黑色素瘤结果预测和治疗的潜在目标。

(陈向军)

第五节　黑色素瘤的药物治疗

黑色素瘤的基因突变发生率比较高,常见的突变基因包括 BRAF、MAPK 和 NRAS 等,其中 BRAF 是一种原癌基因,约 50％黑色素瘤患者携带 BRAFV600E 突变。BRAF 突变后可激活 RAS/RAF/MEK/ERK 通路,从而促进肿瘤发生。虽然黑色素瘤在早期局部发现是可以治愈的,但是转移性黑色素瘤在治疗上仍然是一个巨大的挑战。治疗黑色素瘤的方案有传统的手术切除以及常规化疗、新兴的靶向治疗及免疫治疗等。这几种治疗方案都各有优缺点,找到最为优质的治疗方案是研究人员一直在不断探索与追求的目标。本文将对黑色素瘤的治疗药物进行综述。

一、化疗药物

在传统的黑色素瘤治疗方案中,一般包括手术和放疗、化疗。达卡巴嗪是一种烷基化化疗药物,于 1975 年被美国食品与药物管理局(FDA)批准用于治疗黑色素瘤,也是第一个被批准用于治疗黑色素瘤的化疗药物。但是大部分研究表明,达卡巴嗪单一用药,总体生存获益较差。所以它现在作为抗黑色素瘤药物组合的基础用药。替莫唑胺是一种口服化疗药物,与达卡巴嗪的作用类似,可以作为达卡巴嗪的替代品。它可以穿透血脑屏障,进入中枢神经系统,因此具有预防和治疗黑色素瘤脑转移的效果。有研究称,替莫唑胺可造成调节性 T 细胞(Treg)数量的耗竭和功能的抑制,因此,它可能通过降低肿瘤负荷来增强免疫抑制剂的抗肿瘤作用。尽管对于黑色素瘤的一线治疗存在新的改良的治疗方案,但化疗在一些难治性、进行性和复发性黑色素瘤的姑息治疗中仍然很重要。

二、靶向药物

BRAF 是黑色素瘤中最常见的突变致癌基因。对携带 BRAFV600E 的黑色素瘤患者,BRAF 靶向抑制剂可使黑色素瘤转移灶快速消退并取得了较好疗效。其有效率高且起效快,属临床一线用药。常见的 BRAF 抑制剂有索拉非尼、威罗菲尼和达拉菲尼。索拉菲尼是一种新颖靶向治疗药物,能抑制 B－Raf 和 C－Raf 的丝氨酸/苏氨酸激酶活性,以及血小板源性生长因子受体 (PDGFR)、血管内皮生长因子受体(VEGFR)、p38 和 c－Kit 的多靶点酪氨酸 激酶抑制剂。它通过抑制 FLT3 和 BRAF 用于黑色素瘤的治疗,是第一个在黑 色素瘤患者中被研究的 Raf 抑制剂。但是它具有轻至中度的不良反应,主要包 括皮肤毒性,腹泻和疲劳。

威罗菲尼是最早进入临床的 BRAF 抑制剂,对携带 BRAFV600E 患者,它 显示出比野生型高 30 倍的选择性抗增殖活性,起效快,有效率达 48%,但是存 在关节痛、光敏、疲劳和脱发等副作用。达拉菲尼与威罗菲尼疗效相当,但副作 用更小。达拉菲尼也是一种强效 BRAF 抑制剂,对 BRAF 突变型的选择性是 野生型 BRAF 基因的 100 倍,除此之外,还显示出显著的抗脑转移的临床活性。 它常见的副作用包括角化过度、皮疹、头痛、发热、脱发和周围神经病变。相对 于传统治疗,BRAF 抑制剂靶向治疗起效更快,有效率也高,但绝大多数患者都 存在耐药问题,从而限制了远期疗效。除了 BRAF 抑制剂以外,还有 RAS/RAF/MEK/ERK 级联信号中的 MEK 抑制剂,其中最常用的就是曲美替 尼。曲美替尼是一种口服的双重激酶抑制剂,通常与达拉菲尼联合用于治疗晚 期恶性黑色素瘤。有研究比较了曲美替尼与化疗的疗效,发现曲美替尼 6 个月 生存率为 81%,而使用达卡巴嗪或紫杉醇的 6 个月生存率为 67%。曲美替尼 治疗黑色素瘤的良好效果,在 2013 年被 FDA 批准用于治疗 BRAFV600E 的转 移性黑色素瘤。BRAF 抑制剂单一治疗的局限性在于患者对治疗反应的差异 性、几乎所有患者都会出现的耐药性以及 BRAF 抑制剂相关的毒性。在临床 上,耐药性也会表现为异质性,有些转移性黑色素瘤天生对治疗药物有耐药性, 而比较常见的耐药表现为最初对治疗有反应,而后产生耐药,继而出现新的转 移瘤。

三、联合用药

单独使用达卡巴嗪和其他化疗药物效果不佳,联合疗法是目前治疗黑色素 瘤常见的策略。达卡巴嗪虽然活性很低,但它是治疗黑色素瘤的大多数联合化 疗方案的基础。临床上,达卡巴嗪经常与顺铂、亚硝基脲等其他细胞毒性药物联用。BRAF 及 MEK 抑制剂的组合用药也常常用于伴有 BRAF 突变的黑色素瘤患者。这主要是由于使用 BRAF 抑制剂作为单一药物产生了耐药性。有报道称，与 BRAF 抑制剂作为单药使用相比，该组合可延迟耐药的发生，并可增强细胞凋亡。对 BRAF 突变的转移性黑色素瘤患者联合使用 BRAF 和 MEK 抑制剂进行的临床试验显示，总体存活率提高，应答率提高，毒性更小。在临床研究中首次尝试的 BRAF 和 MEK 抑制剂的组合是达拉菲尼和曲美替尼。这两种抑制剂的联合使用表现出了良好的应答率。尽管大多数 BRAF 突变的病例对 BRAF 和 MEK 抑制剂的联合疗法药物有效率较好，但是这些靶向治疗只能用于 40%～50%的黑色素瘤患者，或是应用了这些药物后仍然复发的患者。

四、免疫制剂

由于黑色素瘤细胞通过多种机制表现为对化疗药物的固有耐药，所以需要寻找其他的治疗策略。近年来，免疫疗法能提高免疫系统识别和杀死癌细胞或病毒、细菌等外来物质的能力。因此在黑色素瘤治疗领域取得了突破性发展，可以作为一种独立于突变状态的治疗选择。免疫疗法一般包括针对免疫检查点的 PD－1 抗体、CTLA－4 单抗以及干扰素（IFN）等。PD－1 属于免疫球蛋白超家族的 CD28/B7 家族，在活化的 T 细胞、树突细胞、NK 细胞上都有表达。正常情况下，PD－1 与表达 PD－L1 和 PD－L2 配体的细胞结合，发挥负性免疫调控作用，避免 T 细胞过度扩增而导致免疫损伤，从而保持免疫内环境的稳定。肿瘤细胞会高表达 PD－L1，与免疫细胞的 PD－1 受体结合后，抑制抗肿瘤免疫，从而发生免疫逃逸。PD－1 抗体能通过封锁免疫细胞表达的 PD－1 受体起到封锁免疫逃逸的机制，从而引起免疫细胞持续激活，发挥抗肿瘤作用。PD－1 抗体可增强由 BRAF 和 MEK 抑制剂联合使用的抗肿瘤反应持久性。PD－1 抗体和达拉菲尼以及曲美替尼的三联治疗能延长患者生存期以及加长药物反应性的持续时间。细胞毒性 T 淋巴细胞抗原（CTLA－4）的重组人单克隆抗体的作用机制与 PD－1 抗体相似，通过封锁免疫耐受机制起到抗肿瘤作用。CTLA－4 是免疫球蛋白超家族的成员，是在活化 T 淋巴细胞上表达的跨膜受体。CTLA－4 通常与 B7 结合后通过诱导 T 细胞无反应以及抑制 IL－2 的分泌来下调 T 细胞活化。从而参与免疫反应的负调节，引发免疫耐受。

CTLA－4 抗体通过与 CTLA－4 结合来封锁这种机制。

易普利姆玛(ipilimumab)是 FDA 批准的首个针对进展期黑色素瘤患者的免疫检查点阻断药物，已经成为黑色素瘤进展期最为常见的标准治疗方案之一。干扰素是一种经过筛选的免疫细胞产生的一类糖蛋白，暴露于多种介质中，具备多种抗增殖以及免疫调节的作用。它可以增加浸润细胞的数量，刺激抗体的产生，减少血液循环中 Treg 细胞的数量。免疫治疗可以加强黑色素瘤患者的免疫反应，并且能协同增强细胞毒性药物的药物应答率。免疫治疗疗效持久且副作用较小，部分患者可完全缓解，从而大大改善了黑色素瘤患者的预后。尽管如此，免疫治疗仍存在有效率较低(约 1/3)，部分病人甚至病情加重等缺点。

五、纳米制剂

不同免疫检查点调节剂的最新临床验证彻底改变了癌症治疗方法。但是，低应答率、不良反应和耐药性导致临床上需要替代组合策略来克服这些局限性。最近，有研究人员设计了一种用于黑色素瘤治疗的新型纳米免疫技术。众所周知，CpG 是一种 TLR9 激活剂，可以抑制 Treg 细胞的活化，增加 CD4＋ST 细胞的存活率，并促进 CD8＋T 细胞向肿瘤内浸润。通过纳米颗粒将 CpG 包裹在聚合物基质中，靶向地将 CpG 递送至 TLR9，刺激体内免疫活动，起到抗肿瘤的作用。此外，在与免疫疗法组合的治疗中，其协同治疗显著延迟了黑色素瘤的病情进展并大大延长了所有荷瘤小鼠的寿命，证实了抗原传递系统可以有效控制小鼠模型中黑色素瘤的病情进展，治疗由黑色素瘤引起的原发性肿瘤和转移。

纳米免疫疗法作为一种主动的免疫治疗策略，具有扩展宿主抗肿瘤特异性 T 细胞效应子表型的独特能力，从而提高了敏感性和长期的肿瘤识别能力。纳米制剂的材料多种多样，研究者们也在不断探索更加方便有效的纳米材料。纳米免疫疗法的临床应用成为癌症治疗的一种重要方案。

（仝伟兵）

第六节　天然产物在黑色素瘤防治中的作用及应用

一、概述

恶性黑色素瘤是由黑色素细胞或由黑色素细胞发展而来的一种肿瘤,其发病率约占所有恶性肿瘤病例的 3%,黑色素瘤中最常见的突变癌基因是 BRAF 和 NRAS,分别约占 60% 和 20%。根据黑色素瘤的发病特征,可将其分为 4 个进展阶段:早期黑色素瘤(0 和 Ⅰ 期)具有局限性和无创性的特征;Ⅱ 期肿瘤体积较大,常出现溃疡,转移风险高;晚期黑色素瘤(Ⅲ 和 Ⅳ 期),癌细胞已经转移到身体各个组织,危及生命。目前黑色素瘤的治疗方法主要包括手术切除、化疗、靶向治疗和免疫治疗。大多数转移性黑色素瘤患者对初始治疗反应良好,但术后易残留转移病灶,后期易复发且对化疗产生耐药,是治疗面临的一大挑战。此外,目前临床上常用的抗黑色素瘤药物大多具有严重的不良反应。因此,开发全新的抗黑色素瘤药物是现阶段医药研究领域亟待解决的问题。近年来研究发现,天然化合物对肿瘤细胞有良好的杀伤作用,同时对正常细胞影响较小,不良反应较少,在肿瘤治疗上的应用愈发受到重视。目前已开发或具有开发潜力的天然产物种类繁多,如黄酮类化合物、多酚类化合物、萜类化合物、生物碱类等。天然产物可以在黑色素瘤细胞系和小鼠模型中发挥抗增殖、促凋亡、抗侵袭和抗血管生成的作用,而且对正常细胞没有明显的毒性。基于上述优点,本文就近年来各种天然产物在黑色素瘤防治中的作用及应用进行综述,为其深入研究和开发提供参考。

二、黄酮类化合物

黄酮类化合物广泛分布于植物界,迄今为止共鉴定出 5000 多种黄酮类化合物,广义黄酮类化合物共分为六大类,包括黄酮类、黄烷酮类、黄酮醇类、黄烷醇类、异黄酮类和花青素类。黄酮类化合物是植物的次生代谢产物,具有多酚结构,通常由 15 碳骨架(包括两个苯环)和含一个氧原子的杂环核组成,具有显著的抗氧化和螯合作用,在预防和治疗癌症疾病方面具有显著的作用。众多研究结果表明多种黄酮类化合物，例如卡麦角素、槲皮素、芹菜素、木犀草素、丁香苷、柚皮苷、染料木素和大豆苷元，对黑色素瘤细胞均具有抗增殖和促凋亡作用。

（一）黄酮类

流行病学研究表明，黄酮类化合物的饮食摄入与癌症风险呈负相关。已有证据指出，黄酮类化合物具有抗炎、抗氧化和抗癌的特性，其中芹菜素和木犀草素等都已被证明对黑色素瘤具有防治作用。

芹菜素（apigenin，1）是一种天然的黄酮类化合物，存在于许多水果和蔬菜中。现有文献报道芹菜素在体外抑制 B16BL6 黑色素瘤细胞的生长，其 IC50 是 $1.5\mu mol/L$。还可以导致细胞周期停滞，对黑色素瘤细胞具有强烈的抗增殖和促凋亡作用。在临床前研究中，芹菜素口服灌胃 150mg/kg，持续 12 天可抑制黑色素瘤 B16 细胞系小鼠模型的黑色素瘤生长和转移。芹菜素除了具有对黑色素瘤细胞的生长抑制和促凋亡作用外，还可以通过限制黑色素瘤异种移植小鼠模型中树突状细胞中细胞程序性死亡配体 1（programmedcell death 1 ligand 1，PD－L1）的表达，刺激机体对黑色素瘤细胞的免疫反应。IFN－γ 是一种 Ⅱ 型干扰素，在先天免疫和适应性免疫中起着关键作用，它可以潜在地诱导肿瘤细胞中PD－L1 的表达，从而有助于肿瘤免疫逃避。芹菜素通过强烈抑制 IFN－γ 诱导的信号转导与转录激活因子 1（signal transducer and activator of transcription 1，STAT1）激活，降低黑色素瘤细胞 PD－L1 表达水平，从而使其对 T 细胞介导的杀伤更敏感；另一方面，芹菜素也可以下调树突状细胞中PD－L1 的表达，增强宿主 T 细胞免疫应答。芹菜素通过抑制 PD－L1 表达发挥出抑制黑色素瘤生长的双重作用。此外，芹菜素（150mg/（kg·d），24 天，口服灌胃）还可以通过下调信号传导与转录激活因子 3（signal transducer and activator of transcription 3，STAT3）信号通路抑制 B16F10 小鼠黑色素瘤模型的肺转移，并呈剂量依赖性（5 和 $10\mu mol/L$）抑制 B16F10 和（10 和 $20\mu mol/L$）A375 细胞的侵袭和迁移。以上均证明芹菜素在抗黑色素瘤作用方面具有巨大的潜在临床意义。

木犀草素（luteolin，2）是一种天然黄酮，存在于水果、蔬菜和草药中。越来越多的证据表明木犀草素具有多种药理活性，如抗炎、抗高血压、抗氧化和抗肿瘤等作用。以往研究表明,木犀草素通过多种机制抑制癌细胞生长,包括促进癌细胞凋亡和细胞周期阻滞,以及减轻癌细胞的侵袭和转移。在 B16F10 黑色素瘤细胞系注射的小鼠模型中,木犀草素以 20mg/kg 腹腔注射 23 天治疗,发现模型小鼠肺部转移性定植明显减少了 50%。其机制与 β3 整合素和上皮间质转化(epithelial mesenchymal transition,EMT)有关。已有研究采用 MTT 法检测了不同浓度的木犀草素对黑色素瘤细胞 A375 和 B16F10 细胞增殖的抑制作用,结果表明在作用 24、48、72 h 后,A375 细胞 IC50 值分别为 140.73、64.94 和 44.45μmol/L,而 B16F10 细胞为 143.89、67.34 和 55.09μmol/L,并呈浓度和时间相关性。木犀草素通过抑制低氧诱导因子 1α(hypoxiainducible factor－1α,HIF－1α)/血管内皮生长因子(vascularendothelial growth factor,VEGF)信号途径进而减弱黑色素瘤细胞的迁移、侵袭、黏附作用,以及毛细血管形成能力。木犀草素对高转移性黑色素瘤细胞具有很强的治疗潜力,可以作为治疗黑色素瘤的候选药物之一。

(二)黄酮醇类

槲皮素(quercetin,3)是一种广泛分布于植物界的生物活性物质,具有相对较高的口服生物利用度和较低的内在毒性,在体内不具有致癌活性。Caltagirone 等的研究表明槲皮素在体内和体外抑制 B16BL6 黑色素瘤细胞的迁移和侵袭,其中体外抑制黑色素瘤细胞活力 IC50 是 3.5μmol/L。另外,槲皮素还通过抑制肝细胞生长因子(hepatocyte growth factor,HGF)/间质表皮转化因子(c－mesenchymalepithelial transition factor,c－MET)信号传导,阻碍 c－MET 磷酸化,干扰 c－MET 二聚反应,降低 c－MET 蛋白表达,减弱 Gab1(Gab 蛋白是一类重要的接头蛋白)、黏着斑激酶(focal adhesion kinase,FAK)和 p21 活化激酶(P21－activated kinase,PAK)等下游分子的活性,从而发挥抗黑色素瘤转移作用。此外,槲皮素(50μmol/L)和萝卜硫素(20μmol/L)通过下调黑色素瘤中基质金属蛋白酶 9(matrix metallopeptidase 9,MMP9)的表达,发挥化学预防作用。联合注射槲皮素(15mg/kg)和萝卜硫素(3.5mg/kg)到黑色素瘤的周围部位,可增强抑制 C57BL6 小鼠的黑色素瘤生长的作用。以上表明槲皮素在黑色素瘤治疗中具有潜在有效的作用。

山奈酚（kaempferol，4）是一种黄酮醇类化合物，广泛存在于一些可食用植物如胡椒属植物中。山奈酚具有抗菌、抗炎、抗氧化、抗肿瘤、心脏保护、神经保护等多种药理作用，目前已用于治疗皮肤癌、肝癌和结肠癌等多种癌症，其作用机制包括促进细胞凋亡、细胞周期阻滞于 G2/M 期、下调 EMT 相关标志物和调节 PI3K/Akt 信号通路（phosphatidylinositol 3－kinase andprotein kinase B，P 磷脂酰肌醇 3 激酶和蛋白激酶 B）。山奈酚在 0、10、20、40 和 80μmol/L 浓度下作用 48 h，对 A375 黑色素瘤细胞具有抗增殖活性的作用，且具有剂量依赖性，IC50 为 20μmol/L。山奈酚通过诱导细胞凋亡、阻滞 G2/M 细胞周期、抑制细胞迁移和调节哺乳动物配帕霉素靶蛋白（mammalian target of rapamycin，mTOR）/PI3K/AKT 信号通路多种途径发挥对恶性黑色素瘤 A375 细胞系的抗癌作用。因此，山奈酚可能是治疗恶性黑色素瘤的关键药物。

（三）黄烷酮类

柚皮素（naringenin，5）是从一种柑橘中分离的天然优质的黄烷酮，在肝纤维化和肺纤维化中是 Smad3（SMAD family member 3）的有效抑制剂。亚细亚酸是一种三萜类化合物，以剂量依赖的方式诱导 Smad7（SMAD family member 7），进一步减轻转化生长因子 β1（transforming growth factorβ1，TGF－β1）诱导的肝纤维化。连广宇团队报道亚细亚酸（10mg/（kg·d））和柚皮素（50mg/（kg·d））的联合治疗对 B16F10 黑色素瘤生长有更好的抑制作用。柚皮素和亚细亚酸联合应用可以增加 CD4$^+$ 和 CD8$^+$ T 细胞，同时抑制 CD4$^+$Foxp3$^+$ 调节性 T 细胞（CD4$^+$Foxp3$^+$Treg），增强 T 细胞对肿瘤的免疫反应，这可能是柚皮素和亚细亚酸联合治疗黑色素瘤和抑制肺癌小鼠模型肿瘤生长的一种机制。可见柚皮素是治疗黑色素瘤的有效候选药物。柑橘类植物提取物广泛用于化妆品领域，主要作为局部皮肤美白剂，抑制黑色素生成。其中橙皮苷（hesperidin，6）是最著名的天然黄烷酮类化合物之一，具有抗氧化和抗炎作用。橙皮苷通过阻断 Rab27A（RAS 癌基因家族成员）黑色素亲和力抑制黑色素小体转运。除此之外，橙皮苷也是一种抗氧化剂，橙皮苷可以通过刺激细胞外调节蛋白激酶（extracellular regulated protein kinases，ERK1/2）磷酸化，降解黑色素生成相关的转录因子（melanogenesis associated transcription factor，MITF），从而抑制人源和鼠源黑色素细胞黑色素生成酶和黑色素的合成。近期已有实验数据证明经 150kGyγ 射线结构修饰的橙皮苷可诱导黑色素瘤 B16BL6 细胞凋亡,并抑制 C57BL/6 小鼠的皮下肿瘤生长和转移。简言之,橙皮苷是一种很有前途、安全、健康的皮肤美白剂,同时具有抗氧化、增强皮肤屏障和抑制黑色素生成的作用。

(四)黄烷醇类

茶类特别是绿茶,对治疗人类疾病有益处,包括帕金森病、阿尔茨海默病、脑卒中和肥胖。儿茶精(caredhieacid)系从茶叶等天然植物中提取出来的一类黄烷醇类化学活性物质包括儿茶素(catechin,7)、表儿茶素(epicatechin,EC)、表没食子儿茶素(epigallocatechin,EGC)、表儿茶素没食子酸酯(epicatechin－3－gallate,ECG)和儿茶素－3－没食子酸酯(epigallocatechin gallate,EGCG,8)。EGCG 是绿茶中含量最丰富的一种儿茶素,约占绿茶儿茶素总量的 $50\%\sim80\%$。0.05% 和 0.1% EGCG 溶液静脉注射可抑制 B16F10 黑色素瘤变体的肺转移。此外,已有实验证明 50、100 和 $200\mu mol/L$ EGCG 处理可剂量依赖性地将 B16F10 细胞的迁移率分别降低至 57.1%、30.3% 和 12.6%。近年研究发现,EGCG 作为一种新的 E3 泛素连接酶抑制剂,可以靶向肿瘤坏死因子受体相关因子 6(tumor necrosis factor receptor associated factor 6,TRAF6),其抗肿瘤特性已经在体外细胞实验、体内动物模型和临床研究中得到了广泛的验证,已逐渐成为防治黑色素瘤的新药理学化合物。此外,新型黄烷－3－醇衍生物显著降低了黑色素瘤细胞株 A375 和 M21 的存活率,含没食子酸盐的化合物可以将两种肿瘤细胞系阻滞在 S 期,并诱导凋亡。这些研究表明绿茶含有的黄烷醇可用于预防黑色素瘤的发生和早期化疗治疗。

(五)异黄酮类

异黄酮类化合物是广泛存在于大豆、大豆食品、豆类和真菌中的一种酚类化合物,属于黄酮类化合物的一个亚类,目前已鉴定出 6000 多个家族成员,具有抗氧化、抗菌和抗炎活性。异黄酮类化合物也被认为是乳腺癌、肺癌、黑色素瘤等癌症的有效化学预防剂。并且可促进 B16 黑色素瘤细胞的体外分化,抑制其体内外生长。异黄酮类化合物中最重要的成员之一是染料木素,在大豆中含量很高。染料木素(genistein,9)是一种体内活性剂,通过细胞毒性实验发现染料木素作用于 F3II 和 B16F10 细胞 96h,IC50 值分别为 26.3 和 6.6μmol/L。在体内,静脉注射 10mg/(kg·d)的染料木素可抑制移植 B16 或 F3II 细胞的 C57BL/6 小鼠模型中黑色素瘤的肺转移和减弱肿瘤诱导的血管生成。腹腔注射 200mg/(kg·d)的染料木素,持续 15 天,可明显减少 B16BL6 细胞尾静脉注入 C57BL/6 小鼠模型的肺转移灶。葛根是豆科攀缘植物,含有多种酚类化合物和异黄酮,包括大豆苷、大豆苷元、染料木苷和葛根素,常用于减轻肝脏损伤和骨质流失。近年来,在体内外均发现了葛根素(puerarin,10)具有抗黑色素生成作用。通过测定黑色素含量和 B16F10 黑色素瘤细胞系染色,证明了葛根地上部分的提取物异黄酮物质在体内具有抗色素沉着作用。其抗黑色素生成活性的作用机制,一方面是通过激活蛋白激酶 B(kinase and protein kinase B,Akt)/糖原合成酶激酶-3β(glycogen synthase kinase-3β,GSK-3β)降低 MITF 的表达,从而降低酪氨酸酶和酪氨酸酶相关蛋白 1 的转录;另一方面是通过抑制 α-葡萄糖苷酶来阻断酪氨酸酶的成熟。植物雌激素对肿瘤大小、转移潜能和黑色素化具有有益的影响。而异黄酮可通过与雌激素受体结合而具有微弱的雌激素(激动剂)活性。异黄酮在防治黑色素瘤方面具有重要意义,具有单独以及联合其他药物治疗黑色素瘤的潜力。

(六)花青素

花青素是自然界一类广泛存在于植物中的水溶性天然色素,是一类特殊的黄酮类化合物。发现桑椹花青素对 B16F1 细胞的生长表现出剂量和时间依赖性抑制作用。将 B16F1 与 1～5mg/mL 桑椹花青素孵育 B16F1 细胞 24 和 72h,IC50 分别为 3.1 和 2.5mg/mL。此外,采用黑色素瘤 B16F1 细胞静脉注射的 C57BL/6 小鼠模型检测桑椹花青素的抗癌效果,结果表明浓度 3% 的桑椹花青素通过抑制 Ras/PI3K 信号通路,降低 MMP2 和 MMP9 活性,从而显著抑制 B16F1 细胞转移。最近的一项研究表明,蓝莓和黑醋栗汁中的花青素对 B16F10 小鼠黑色素瘤细胞系具有抗增殖活性作用。现有的研究已经显示出花青素抗黑色素瘤的能力,但更明确的治疗效果以及作用机制有待进一步证明阐释。

三、多酚类化合物

(一)姜黄素

姜黄素(curcumin,11)是从姜黄根茎中提取的色素产物,传统上用于治疗炎症性疾病。目前已有研究通过 MTT 分析显示姜黄素能有效抑制 A375 和 C8161 黑色素瘤细胞的增殖且具有时间和剂量依赖性。24h 时的 IC50 分别为 25 和 15μmol/L,48h 对 A375 细胞 IC50 是 80μmol/L。另外,赵广明团队研究发现姜黄素在体内外均能有效抑制黑色素瘤细胞的增殖、侵袭,将癌细胞阻滞在细胞周期的 G2/M 期,诱导自噬。除此之外,姜黄素对黑色素瘤细胞的抗侵袭性可以通过下调 MMPs 的表达和核转录因子(nuclear transcription factor－κB,NF－κB)介导的 MMP2 的活化,并抑制 MMPs 在骨桥蛋白诱导的细胞迁移中的表达。姜黄素对 B16F10 黑色素瘤细胞诱导 C57BL/6 小鼠肺转移也具有抑制作用。因此,姜黄素可能成为治疗黑色素瘤的一种新的候选治疗方法。此外,利用胶束和纳米粒子等新型给药系统可以提高姜黄素的生物利用度,从而增强姜黄素的抗黑色素瘤作用。

(二)白藜芦醇

白藜芦醇(resveratrol,12)是一种天然的非黄酮类多酚,是一种具有抗氧化、抗炎、心脏保护和抗癌特性的植物雌激素。白藜芦醇通过浓度依赖性方式上调 p53、负调节/ERK/丙酮酸激酶 M2(pyru‐vate kinase M2,PKM2)/Bcl－2 轴显著抑制黑色素瘤细胞增殖并诱导人黑色素瘤细胞凋亡。通过将 A375 细胞注射到裸鼠后侧面造模,并通过腹膜注射 30mg/(kg·d)白藜芦醇,持续一周,发现白藜芦醇在体内可通过抑制 NF－κB/miR－221(microRNA 221)并诱导 TFG 表达来抑制黑色素瘤。近期彰化宫团队检测白藜芦醇在黑色素瘤中的作用,将 A537 细胞用 0~100μmol/L 白藜芦醇处理 24h,结果显示白藜芦醇以剂量依赖性的方式抑制细胞活力,100μmol/L 是最有效的浓度。白藜芦醇通过抑制 PI3K/Akt/mTOR 信号通路促进自噬,从而抑制黑色素瘤的生长。值得注意的是,白藜芦醇在体外抑制了 B16 黑色素瘤(B16M)细胞增殖,具有浓度依赖性,5μmol/L 对肿瘤生长的抑制率为 100%。在注射 B16M 细胞的小鼠中,口服灌胃白藜芦醇 20mg/kg,每天两次,通过降低肿瘤激活的肝窦内皮细胞中血管细胞黏附蛋白 1(vascular celladhesion molecule－1,VCAM－1)的 IL－18 依赖性表达,从而减弱了黑色素瘤细胞与微血管的黏附,成功地预防了黑色素瘤的肝转移。白藜芦醇还可以增加黑色素瘤细胞对药物的敏感性,增强药物的抗肿瘤活性以发挥协同促凋亡作用。例如,白藜芦醇增强了黑色素瘤细胞对替莫唑胺治疗的敏感性;辣椒素和白藜芦醇通过升高 NO 协同触发 A375 细胞凋亡;在 B16F10 黑色素瘤小鼠模型中,白藜芦醇可以与大剂量 IL－2 免疫疗法协同提高治疗效果,同时预防内皮细胞损伤,抑制血管渗漏综合征的发展。为了改善白藜芦醇的药物动力学特性,提高治疗黑色素瘤的药效,目前已经研发出多种白藜芦醇类似物,其中药效最显著的合成类似物是六羟基二苯乙烯(M8),M8 单独使用或与达卡巴嗪联合使用均能抑制肿瘤和人类黑色素瘤的转移生长,可以观察到显著的体内效应。

四、萜类化合物

(一)人参皂苷类

人参皂苷是人参中提取的一类三萜皂苷类化合物,其中最有效的提取物是人参皂苷 Rg3(ginsenoside Rg3,13),具有促进免疫应答和抗肿瘤活性。人参皂苷 Rg3 以剂量依赖的方式显著抑制 B16 黑色素瘤细胞的生长,IC50 为 7.76$\pm$0.46μg/mL。且在黑色素瘤中已经被证实具有抑制癌症细胞增殖的作用,其机制是,人参皂苷 Rg3 通过抑制核因子 NF－κB、活化蛋白 1、VEGF 和 PI3K/Akt 信号转导,诱导肿瘤细胞凋亡,从而抑制肿瘤细胞的增殖和转移。已有研究表明人参皂苷 Rg3 通过阻碍 DNA 合成和抑制 MMP2、MMP9、VEGF 的表达,有效地抑制黑色素瘤细胞的生长、转移及其诱导的血管生成,揭示了人参皂苷 Rg3 可能是一种很有前途的治疗黑色素瘤的新药物。

人参皂苷 Rh2(ginsenoside Rh2,14)是人参根中重要的生物活性成分,具有多种生物活性,如抗糖尿病、抗癌和免疫刺激等。最近有研究表明人参皂苷

Rh2 通过诱导凋亡抑制人类恶性黑色素瘤细胞的生长。人参皂苷 Rh2 以浓度和时间依赖性方式抑制 A375－S2 细胞的生长,6h、$40\mu mol/L$ 抑制率达到 100%。还有研究发现 PIM1 抑制剂 SMI－4a 能通过抑制黑色素瘤细胞中 Akt/mTOR 信号轴,触发自噬,降低细胞活性,进而促进细胞发生凋亡,而人参皂苷 Rh2 可通过增强自噬诱导的体内外细胞凋亡,协助 SMI－4a 增强其抗黑色素瘤活性。

(二)穿心莲内酯

穿心莲内酯(andrographolide,15)是从穿心莲中分离得到的一种天然化合物,是中药穿莲的有效成分,主要用于镇痛、抗炎、免疫调节、抗心血管疾病、抗肿瘤等。以往研究表明,穿心莲内酯在胃癌、软骨肉瘤和结直肠癌等多种恶性肿瘤中具有潜在的抗肿瘤活性。近期有研究通过 MTT 测定法测定穿心莲内酯在黑色素瘤细胞中的抗增殖活性,结果表明在恶性黑色素瘤细胞中穿心莲内酯以剂量和时间依赖性的方式表现出有效的抗增殖作用。A375 的穿心莲内酯的 IC50 值为 $23.08\mu mol/L$(24h)、$12.07\mu mol/L$(48h),而 C8161 的 IC50 值为 $20.31\mu mol/L$(24h)、$10.92\mu mol/L$(48h)。穿心莲内酯通过诱导人恶性黑色素瘤细胞株 C8161 和 A375 的细胞周期 G2/M 期阻滞,对黑色素瘤细胞增殖有明显的抑制作用。

(三)冬凌草甲素

冬凌草甲素(oridonin,16)是从冬凌草中分离得到的一种二萜类化合物,已被证明冬凌草甲素以浓度依赖的方式明显抑制 K1735M2 黑色素瘤细胞的生长。作用 6 天后的 IC50 值 $7.4\pm0.6\mu mol/L$,其抑制作用与 G2/M 期阻滞和分化诱导有关。已有研究表明,冬凌草甲素通过激活 p53 和 ERK 途径,增加 Bax/Bcl－xL 蛋白表达的比例,从而促进细胞色素 c 释放到细胞质中进而诱导 A375－S2 细胞凋亡。近年来发现冬凌草甲素通过 PI3K/Akt/GSK－3β 信号通路抑制了 A375 和 B16F10 黑色素瘤细胞的迁移、侵袭和黏附以及 TGF－β1 诱导的 EMT。这些发现表明,冬凌草甲素有望成为黑色素瘤的抗转移剂。

五、生物碱类化合物

生物碱是存在于自然界的一类含氮杂环化合物,具有显著的生物活性,部分具有较强毒性。临床上常用于治疗黑色素瘤的生物碱,例如长春新碱(长春碱、长春新碱、长春花碱)和紫杉醇(紫杉醇、多西紫杉醇)等,都具有总反应率低、毒性高的缺点,并且黑色素瘤细胞易对这些药物产生抗药性。上述局限性限制了生物碱类药物的应用,因此近年来开发出活性更强、不良反应较小的抗黑色素瘤生物碱类药物已成为重要研究方向。

(一)黄连素

黄连素(berberine,17)是从许多药用植物的根茎、根和茎皮中提取的一种异喹啉生物碱,它在印度和中国被广泛应用于传统医疗,具有抗菌、抗炎、抗氧化、抗感染、抗高血压和抗癌等生物活性,且对正常细胞无明显细胞毒性。黄连素通过诱导细胞周期阻滞和促进凋亡细胞死亡来减少癌细胞系的细胞数量。肿瘤的进展与环氧酶-2(cyclooxygenase-2,COX-2)和前列腺素 E2(prostaglandin E2,PGE2)的过度表达有关。除此之外,已有实验证明连续 10 天以 10mg/kg 的剂量腹腔给予黄连素治疗静脉注射了 B16F10 黑色素瘤细胞的模型鼠。发现黄连素可通过降低 ERK 信号通路活性和 COX-2 蛋白水平来阻滞 B16F10 小鼠黑色素瘤细胞和 A375 人黑色素瘤细胞的迁移和侵袭。黄连素可以通过体内外抗血管生成,阻碍黑色素瘤 C57BL/6 小鼠模型的肺转移,进一步降低黑色素瘤细胞的致瘤性。这种来自于天然中草药的黄连素,是潜在的黑色素瘤的化疗药物。

(二)血根碱

血根碱(sanguinarine,18)是一种天然的异喹啉生物碱,存在于番木瓜科植物,如血根属。血根碱具有广泛的药理作用,包括抗肿瘤、抗菌、抗炎等作用。据报道血根碱可诱导不同癌细胞的细胞周期阻滞和凋亡。血根碱在 B16 黑色素瘤 4A5 细胞株中处理 72h 后,IC50 值为 $1.96 \pm 0.22 \mu mol/L$。在小鼠黑色素瘤 K1735M2 细胞系中,血根碱作为一种 DNA 破坏因子,部分影响线粒体介导的过程。血根碱可以诱导人黑色素瘤细胞发生 caspase 依赖性死亡,该过程依赖于氧化应激,并且不能通过 Bcl－xL 的过度表达来预防。此外,口服5mg/kg 血根碱抑制了 C57BL/6 黑色素瘤模型小鼠和免疫缺陷小鼠的人类肿瘤异种移植的肿瘤生长。这些研究结果突出了异喹啉生物碱的抗黑色素瘤活性,并提示其在皮肤癌治疗中的潜力。

(三)苦参碱

苦参碱(matrine,19)提取自中药苦参,在我国广泛应用于治疗病毒、肝炎、肝纤维化、心律失常和皮肤病。近年来,越来越多的研究表明苦参碱通过抑制白血病、肝癌、乳腺癌和肺癌等多种肿瘤细胞的增殖,诱导细胞周期阻滞和凋亡,发挥抗肿瘤作用。目前已有研究证明苦参碱具有抗黑色素瘤的潜力,苦参碱对黑色素瘤细胞 M21 表现出剂量依赖性的细胞增殖抑制作用。利用 MTT 实验测试出 24h 时的 IC50 是 $0.769 \pm 0.28 mg/mL$。通过激活 PTEN 抑制 PI3K/Akt 通路有效抑制 M21 黑色素瘤细胞的增殖。苦参碱诱导 M21 细胞 G0/G1 期细胞周期阻滞和凋亡且具有剂量依赖性。可见苦参碱是一种很有应用前景的候选抗肿瘤药物,其 PTEN 活化机制可能用于治疗黑色素瘤。

(刘　沙)

第四章　其他类的黑色素瘤治疗

第一节　皮肤黑色素瘤

一、皮肤黑色素瘤的概述

皮肤黑色素瘤来源于黑色素细胞,具有高度的侵袭性,是世界范围内导致死亡人数最多的皮肤癌。2012 年全球约有 55000 人死于黑色素瘤,而这一数字正逐年上升。皮肤黑色素瘤 I～IV 期的 5 年生存率依次为 97%(IA 期)、84%(IB 期)、68%、55%、17%。皮肤黑色素瘤的病理类型主要有浅表扩散型、结节型、肢端雀斑样痣型、恶性雀斑样痣型。与欧美高加索人种不同的是,肢端雀斑样痣是我国最常见的黑色素瘤亚型。肢端型黑色素瘤通常在 C－KIT 基因和端粒酶逆转录酶基因或其上游的启动子区域中有功能性突变。在所有部位中,肢端型黑色素瘤的特异性死亡率风险最高,为躯干黑色素瘤的 1.5 倍以上,而四肢和头颈部的特异性死亡风险仅为躯干黑色素瘤的 0.6 倍和 0.9 倍。过度接受紫外线照射是皮肤黑色素瘤的明确病因,间歇性的强烈阳光照射会增加躯干及四肢患黑色素瘤的风险,而慢性的阳光暴露会增加头颈及手臂患黑色素瘤的风险。但肢端型黑色素瘤是个例外,紫外线暴露无法解释肢端型黑色素瘤的发生,其可能受外伤、黑痣反复破溃等其他非紫外线致癌机制影响更大。值得注意的是,仅有约 15% 的黑色素瘤来源于先天性痣,<1% 来源于后天性痣,20.7% 来源于外伤部位,大部分(44.2%)来源于正常皮肤。

二、皮肤黑色素瘤的临床表现

（一）部位、年龄及起源

黑色素瘤最常见的部位是面部，男性还以耳和颈部、背部、肩部皮肤多见，女性还以下肢、会阴、肛门皮肤为好发部位，黑色素瘤也可罕见于胃肠等实质器官。从年龄来看主要累及中老年人，高峰年龄段为 60 ～ 70 岁，但近年来中青年患者增多，甚至可以见于儿童和青少年。因此没有哪个年龄段可以幸免，无论何种年龄出现皮肤可疑色素性病变都应引起高度警惕。黑色素瘤的发生可以没有前驱病变而直接发生，也可以发生于既往存在的良性黑色素细胞痣。据估计有 20%～ 30% 的黑色素瘤起源于色素痣，但实际情况可能更高，如先天性色素痣是较容易转化成黑色素瘤的一类色素痣。

（二）临床诊断的 ABCD 法则

在"ABCD"中，A 为不对称性（asymmetric）、B 为边界（bound）、C 为颜色（color）、D 为直径（diameter），将词头归纳为"ABCD"即指黑色素瘤具有不对称性、不规则的边界、不均匀的颜色、直径 ＞ 6mm。虽然这种记忆方便的"ABCD"法则是临床用于诊断黑色素瘤的标准，但对黑色素瘤的早期病变有很大的局限性，因为早期病变色素沉着相对均匀，境界清楚，直径多 ＜ 6mm ，如用"ABCD"法则生搬硬套可能漏诊早期病变和小黑色素瘤（直径 ＜ 5mm ）。所以对临床诊断而言，"ABCD"法则虽有一定的规律性，但对黑色素瘤不能一概而论。

（三）临床变异类型

临床对黑色素瘤的分型中有如下变异类型。

1.无色素性黑色素瘤

虽然黑色素瘤是以不同程度黑色素沉着为特点的肿瘤，偶尔色素可以完全缺如，形成无色素性黑色素瘤。该型肿瘤较常见于面部，常有促纤维增生性肿瘤的特点。

2.黏膜黑色素瘤

起源于黏膜(口腔、鼻腔、生殖器)的黑色素瘤常呈多灶性,表现为深色不均匀色素沉着,进一步发展可形成丘疹、结节和溃疡。该型肿瘤需与黏膜黑变病鉴别,病理活检可解决这一问题。

3.甲下黑色素瘤

早期阶段有时表现为色素性纵纹,形成所谓的纵行黑色素瘤。肿瘤可沿甲后襞和侧襞行甲周色素性播散。病变早期阶段色素可以缺如,从而导致误诊。

4.溃疡形成

快速生长的溃疡性黑色素瘤可以被临床误诊为化脓性肉芽肿(一种生脓性的毛细血管瘤),尤其是在色素沉着较少的情况下。

5.疣状黑色素瘤

少数黑色素瘤呈疣状生长,肉眼观相似于脂溢性角化病或其他疣状肿瘤,病理活检可以明确诊断。

黑色素瘤往往由于形态学的多变性和多样性需与低分化癌、肉瘤、淋巴瘤、小细胞性恶性肿瘤等鉴别,鉴别诊断中除使用黑色素瘤的免疫组化标志外,还需参考其他类型肿瘤的分化标志。

三、皮肤黑色素瘤的治疗

(一)皮肤黑色素瘤的扩大切除及创面修复

手术仍是黑色素瘤治疗的主要手段。在完成病理活检确诊黑色素瘤后应当行扩大切除术,扩大切除深度应该达到或包括深筋膜。切除范围根据肿瘤的T分期决定:原位癌推荐切缘 0.5～1.0cm,浸润深度≤1mm 推荐切缘 1cm,浸润深度 1.01～2.0mm 推荐切缘 1～2cm,浸润深度＞2mm 推荐切缘 2cm。更宽的切缘对局部复发率、无病生存率和总体生存期并无显著提升。对巨大的原位癌或发生于面部、肢端等无法达到上述切缘要求的部位,应保证切除边缘组织病理学阴性。下面由不同解剖部位出发,就原发性皮肤黑色素瘤的切除与修复作分类综述。

1.四肢皮肤黑色素瘤

扩大切除后创面的修复是外科医生最为关注的问题。对于大部分患者,在皮肤松弛的部位如大腿、上臂或躯干,即使切缘2cm,往往也能直接拉拢缝合。因此这些部位经常作为皮瓣的供区,用于头颈部和四肢创面的修复。而前臂或小腿的创面因为皮肤松弛度较差,通常在扩大切除后难以直接拉拢缝合,往往需要植皮。局部V-Y皮瓣在某些程度上可以替代皮肤移植,优点是与周围皮肤没有色差,缺点是前臂或小腿血供与头面部相比较差,局部皮瓣有坏死风险。包含深筋膜的筋膜皮瓣可以保护皮瓣血供,防止皮瓣坏死。拱顶石穿支岛状皮瓣不受前臂或小腿周径的影响,可以有效修复直径达6cm左右的创面。一项系统评价包含了282例拱顶石穿支岛状皮瓣修复下肢缺损的病例,仅有2%发生皮瓣部分或完全坏死。

(1)手部皮肤黑色素瘤

手部黑色素瘤在切除时应当尽量保留肌腱周围组织,有利于植皮生长。对面积不大的创面,尽量使用全厚皮移植,因为能提供更好的外形,且术后挛缩发生率更低。当肌腱周围组织无法保留时,可以使用局部推进或旋转皮瓣覆盖创面。前臂桡动脉逆行岛状皮瓣需要离断桡动脉,创伤较大,且供区需要植皮。大腿或上臂外侧穿支皮瓣游离移植可以避免破坏前臂解剖结构,供区不用植皮,不过手术难度较高。甲下型黑色素瘤是肢端雀斑样痣中最常见的亚型。在过去,一般认为甲下型黑色素瘤是截指术指征。但是有人提出,对早期病变可以仅行切除背侧部分第三节指骨的部分截指术;也有研究发现,局部切除与部分截指术的局部复发率并没有显著差异,且生存率更高。不过这项研究中两组的肿瘤厚度配对并不严格,研究结果难以推广。截指水平通常是临床医生关心的问题。近端截指(掌指关节)和远端截指(近端或远端指间关节)的生存预后并没有明显差异。远端截指能够尽可能地保留功能和形态,并为潜在的局部复发可能保留治疗空间,因此更为推荐。若远端截指后局部复发,再考虑行近端截指。甲下型黑色素瘤局部切除后的修复可以参考手外伤的修复原则。甲床切除后创面可以用全厚皮片植皮覆盖。对于深达骨膜的创面,从足趾提供带甲游离皮瓣可以很好地恢复手指形态。

（2）足部皮肤黑色素瘤

足趾黑色素瘤治疗的金标准是跖趾关节截指术。足底的重建则有其特殊性。足底的软组织在行走和站立时要承担全身的压力和巨大的剪切力。足底区域可分为足跟及足中部承重区、足前部承重区和非承重区。位于非承重区的创面通常可以通过植皮或局部皮瓣覆盖。足底皮肤属于无毛皮肤，一项研究提出：从对侧足背取皮后分离出无毛真皮层覆盖创面，表皮则回植到供区，术后无毛真皮显示出良好的上皮化，供区预后也没有明显的并发症。位于足前部或足跟部的创面可以通过足底内侧穿支蒂逆行岛状皮瓣修复，其移动度充足，且不用切断足底内侧动脉。对于巨大的足跟部缺损，可以采用小腿逆行岛状皮瓣如胫后动脉逆行皮瓣或腓肠神经营养血管逆行皮瓣。如果医疗条件允许，游离穿支皮瓣更为理想，不会改变小腿外形或破坏局部解剖结构，并且可以吻合神经，提供良好的感觉，有利于术后皮瓣的长期存活。

2.头面部皮肤黑色素瘤

头面部缺损的修复有独特特点：首先，皮肤移植因为和相邻组织差异明显，在面部修复中并不适用；其次，在设计皮瓣时应充分考虑对面部整体对称性的影响；其三，面部许多独特的结构有不可替代性，如头发、眉毛、眼睑、鼻翼、嘴唇和耳廓等，在修复时需要尽量重建。

（二）区域淋巴结的外科治疗

在临床检查中发现可疑淋巴结后，应当行影像检查或穿刺活检，确定发生转移时，应当在术中完整清扫。对于尚未明确转移的区域淋巴结，治疗方式仍有争论。目前临床上最常用的预防性的选择性区域淋巴结清扫（ELND），治疗效果值得商榷。首先，术后病理证实淋巴结阴性的患者，承受了本来可以避免的水肿或其他并发症。其次，选择性区域淋巴结与观察组相比，OS没有显著差异。这也间接回答了既往的一些疑问：对于淋巴结阴性患者，预防性选择性区域淋巴结会不会破坏人体天然的保护屏障，影响患者生存率。从这个结果来看，答案应该是不会。

前哨淋巴结活检（SNB）是利用放射性核素或蓝色染料标记出肿瘤附近淋巴回流的首批淋巴结，并行切除活检的技术。前哨淋巴结活检能提供重要的预后信息。相比于选择性淋巴清扫,前哨淋巴结活检能缩小淋巴切除范围,减少术后水肿等相关并发症的发生。其诊断和治疗价值值得肯定。除肿瘤深度小于0.8mm且无溃疡等进展因素的TⅠ期肿瘤外,都应考虑前哨淋巴结活检。MSLT-Ⅰ报告显示,与观察到淋巴转移情况出现再行治疗性淋巴清扫(CLND)相比,前哨淋巴结活检联合疗性淋巴清扫能提高患者的DFS,并为厚度>1.2mm的黑色素瘤患者提供重要的预后信息。然而SLN阳性的患者,是否应行CLND还存在争议。这些争议主要集中在疗性淋巴清扫是否必要,以及如果有必要,那么肿瘤负荷极小的微转移患者行疗性淋巴清扫是否必要。MSLT-Ⅱ研究发现,疗性淋巴清扫能提高区域淋巴转移控制率,并提供重要的预后信息,然而并不增加患者的黑色素瘤特异性生存期(MSS)。因此,有人提出前哨淋巴结活检已经切除了最关键的淋巴转移部位,不必再行疗性淋巴清扫清扫其余区域淋巴结,后续治疗应当以淋巴监测为主。

皮肤黑色素瘤将积极的淋巴结监测和疗性淋巴清扫并列,作为SLN阳性患者的区域淋巴结治疗方案,似乎是支持这一观点。不过并列也意味着疗性淋巴清扫仍然有其客观价值。首先,有研究报道,与观察组相比,SLND阳性患者行疗性淋巴清扫能改善MSS,这种改善需要经过5年以上的随访才能发现。其次,有研究发现,SLN阳性患者行疗性淋巴清扫对残留的阳性非前哨淋巴结(NSLN)会有潜在的治疗作用,约20%的SLN阳性患者在疗性淋巴清扫后发现阳性非前哨淋巴结阳性。微转移患者行疗性淋巴清扫的必要性也存在争议。一项3期临床试验结果显示,SLN微转移的患者行疗性淋巴清扫,与仅行淋巴结监测相比,生存率没有显著差异。这可能是因为SLN微转移的肿瘤负荷对生存期的影响尚未明确。有研究发现,小于0.1mm的SLN微转移灶对远期生存率没有影响,甚至建议可以将小于0.1mm的SLN微转移视为阴性。不过,也有研究发现,SLN微转移灶小于或等于0.2mm的患者,5年和10年MSS相比于SLN阴性组显著降低。更精确的SLN转移的肿瘤负荷亚分类标准,或是更明确的阳性非前哨淋巴结阳性预测指标,或许可以更清晰地指导临床医生在淋巴结监测和疗性淋巴清扫中作出正确选择。目前有几个因素可以预测阳性非前哨淋巴结阳性,如原发肿瘤特征和前哨淋巴结肿瘤负荷,最有效的肿瘤负荷参数是SLN转移的最大直径。一项多中心回顾性研究显示SLN微转移直径大于 1mm 组 NSN 阳性率为 26％,对于这一类患者,疗性淋巴清扫的价值可能更高。区域淋巴结的清扫范围也是外科医生关心的问题。在头颈部及躯干,黑色素瘤淋巴转移的变异性较大,跳跃转移及双侧淋巴结转移都可能出现,因此推荐更广的清扫范围。一般认为,转移侵犯腮腺区时,应行保留面神经的腮腺切除术联合改良颈淋巴结清扫术或肩胛舌骨肌上淋巴结清扫术。如果侵犯了颈部淋巴结,那么无论在哪一水平,均应行保留副神经的改良颈部淋巴结清扫术。需要注意的是,头面部黑色素瘤也可能发生腋窝淋巴结转移。躯干部位的黑色素瘤容易发生双侧淋巴结转移,术前淋巴显像对区域淋巴治疗的意义更为重要。

四肢黑色素瘤的淋巴转移变异相对较小。98％的上肢黑色素瘤区域淋巴结转移位于腋窝区,极少数位于锁骨上淋巴结。下肢情况稍微复杂,80％～90％位于腹股沟区,少数位于腘窝或盆腔内淋巴结。对于腹股沟区 SLN 阳性的患者,推荐行盆腔淋巴结清扫,特别是年老或大于 1 个阳性 SLN 的患者。有研究称 Cloquet 淋巴结状态可以预测盆腔淋巴结转移情况,这并不可靠,因为其并非下肢淋巴回流至盆腔淋巴结的唯一节点。

(三)皮肤黑色素瘤的干扰素(IFN)治疗、分子靶向治疗和免疫治疗

靶向治疗和免疫治疗已经取代了传统细胞毒性药物化疗成为Ⅳ期患者的一线治疗方案。部分靶向治疗和免疫治疗作为区域淋巴结宏转移或大于 1mm 的微转移的Ⅲ期黑色素瘤的术后辅助治疗。这些都为黑色素瘤治疗带来了新的希望。

1.IFN

IFN 是一类具有多种生物活性的细胞因子。Ⅰ型 IFN 尤其是 IFN－α,具有免疫调节、抗血管生成、抗增殖和促凋亡等功能,被广泛接受并用于手术切除后的ⅡB 至Ⅲ期的黑色素瘤治疗。然而,关于 IFN 治疗仍有很多问题值得思考。首先,其最适剂量和最佳疗程至今没有统一标准。目前治疗常用的标准给药方案是由两个阶段构成的,首先是术后 4 周内开始的高剂量 IFN－α 静脉给药阶段:2000 万 $U/(m^2 \cdot d)$,每周连续 5 d,持续 4 周;其次是维持剂量的皮下给药阶段:1000 万 $U/(m^2 \cdot d)$,每周 3 d,持续 48 周。但是,常用方案未必是最

优方案。IFN－α减少复发并改善 OS 的作用值得肯定,然而,这个作用在不同的给药剂量和疗程中并没有显著差异。

其次,IFN 的毒性作用一直以来都困扰着医生。研究人员试图通过调整给药方案来减少 AEs 发生率或改善患者的生活质量,但没有达到预期的结果。4 周的 HDI 静脉给药方案与观察组相比,5 年无复发生存率和总体生存率没有差异,生活质量却显著降低。这说明 IFN 疗效与疗程长度的相关性很大。间歇性高剂量静脉内 IFN－α2b 治疗基本保留了 HDI 治疗方案的疗效,还能显著降低 AEs 率,但无复发生存期(RFS)也显著低于标准 HDI 治疗组。说明间歇给药并不能有效抑制肿瘤的复发,因此这个方案难以推广。聚乙二醇 IFN－α2b 是一种半衰期较长的 IFN,可以改善Ⅲ期黑色素瘤患者 RFS,但对 DMFS 和 OS 的影响尚缺乏证据支持。其治疗效果和毒性特征与 HDI 总体相似。虽然相比于 IFN,接受 PEG－IFN 治疗的患者有较高百分比因毒性而停止治疗,但其优势也十分明显:更长的半衰期使给药更加方便。

2.鼠类肉瘤滤过性毒菌致癌同源体 B1 抑制剂(BRAFi)

2015 年癌症基因组图谱研究网络(TCGA network)基于 4 个最常见的黑色素瘤基因突变,定义了 4 个基因突变亚型:BRAF 突变、RAS(N/H/K)突变、NF1 突变和野生型突变。其中 BRAF 突变最常见。BRAFi 主要用于不可切除的Ⅲ期或Ⅳ期 BRAF(V600)突变阳性黑色素瘤的治疗。这类药物在临床上表现出明显优于传统化疗药物的疗效。皮肤毒性是这类药物的特殊不良反应,其发生风险与用药时间相关,对皮肤不良事件有顾虑的患者,疗程小于 12 个月可减少其发生风险。威罗菲尼(vemurafenib)为口服 BRAFi,与达卡巴嗪相比,可以改善 BRAF V600E 阳性Ⅳ期黑色素瘤患者的中位生存期(13.3 个月 VS10.0 个月),且在较少见的 BRAF V600K 突变黑色素瘤中显示了相似的结果。达拉非尼(dabrafenib)是另一种 BRAFi,与 vemurafenib 疗效相似。BRAFi 有显著优于传统化疗药物的抗肿瘤效果,曾引起医学界轰动,但大多数接受 BRAFi 单药治疗的患者在治疗后的 6～8 个月内发展出抗药性并且表现出疾病进展,耐药性的出现限制了它的推广,现在已经被 BRAFi 联合丝裂原活化蛋白激酶抑制剂的方案替代。

3.BRAFi 联合丝裂原活化蛋白激酶抑制剂

BRAFi 联合 MEKi,可消除 BRAF 突变黑色素瘤临床前模型中 MAPK 通路的矛盾活化,延缓获得性药物抵抗。在威罗菲尼单药治疗时,含有细胞周期肿瘤基因标志物的黑色素瘤往往与更短的 PFS 相关,而联合治疗方案可以消除细胞周期肿瘤基因对 PFS 的不利影响。联合治疗表现出更高的 ORR、PFS、OS,且非黑色素瘤皮肤癌的发生率明显降低。基于这些优势,将 vemurafenib 联合 cobimetinib 和 dabrafenib 联合 trametinib 两种方案列为不可切除的Ⅲ期或Ⅳ期 BRAF 突变阳性黑色素瘤的一线治疗方案。其中 dabrafenib 联合 trametinib 方案还推荐作为Ⅲ期 BRAF 突变阳性患者术后辅助治疗。

4.细胞毒性 T 淋巴细胞相关抗原 4(cytotoxic T lymphocyte－associated antigen－4,CTLA－4)抗体

CTLA－4 是作为免疫检查点起作用的蛋白受体,可向 T 细胞传递抑制信号,下调免疫应答。针对 CTLA－4 的拮抗性抗体易普利单抗(ipilimumab)能显著增加外周血效应 T 细胞的活化比率,增强体液免疫反应。还能减少调节性 T 细胞和骨髓来源的抑制细胞对免疫反应的抑制。在与 DTIC 对照的Ⅲ期临床试验中,ipilimumab 表现出接近 1 倍的 5 年生存率优势。对于免疫反应的增强能力,说明其具有联合其他抗肿瘤药物发挥协同作用的潜力,同时也具有降低术后患者复发和转移风险的潜力。正如最新研究显示,ipilimumab 可以作为高风险Ⅲ期黑色素瘤术后的辅助治疗,与安慰剂相比,能显著改善完全切除术后的无复发生存率,总生存率和无远处转移生存率。大剂量 ipilimumab(10mg·kg－1)用于区域淋巴结宏转移或大于 1mm 的微转移的Ⅲ期黑色素瘤的术后辅助治疗。

5.程序性死亡受体 1(Programmed deatl I and viral liver diseases,PD－1)抗体

pembrolizumab 是获 FDA 批准上市的 PD－1 抗体,能增加肿瘤中 T 细胞。B 细胞的浸润增加患者外周血 CD8＋效应记忆 T 细胞百分比。在单药治疗不可切除的晚期黑色素瘤患者的临床研究中:ORR 为 33%,中位生存期为 23 个月,3～4 级 AEs 发生率为 14%。pembrolizumab(每 2 周给药组和每 3 周给药组)与 ipilimumab 相比,在 6 个月无进展生存率(47.3% 和 46.4% vs 26.5%)和

3～5 级 AEs 发生率(13.3％和 10.1％对 19.9％)上均有显著优势,并且在长期随访中显示出 OS 延长。对于 ipilimumab、BRAFi 或 MEKi 治疗后出现疾病进展的黑色素瘤患者,pembrolizumab 也有一定的抗肿瘤效果,不过,没有观察到 OS 延长。横向比较两结果说明,对于 BRAF 阴性的初治患者,直接予 pembrolizumab 能最大化患者生存时间,但从抗肿瘤效果上出发,先予以 ipilimumab,等疾病进展后再予以 pembrolizumab 可能是最佳选择。nivolumab 是另一种被 FDA 批准用于治疗晚期黑色素瘤的 PD-1 抗体。其在各项抗肿瘤研究中表现出与 pembrolizumab 相似的效果。nivolumab 与 ipilimum ab 联合治疗也是目前治疗方向。与 nivolumab 或 ipilimumab 单药治疗相比,联合治疗在客观缓解率、无进展生存期和总体生存期等方面均展现出了显著优势,这一优势在肿瘤细胞程序性死亡配体 1(PD-L1)阴性的患者中更为显著。这说明对于 PD-L1 阴性患者,联合治疗应当作为首选方案。2018 年 NCCN 推荐 nivolumab 用于Ⅲ期黑色素瘤术后首选的辅助免疫治疗。考虑到 ipilimumab 也可用于Ⅲ期术后辅助治疗,nivolumab 联合 ipilimumab 应当对术后患者有一定疗效,但由此下结论还为时过早,因为对于术后患者,联合治疗方案更高的 AEs 发生率与疗效提高带来的收益孰轻孰重,尚需权衡。

　　预测 PD-1 抗体疗效的指标是近期研究热点。研究发现,肿瘤细胞或肿瘤相关免疫细胞的膜上更高的 PD-L1 表达水平、高表达的肿瘤负荷、治疗期间白癜风的发生与更好的预后相关。治疗前外周血淋巴细胞与单核细胞比例,甚至肠道菌群的种类、数量及多样性,都会影响 PD-1 抗体的治疗效果。

四、皮肤黑色素瘤的预后

(一)预后

多种临床病理形态学指标可用于评估黑色素瘤的预后。

1.Clark 浸润水平

Clark 浸润水平是黑色素瘤最好的预后评估指标之一,共分为 5 级:肿瘤局限于表皮层(原位黑色素瘤)为 ClarkⅠ级;肿瘤细胞见于真皮乳头层,乳头可以扩大,但不被肿瘤充满为 ClarkⅡ级,多数Ⅱ级为非成瘤性的特点;肿瘤充满乳头层为 Clark Ⅲ 级；肿瘤浸润真皮网状层胶原纤维为 Clark Ⅳ 级；肿瘤浸润皮下组织为 Clark Ⅴ 级。

2.Breslow 厚度

是指从皮肤表层颗粒层顶部量到肿瘤细胞在皮肤和皮下浸润的最深处的厚度。如果只有一个预后指标，肿瘤的厚度是最强的预后指标。

3.溃疡

溃疡是重要的预后因素，任何厚度的肿瘤一旦形成溃疡，预后明显变差，据统计有溃疡的黑色素瘤可使淋巴结阴性患者的死亡危险增加 1.9 倍。

4.核分裂象

肿瘤细胞的核分裂象是最强的单因素预后指标。这是通过一组垂直生长期病变得出的结论，核分裂象在 ≥6/10HPF 的患者发生转移的危险性约为无核分裂象者的 12 倍。另外只要在真皮内的瘤细胞出现核分裂象，对患者生存率和前哨淋巴结阳性率都有预后意义，核分裂象多是预后差的指征。

5.肿瘤组织中有淋巴细胞浸润

当瘤细胞之间和周围有淋巴细胞浸润时，预后偏好。其预后意义几乎与分裂象一样重要，浸润淋巴细胞的数量与患者预后有正相关性。

6.淋巴管血管浸润

与其他恶性肿瘤相似，血管和淋巴管中若有瘤细胞栓子形成提示预后不良。

7.水平生长期退化

多项研究表明黑色素瘤常出现水平生长期退化(退化是指黑色素瘤色素减少或消失致瘤体色素沉着不均匀)，有时黑色素瘤的完全退化可以伴有转移性扩散，因此提示预后不好，灶性或部分退化的预后不明确，可以忽略不计。

8.显微镜下卫星灶

显微镜下卫星灶与临床肉眼所见的卫星灶相似，显微镜下卫星灶提示黑色素瘤有扩散的潜能。

9.患者性别和病变部位

在多数的报道中如果综合其他的因素，女性患者的生存率高于男性，病变部位显示，位于手足者比位于躯干和四肢者生存率高。

（二）预防

对大多数人而言，轻度的日光暴露并无害处，相反还是有益的，有助于体内维生素 D 的活化，使人精力充沛。据报道，持续、柔和的日照会使皮肤略黑，不会烧伤皮肤，甚至还可能预防黑色素瘤。但日光是把双刃剑，日光中的紫外线（UV）可引起皮肤损伤，严重时可导致黑色素瘤和皮肤癌的发生，两种已知的紫外线 UVA 和 UVB 可穿透大气层，UVA 被认为引起皮肤老化，UVB 可引起黑色素瘤，过度的 UV 还可能抑制免疫功能，加速肿瘤形成。因此预防黑色素瘤要做到以下两点。

1.避免人为用物理和化学因素损伤皮肤色素痣

有些缺乏医疗常识的人对皮肤色素痣用手掐，用针挑，用化学药品腐蚀企图去除色素痣，但这种人为损伤刺激而未完全清除色素痣的行为可能使色素痣恶变，需高度警惕。清除色素痣必须到正规医院行手术或激光切除。

2.防晒预防黑色素瘤

防晒预防黑色素瘤有三种基本方法可以避免过度暴露于紫外线：一是避免暴晒并进行恰当的遮蔽。夏季外出应撑伞、戴帽，应着浅色绵织衣裤，勿着化纤编织衣，因后者可被大量紫外线通过。二是夏季户外活动应尽量在树荫下进行。三是巧用防晒霜，防晒霜的防晒系数（SPF）有所不同，SPF10、SPF20 和 SPF30 分别代表可减少 90%、95% 和 97% 的 UVB 的辐射，对皮肤有很好的保护作用。办公室白领只需使用 SPF 为 15～25 的防晒霜，而户外工作、办事、旅游时最好选用 SPF30 以上的防晒霜。

（刘肇兴）

第二节　晚期恶性黑色素瘤

恶性黑色素瘤（malignant melanoma，MM）由黑色素细胞异常增生产生，是一种恶性程度极高的肿瘤。近年来，黑色素瘤的发病率和死亡率日益增加，并呈年轻化趋势。据报道，全球每年新发皮肤恶性黑色素瘤约 20 万例，而我国每年新发病例达 2 万例。恶性黑色素瘤易早期发生淋巴和血行转移，晚期患者的治疗手段有限且预后极差。

一、晚期恶性黑色素瘤的靶向治疗

目前，恶性黑色素瘤的特异性靶向治疗主要是针对 MAPK/ERK（RAS－RAF－MEK－ERK）信号通路激活相关的基因突变，包括 BRAF（V600E/K）抑制剂、c－KIT 抑制剂及 NRAS 抑制剂等；而黑色素瘤发生发展相关的另一信号通路 PI3K－AKT－mTOR 目前已成为靶向治疗研究的新方向。

（一）MAPK/ERK 信号通路抑制剂

1.BRAF 抑制剂

BRAF 基因突变与恶性黑色素瘤的发生发展密切相关。研究发现，BRAF基因是高加索人种黑色素瘤尤其是非慢性日光损伤型中突变率最高的基因，突变率超过 60％，其中 75％～90％为 BRAF V600E 突变。该突变使 BRAF 的激酶活性显著提高从而提高了 MAPK/ERK 通路的活性。亚洲人种恶性黑色素瘤基因突变情况与白种人有所差异。我国一项 432 例原发性黑色素瘤基因突变相关的研究显示：BRAF 基因的总突变率为 25.2％，肢端和黏膜型的突变率分别为 15.5％和 12.5％，其中最常见的突变位点仍为 V600E（89.1％）。目前，BRAF V600 抑制剂用于进展期黑色素瘤伴 BRAF 突变的患者疗效显著。2011年威罗菲尼（vemurafenib）被 FDA 批准用于治疗不可切除或转移性恶性黑色素瘤。在 III 期临床试验中，675 例 BRAF V600E 突变的初治晚期黑色素瘤患者分别接受 vemurafenib 和达卡巴嗪（dacarbazine，DITC）治疗，比较两组患者的反应率（response rate，RR）、无进展生存期（progression freesurvival，PFS）和总生存期(overall survival,OS),分别为 vemu rafenib:48%,5.3 个月和 13.6 个月;DTIC:5%,1.6 个月和 9.6 个月;并且试验中 vemurafenib 的安全性尚可。这些临床结果标志着恶性黑色素瘤靶向药物治疗的一个重要突破。尽管 vemurafenib 对 BRAF 突变患者疗效确切,但常在治疗 6 个月后产生耐药,随后肿瘤迅速增长,限制了 vemurafenib 的使用及疗效。

达拉菲尼(dabrafenib)是第二个被 FDA 批准用于晚期黑色素瘤治疗的 BRAF 抑制剂,同时也是首个被批准用于晚期黑色素瘤脑转移治疗的药物。

2.MEK 抑制剂

促分裂原活化蛋白激酶激酶(mitogenactivated protein kinase,MEK)蛋白是 MAPK/ERK 信号通路中的重要组成部分,为 BRAF 的下级蛋白激酶。MEK1/2(同系物 MEK1 和 MEK2)可使两个调节位点 Tyr 和 Thr 磷酸化从而激活 ERK1/2,导致正常细胞向肿瘤细胞转化。因此,MEK 抑制剂可通过降低 MEK 活性来抑制肿瘤细胞增殖。2013 年 FDA 批准了首个用于晚期黑色素瘤治疗的 MEK 抑制剂曲美替尼(trametinib)。

3.BRAF 抑制剂联合 MEK 抑制剂

尽管 BRAF 和 MEK 抑制剂均可显著提高晚期黑色素瘤患者的反应率和生存时间,但仍有约 50% 的患者在接受 BRAF 或 MEK 抑制剂单药治疗约 6 个月后出现耐药现象。这种耐药的产生可能存在着多种机制,如 BRAF 抑制剂单药治疗后可重新激活 MAPK 通路,使患者出现 NRAS、CRAF 和 MEK1/2 突变和/或过表达;而 MEK 抑制剂单药治疗后少见 MAPK 通路重新激活现象。因此,BRAF 和 MEK 抑制剂的联合治疗可能能够更广泛、持久地抑制 MAPK 通路的激活,避免早期耐药,从而产生更显著、持久的抗肿瘤作用。此外,黑色素瘤也可以通过激活 PI3K 和 mTOR 通路引起耐药。2014 年 trametinib 和 dabrafenib 联合治疗被 FDA 批准用于 BRAF V600E/K 突变型不可切除或转移性晚期黑色素瘤的治疗。在近期一项 II 期临床研究中,BRAF V600 突变型黑色素瘤患者接受 trametinib 和 dabrafenib 联合治疗后中位总生存期(median overall survival,mOS)超过 2 年,3 年无进展生存率和 3 年生存率分别达 21% 和 38%。在 III 期临床试验中,联合治疗组和 dabrafenib 治疗组疗效差异显著,两组患者 mPFS 分别为 11.4 个月和 7.3 个月,而两组严重不良事件发生率和停药率未见明显差异。此外,2015 年 FDA 还批准了考比替尼(cobimetinib)和 ve-murafenib 的联合治疗。综上,BRAF 和 MEK 抑制剂的联合治疗不仅可以有效提高患者的反应率、延长生存时间,而且其总体毒性可控且较单药治疗并无明显增加。对于 BRAF 突变型晚期黑色素瘤患者,BRAF 和 MEK 抑制剂联合治疗应为其更优选择。

(二)C-KIT 抑制剂

恶性黑色素瘤中存在 C-KIT 基因突变。近年来的研究进一步明确:虽然 C-KIT 突变仅见于约 15% 的黑色素瘤病例,但在黏膜和肢端亚型中最为常见,分别可达 39% 和 36%,而此两型为亚洲黑色素瘤最常见的类型,占所有病例的 70% 以上。另外,在中国黏膜和肢端黑色素瘤亚型中,还存在 C-KIT 基因扩增。目前,针对 C-KIT 基因突变或扩增的靶向药物有伊马替尼(ima ti-nib)、尼罗替尼(nilotinib)、舒尼替尼(sunitinib)和达沙替尼(dasatinib)等。相较于黑色素瘤治疗效果较好的发达国家,我国恶性黑色素瘤的 C-KIT 基因突变和扩增情况与之差异甚多,因此,针对 C-KIT 基因突变的研究和药物开发应是我国黑色素瘤治疗发展的重要方向。

(三)PI3K-AKT-mTOR 信号通路抑制剂

恶性黑色素瘤发生发展相关的另一信号通路 PI3K/AKT 可通过激活 mTOR 使信号传递至细胞核内,从而激活与肿瘤细胞生长相关的基因。我国一项研究对 412 例黑色素瘤患者进行了测序分析:mTOR 总突变率为 10.4%;肢端和黏膜亚型的 mTOR 突变率明显高于慢性日光损伤型和非慢性日光损伤型,分别为 11.0% 和 14.4%。目前,不少关于 mTOR 抑制剂用于治疗 mTOR 突变型晚期黑色素瘤患者以及耐药患者的研究正在逐步展开。

二、晚期恶性黑色素瘤的免疫治疗

细胞毒性 T 淋巴细胞相关抗原-4(cytotoxic T lymphocyte-associated antigen-4,CTLA-4)是 T 细胞活性的负性调节分子,可诱导 T 细胞无反应性从而抑制免疫反应。程序性细胞死亡蛋白-1(programmed cell death protein-1,

PD-1)是活化 T 细胞表面的另一负性调节分子,其配体 PD-L1(B7-H8)和 PD-L2(B7-DC)在多种肿瘤细胞上均有表达。PD-1 和 PD-L1 相互作用可抑制 TCR 激活从而进一步抑制 T 细胞的活化增殖和 IL-2 的产生等。肿瘤细胞可通过这两种机制产生免疫逃避,使免疫系统对肿瘤的攻击杀伤明显受抑。目前,这些免疫检查点已经成为抗肿瘤免疫治疗的重要靶点。

(一)抗 CTLA-4 单克隆抗体

依匹单抗(ipilimumab)是一种重组人单克隆抗体,与 CTLA-4 结合后可阻断 CTLA-4 与其配体 B7 分子的相互作用,从而改善 T 细胞的活化和增殖。2011 年 FDA 批准了 ipilimumab 用于治疗不可切除或转移性晚期黑色素瘤患者。在 III 期临床研究中,676 例既往治疗失败的晚期黑色素瘤患者随机接受 ipilimumab 联合 gp100 多肽疫苗、ipilimumab 单药或 gp100 多肽疫苗单药治疗,结果显示三组患者 ORR 分别为 5.7%、10.9% 和 1.5%,mOS 分别为 10、10.1 和 6.4 个月。亦有持续时间较长的临床研究显示:ipilimumab 联合 gp100 多肽疫苗与 ipilimumab 联合 IL-2 治疗组患者的 5 年生存率分别为 13% 和 25%,达到完全缓解的比例分别为 7% 和 17%,并且这些 ipilimumab 联合治疗组患者在用药后的 48 个月内生存曲线较为平稳,表明 ipilimumab 联合治疗对部分晚期黑色素瘤患者可有较持久的、治愈可能的抗肿瘤作用。

(二)PD-1 单克隆抗体

2014 年 FDA 批准了首个 PD-1 单克隆抗体纳武单抗(nivolumab)用于治疗对其他药物治疗无效的不可切除或转移性黑色素瘤。在 I 期临床试验中,107 例晚期黑色素瘤患者接受 nivolumab 治疗后 ORR 为 30.8%,mOS 为 16.8 个月,1、2、3 年生存率分别为 62%、44% 和 40%。另行免疫组织化学分析发现,PD-L1(-)与(+)患者的 PFS 分别为 1.9 和 9.1 个月,提示 PD-L1 的表达水平可能是预测 PD-1 单抗疗效的重要指标之一。在 III 期临床试验中,418 例晚期黑色素瘤患者随机接受 nivolumab 或 DTIC 单药治疗,两组患者 ORR 分别为 40% 和 13.9%,1 年生存率分别为 72.9% 和 42.1%,mPFS 分别为 5.1 和 2.2 个月[28]。另一 III 期临床试验中,370 例 ipilimumab 耐药的晚期黑色素瘤患者随机接受 nivolumab 治疗或化疗,随访 6 个月后结果显示两组患者的 ORR 分别为 32% 和 11%,3/4 级不良反应率为 9% 和 31%[29]。因此,nivolumab 可显著改善晚期黑色素瘤患者的生存,并且对 ipilimumab 无效的患者仍有较好的反应率和安全性。

2014 年 FDA 还批准了另一个 PD-1 抗体派姆单抗(pembrolizumab)用于不可手术或转移性黑色素瘤病情进展者和 BRAF 抑制剂耐药且伴 BRAF 突变的晚期黑色素瘤患者。I 期临床研究结果显示 ORR 可达 26%,肿瘤持续缩小达 8.5 个月;而对于 ipilimumab 一线治疗无效的晚期患者,pembrolizumab 仍有较好的反应率[31]。在近期的 III 期临床试验中,834 例 BRAF 突变型晚期黑色素瘤患者随机接受 pembrolizumab(2 周组,3 周组)或 ipilimumab 单药治疗,结果显示三组患者 6 个月无进展生存率分别为 47.3%、46.4% 和 26.5%,mPFS 分别为 5.5、4.1 和 2.8 个月,1 年总生存率分别为 74.1%、74.1% 和 58.2%;并且 pembrolizumab 治疗组的免疫相关严重不良事件发生率低于 ipilimumab 单药治疗组(13.3% VS10.1%)。据以上数据,pembrolizumab 可显著提高晚期黑色素瘤患者的反应率,延长生存时间,并可作为 ipilimumab 耐药患者的可靠选择。

(三) CTLA-4 单抗联合 PD-1 单抗治疗

为了争取更好的生存获益,越来越多的研究者们致力于免疫联合治疗和疗效评估研究。CTLA-4 和 PD-1 单抗因在 T 细胞活化和肿瘤杀伤等方面作用机制不同且有互补作用,所以此两种单抗联合应用可发挥协同抗肿瘤作用。在 II 期临床试验中,142 例转移性黑色素瘤患者随机接受 ipilimumab 和 nivolumab 联合治疗或 ipilimumab 单药治疗,结果示联合治疗组优势明显:两组 ORR 分别为 61% 和 11%,达到完全缓解的比例分别为 22% 和 0%,PFS 分别为 8.9 个月和 4.7 个月,2 年生存率分别为 64% 和 54%。在 III 期临床试验中,联合治疗、nivolumab 单药和 ipilimumab 单药治疗组患者的 mPFS 分别为 11.5、6.9 和 2.9 个月,3 年生存率分别为 58%、52% 和 34%;而三组患者的 3/4 级不良反应发生率较为稳定:59%、21% 和 28%。CTLA-4 单抗和 PD-1 单抗联合治疗优势显著,但不良事件发生率往往升高,应有更多涉及联合用药安全性的研究来改善这一缺陷,例如与肿瘤浸润性淋巴细胞或基因改造的 T 细胞联用可诱导更多的特异性抗肿瘤免疫反应,从而减少免疫相关不良事件的发生。

（四）PD－L1 单克隆抗体

目前研究中的 PD－L1 抑制剂主要包括 MPDL3280A、MSB0010718C、BMS936559 和 MED14736 等。目前,PD－L1 抑制剂主要集中于 I 期临床研究,部分结果显示这类药物疗效维持时间较长,耐受性较好,应用于恶性黑色素瘤的治疗前景应较为可观。

三、晚期恶性黑色素瘤的联合治疗

靶向药物或免疫检查点抑制剂的联合治疗均可显著改善晚期黑色素瘤患者的病情,提高反应率并延长生存时间,但临床获益仍均有许多限制性。为获得更好的疗效与生存获益,越来越多的研究者们致力于联合治疗方法的创新与探究。

（一）靶向治疗联合免疫治疗

目前,靶向和免疫治疗是恶性黑色素瘤的两大主要治疗途径,但其机制截然不同:前者效率高、疗效迅速,但易产生耐药性,有效期较短;后者往往疗效持久,但多为延迟反应且获益者有限。目前已有不少研究证实:MAPK 信号通路抑制剂可促进肿瘤抗原的释放、T 细胞对肿瘤抗原的识别、T 细胞免疫向 TH1 反应分化及细胞毒性 T 淋巴细胞的聚集,激活 NK 细胞并促其扩增,清除调节性 T 细胞和减少免疫抑制性细胞因子(如白介素－1、6、8、10 和血管内皮生长因子)的释放;但这些靶向药物发挥抑瘤作用的同时往往会促使细胞表面 PD－1、PD－L1 和 TIM－3 等抑制性分子的表达增加。因此,靶向药物联合免疫治疗(免疫检查点抑制剂、细胞因子治疗、过继性细胞免疫治疗等)很可能会产生协同增敏作用,发挥早期而强效的抑瘤功能,获得更好的临床疗效,未来应是晚期黑色素瘤治疗的一个可靠选择。目前,靶向治疗联合免疫抑制剂的临床研究正在逐步展开,其疗效评估值得期待。

（二）其他联合治疗

恶性黑色素瘤对传统放、化疗敏感度均较低,疗效欠佳,但此二者与靶向药物或免疫治疗联用时均有协同抗肿瘤作用,这也为黑色素瘤患者的治疗增添了希望。MAPK 信号通路与肿瘤细胞的放射治疗敏感性密切相关。目前已有研究证实药物抑制 MAPK 通路信号可提高 NRAS 突变型黑色素瘤细胞对电离辐射的易损性;在临床前研究中,研究发现 MEK 抑制剂联合放射治疗可抑制动物体内黑色素瘤生长并且耐受性良好。因此,MAPK 信号通路抑制剂联合放射治疗应能显著提高临床获益。恶性黑色素瘤易发生脑转移,6.7%的初诊患者存在脑转移,50%的 IV 期患者在疾病发展过程中会发生脑转移且 mOS 仅有 17～22 个月。目前研究发现免疫治疗联合放射治疗能延长脑转移患者的生存时间,并且放疗在免疫治疗前或治疗期间进行可延长局部复发时间。因此,放射治疗联合靶向和或免疫治疗可提高局部病灶控制率并增强远位效应。综上,靶向药物和或免疫治疗与放、化疗的综合治疗模式应是我国晚期恶性黑色素瘤治疗的重要研究方向。

(仝伟兵)

第三节　眼部葡萄膜黑色素瘤

葡萄膜黑色素瘤(uveal melanoma,UM)是成人眼内最常见的恶性肿瘤,不同于其他的眼病,它不仅致盲而且容易致死。虽然近30年来涌现出许多UM的局部治疗方法,包括经瞳孔温热疗法、近距离敷贴放射治疗和质子束放射治疗等,在挽救患者生命的同时还能保留部分视力,但UM患者的生存率并未得到改善,其主要原因是缺乏有效的治疗药物,且一旦发生转移患者的生存率极低。根据眼黑色素瘤协作组织的研究报道,UM患者发生肝转移后的中位生存期只有4～5个月,并且只有15％～20％的患者能存活。

UM治疗主要目的是局部控制肿瘤生长,防止肿瘤转移扩散。尽管实现了对原发肿瘤的局部控制,但总体生存率(5年存活率约80％)在过去４０年并无明显改善,且约50％的患者出现转移性UM(mUM),中位生存期低于12个月。研究发现,90％的转移灶累及肝脏,未经治疗的患者平均生存时间约为2个月,经治疗的患者平均生存时间约为6个月。目前临床缺乏mUM的标准治疗方式,因此晚期UM的治疗研究意义重大。

一、葡萄膜黑色素瘤的化学疗法

肿瘤的化学疗法是利用化学药物杀灭肿瘤细胞的一种治疗方式,既可以抑制癌细胞的增殖,又可以阻止癌细胞局部浸润及远处转移。它是一种全身性治疗方法,与手术和放射治疗并称为癌症的三大治疗手段,从开始研究至今已有一百多年历史,一直是临床上治疗癌症的重要策略。然而UM对传统化学治疗药物并不敏感,替莫唑胺(temozolomide,TMZ)是最早用于UM临床一试验的单药,它是一种含有咪唑四嗪环的烷化剂类抗肿瘤药物,在临床上主要用于治疗成人顽固性多形性成胶质细胞瘤和间变性星形细胞瘤。TMZ本身并无活性,属于前体药物,以口服制剂多见。在肠道吸收后经非酶性水解为活性化合物5－(3－甲基三氮烯－1－基)咪唑4－酰胺,后者再进一步水解成烷基化的活性代谢物发挥杀伤肿瘤细胞的作用。

紫杉烷类药物因含有紫杉醇而被认为对多种肿瘤具有良好的抗癌作用,但在 UM 治疗中效果依然不优于 FTMU。二十二碳六烯酸－紫杉醇（docosa-hexaenoic acid－paclitaxel,DHA－PTX）是紫杉醇的前体药物,可以增加紫杉醇的水溶性,促进药物在肿瘤细胞中吸收,同时可以降低紫杉醇的骨髓毒性和神经毒性。

由于单药化学治疗的效果不佳,人们开始探索联合化学治疗的方案。早期较经典的方案包括 BOLD（bleomycin,博来霉素；vincristine,长春新碱；lo－mustine,罗氮芥；dacarbazine,达卡巴嗪）,但后续的Ⅱ期临床试验表明联合用药较单药并未达到预期设想的效果,甚至在延缓疾病进展方面还不及单药的作用。

二、葡萄膜黑色素瘤的免疫治疗

由于 UM 对传统化学治疗药物普遍不敏感,研究者又采用一种新兴的治疗手段——免疫治疗对 UM 进行临床试验。肿瘤的免疫治疗是应用免疫学原理和方法,通过外源性输注肿瘤疫苗、单克隆抗体、过继性免疫细胞和效应分子等,以增强患者本身的主动或被动免疫能力,从而激发机体抗肿瘤免疫应答,最终能够杀伤肿瘤细胞和抑制肿瘤生长。在 UM 的免疫治疗药物研究中,主要运用的是单克隆抗体和细胞因子。

（一）干扰素

干扰素（interferon,IFN）是一种具有广泛生物学活性的细胞因子,可以通过多种机制发挥抗肿瘤的效应,包括抑制肿瘤细胞的增殖、诱导凋亡、抑制肿瘤血管生成、增强机体免疫功能杀伤肿瘤细胞、抑制多个癌基因表达等。目前 IFN 广泛应用于多种肿瘤的临床治疗,特别是针对一些感染因素所致的肿瘤,IFN 更有优势。然而相比于在其他肿瘤中的良好效用,IFN 在 UM 中的治疗效果却较差。Lane 等对 121 例具有高转移风险的睫状体或脉络膜黑色素瘤患者每周分 3 次皮下注射 300 万 μ 的 IFN－α－2b,以评估 IFN－α－2b 降低 UM 患者死亡率的作用,结果发现与单独放射治疗或眼球摘除的患者相比,增加 IFN－α－2b 的治疗并不会改善患者的生存率,5 年的死亡率达到 15%～17%。而 Richtig 等皮下注射相同剂量的 IFN－α－2b 治疗 39 例 UM 患者发现,46% 的患者由于严重的副作用不得不减低治疗剂量，这些不良反应包括白细胞降低、血小板减少、心脏和肝功能异常等，而最终的结果显示 IFN 对于 UM 患者并不具有延长生存期的作用。总的来说，虽然 IFN 在治疗皮肤黑色素瘤中具有良好的效果，但由于两种恶性黑色素瘤在发病机制、体内生长环境、生物学特征等方面存在较大差异，所以暂时还不能将 IFN 应用于 UM 的临床治疗中。

（二）单克隆抗体

单克隆抗体起初是由 B 淋巴细胞与骨髓瘤细胞融合而成的杂交瘤细胞分泌的抗体，只能识别抗原分子某一特定决定簇。根据单克隆抗体作用肿瘤细胞方式的不同，目前所使用的抗肿瘤单克隆抗体大致可以分为以下几类，一类是直接抗肿瘤单克隆抗体，特异性单克隆抗体可以定向与肿瘤细胞表面的抗原结合，进而阻断肿瘤细胞内某些信号通路的转导，发挥抑制肿瘤细胞增殖或诱导凋亡的效应；另一类是抗肿瘤单克隆抗体偶联物，这些偶联物包括化学药物、放射性核素和毒素，可以通过单克隆抗体的特异性，被靶向运输至肿瘤细胞，而不会对正常细胞产生杀伤作用，从而提高疗效，减少副作用；还有一类是免疫介导的肿瘤细胞杀伤作用物质，单克隆抗体注入人体后可以诱发补体活化、激活抗体依赖的细胞毒作用以及参与 T 淋巴细胞功能的调控，增强自身免疫反应杀伤肿瘤细胞。

易普利姆玛（ipilimumab）是一种特异性人细胞毒性 T 淋巴细胞抗原 4（cytotoxic T lymphocyte antigen 4，CTLA－4）抑制剂，用于治疗晚期恶性皮肤黑色素瘤，其主要作用是通过增强 T 淋巴细胞介导的免疫应答发挥抗肿瘤效应。CTLA－4 是 T 淋巴细胞表面的跨膜受体，可以与 CD28 竞争性结合配体 B7，负性调控 T 淋巴细胞的活性。研究发现，CTLA－4 与 B7 结合后可以限制 CD28 参与的信号转导，导致 T 淋巴细胞无法发生免疫应答；还可以通过抑制白细胞介素－2 及其受体的产生，使 T 淋巴细胞滞留在 G1 期，发生增殖抑制；并且能够诱导 T 淋巴细胞凋亡。而注射易普利姆玛可以特异性结合 CTLA－4，阻断 CTLA－4 与 B7 结合，恢复 T 淋巴细胞活性，增强机体自身免疫反应杀伤癌细胞。

三、葡萄膜黑色素瘤的分子靶向治疗

肿瘤的分子靶向治疗相对于其他的药物治疗手段,具有高度的特异性,可以通过阻断癌细胞内信号通路转导和生物学途径,在肿瘤细胞恶变的多个环节中发挥作用。

(一)MEK 靶向抑制剂

大量的文献证实 GNAQ 和 GNAl 1 突变在 UM 的发生和进展中发挥着非常重要的作用。近乎 80% 的 UM 患者均具有 GNAQ 或 GNAll 突变,二者原本是 G 蛋白偶联受体 α 亚基 q 家族的两个编码序列,发生突变后可以使 G 蛋白偶联受体介导的信号通路发生持续活化。在 UM 的发病机制中,GNAQ 或 GNAll 突变后可以激活磷脂酶 C,进而将磷脂酰肌醇二磷酸分解为肌醇三磷酸和二酰甘油,后者可以进一步激活蛋白激酶 C。活化后的蛋白激酶 C 可以通过磷酸化丝裂原活化蛋白激酶通路下游分子,例如 RAF、MEK 和 ERK 而激活该通路,最终促进与细胞生存、增殖和分化相关的基因转录,导致 UM 的发生。由于 UM 中缺乏 BRAF 突变,所以对于 MEK 的靶向抑制已经成为 UM 药物治疗研究的重点。

司美替尼(selumetinib)是一种小分子 MEK 抑制剂,被证实对浆液性卵巢癌、腹膜癌、非小细胞肺癌等肿瘤具有治疗作用,近年来研究显示司美替尼对于控制 UM 的进展可能也有帮助。

在设计的 II 期临床随机试验中,最初纳入 20 例转移性 UM 患者,比较司美替尼和传统化学治疗药物 TMZ 的作用效果,结果发现司美替尼治疗后患者的中位无进展生存期达到 114d,明显高于 TMZ 治疗后的 50d。然而由于该研究样本量太小,研究者认为尚不能证实司美替尼的真正有效性。司美替尼联合达卡巴嗪治疗转移性皮肤黑色素瘤的经验,在一项由多国参与的 III 期临床试验中,评估了司美替尼联合达卡巴嗪对转移性 UM 患者的治疗作用,129 例未接受过治疗的患者以 3:1 的比例分为司美替尼联合达卡巴嗪组和安慰剂联合达卡巴嗪组,在接受相应的治疗后,研究者发现与安慰剂联合达卡巴嗪相比,司美替尼可以增强达卡巴嗪的作用,延长患者的中位无进展生存期,同时还能增加部分患者的客观缓解率。

曲美替尼（trametinib）是另外一种 MEK 抑制剂，用于治疗晚期皮肤黑色素瘤。在一项曲美替尼的Ⅰ期临床试验中经过治疗后患者的无进展生存期达到 1.8 个月，虽然患者未获得客观缓解，但 50% 患者病情得到稳定。相比于曲美替尼对恶性皮肤黑色素瘤的良好作用，UM 患者对曲美替尼的反应较低。

（二）血管内皮生长因子/血管内皮生长因子受体靶向抑制剂

血管内皮生长因子（vascular endothelialgrowth factor，VEGF）是一类具有多种生物学功能的细胞因子，可以促进血管内皮细胞的有丝分裂，增强内皮细胞的存活能力，诱导毛细血管的生成和增加血管通透性等。在恶性肿瘤的生长和转移过程中，VEGF 发挥着重要的作用，既可以刺激血管内皮细胞的增殖，为肿瘤的生长提供血供和营养物质，又可以增加血管的通透性，加快基底膜降解，为肿瘤的浸润及转移创造条件。国内学者在比较发生局部浸润及远处转移的 UM 患者与健康人群血清中 VEGF 的水平后发现，VEGF 在前者的表达明显增高，提示 VEGF 与 UM 的转移密切相关。贝伐单抗是一种重组人的单克隆 IgGl 抗体，可以通过特异性结合 VEGF－A，阻断 VEGF 通路，发挥抑制血管生成的作用。贝伐单抗用于抗肿瘤新生血管，已经在多种肿瘤中被证实具有良好的作用，包括结直肠癌、乳腺癌、小细胞肺癌等。目前一些研究者在小鼠的 UM 动物模型中发现使用贝伐单抗可以阻止 UM 的生长和进展。将 B_{16} 黑色素瘤细胞注射入小鼠的脉络膜上腔以诱发 UM，再经腹腔内注射贝伐单抗，结果发现贝伐单抗可以抑制小鼠眼内原发肿瘤的生长，同时也会减少肝内转移灶形成。

阿柏西普是一种可溶性重组融合蛋白，含有 VEGFR－1、VEGFR－2 以及人的 IgGl 的部分片段，能够作为"诱饵"与 VEGF－A、VEGF－B、胎盘生长因子结合，从而抑制血管新生、降低血管通透性。阿柏西普在 2011 年被美国 FDA 批准用于治疗年龄相关性黄斑变性，近年来有研究显示它还可以改善转移性结直肠癌患者的预后。在一项Ⅱ期临床试验中，使用 4mg/kg 的剂量治疗 UM 患者，2 周为 1 个周期，每 4 个周期后评估疗效，初步结果显示患者的中位无进展期达 5～7 个月，而中位总生存期可达 19 个月，证实阿柏西普对于转移性 UM 可能有效。

索拉非尼(sorafenib)是另一种可以抑制血管生成的抗肿瘤药物,不同于上述两种药物,其具有双重抗肿瘤作用。一方面它是 RAF 激酶的抑制剂,可以通过阻断 RAS/RAF/MEK/ERK 信号通路来抑制肿瘤的增殖;另一方面,它又能抑制 VEGFR 和血小板衍生生长因子受体的酪氨酸激酶活性,从而阻断肿瘤新生血管的形成,间接抑制肿瘤的生长和转移。在用人的 UM 细胞系 92.1 构建的鼠皮下种植瘤模型时增加索拉非尼的使用,发现可以明显抑制肿瘤的生长和肺部转移灶的形成,初步提示索拉非尼对 UM 具有抗癌作用。

（三）其他的 UM 靶向抑制剂

C—KIT 是膜结合酪氨酸激酶受体,大量的研究表明它在 UM 中的表达率达 75%,高表达 C—KIT 的 UM 细胞具有更强的增殖和侵袭能力。伊马替尼(imatinib)是一种多靶点酪氨酸激酶抑制剂,其中治疗靶点包括 C—KIT。Penel 等在一项 II 期临床试验中使用伊马替尼治疗转移性 UM 患者,结果发现低剂量伊马替尼(每天 200～400mg)的治疗效果并不佳,剂量只有达到每天800mg 才能稍微延长患者的生存期,但研究者认为这种高剂量伊马替尼的作用是一种毒性反应,会引发患者诸多的副作用,因此已经停止了该项临床试验。舒尼替尼(sunitinib)是另一种口服的酪氨酸激酶抑制剂,靶点包括 VEGFR、FLT—3、C—KIT 和血小板衍生生长因子受体,它的作用效果优于伊马替尼。舒尼替尼治疗转移性 UM 的整体临床有效率可达 80%,在 20 例受试患者中 1例可获得部分缓解,12 例病情稳定,总的中位生存期和疾病无进展期可达 8.2个月和 4.2 个月。克里唑蒂尼(cfizotinib)是一种 c—Met 抑制剂,而在 80% 转移性 UM 患者中均高表达;将克里唑蒂尼应用到一种 UM 转移小鼠模型中,发现与对照组相比可以明显减少 UM 转移至肝和肺,有望进行后续的临床试验。

四、纳米药物在葡萄膜黑色素瘤中的应用

（一）概述

随着纳米技术的飞速发展,纳米药物凭借其毒性低、易修饰、靶向可控和功能多等诸多优势逐渐走进了治疗葡萄膜黑色素瘤的视野中。在过去的十年中,

纳米药物用于眼部药物输送、眼部肿瘤成像和治疗、肿瘤早期诊断都发生了令人鼓舞的进展。本文综述了纳米药物在葡萄膜黑色素瘤治疗中的应用和优势，为 UM 的相关药物研发和临床诊治提供新的思路，同时也为纳米药物在眼科学中的广泛应用奠定了理论基础。

（二）纳米药物在葡萄膜黑色素瘤中的应用

1.纳米药物与眼部药物递送系统

纳米药物指利用纳米技术制得的药物，通常其粒径约在 50nm～500nm。纳米药物由于其均匀的形貌和较小的尺寸，在肿瘤组织中存在高通透性和滞留效应，这使得药物本身更容易渗透进入肿瘤组织，并增强滞留时间，从而发挥更好的药效。近年来，纳米药物用于眼部药物输送受到了科学家的关注。将一般的小分子药物装载在纳米粒子上后，药物的总表面积大大增加，药物的溶解速率随之提高，这就使得药物与给药部位接触面积增大，提高了单位面积药物浓度，从而增强疗效。文献表明，树状大分子具有单分散性，很容易进入细胞，目前已被用于前房药物释放的研究中。壳聚糖与其他天然聚合物纳米粒子具有良好的结膜角膜表面亲和力和良好的穿透性，其正胺基团与泪膜中黏蛋白的阴性唾液酸基团之间的静电相互作用使角膜反应时间增加，并增加了载药纳米粒子在角膜完整上皮中的渗透。由于载药纳米粒较好的黏附性及小粒径，药物与吸收部位的接触时间延长，增加了药物与吸收部位上皮组织黏液层中的浓度，并延长了药物的半衰期，提高了药物的生物利用度。科学家们还通过包覆各种聚合物可以改善纳米粒子的黏附性能。当在聚己内酯包裹的吲哚美辛纳米粒子上进一步包覆壳聚糖时，可观察到其生物利用度显著提高，如果在此基础上再修饰聚乙二醇，那么药物穿透角膜的能力大幅提升。此外，载药纳米粒子还可以改变膜运转机制，例如通过简单扩散或渗透形式进入生物膜，从而增加药物对生物膜的通透。综上所述，纳米粒子作为一种新型载体，可克服眼部屏障，提高眼部药物浓度和生物利用度，从而提高药效，在葡萄膜黑色素瘤等眼部疾病治疗中具有不可替代的优势和很强的应用前景。

2.纳米药物与新型治疗方式

纳米粒子可由多种元素制备，并具有丰富的立体结构，这些就赋予了纳米材料具有极大的新型治疗方式的创造前景。目前,葡萄膜黑色素瘤的新型治疗手段包括局部放疗、基因治疗和免疫治疗,使用纳米药物可增强肿瘤治疗效果。局部放射治疗是目前葡萄膜黑色素瘤治疗的一种常用方法,但由于正常组织和肿瘤组织的能量吸收剂量相当,最大辐射剂量仅限于肿瘤周围的正常组织,若使用放疗增敏剂可很好的提高放疗效率。金纳米粒因其高原子序数和较强的光电吸收系数而被广泛应用于辐射增敏剂中。研究表明,金纳米粒和放射元素结合后在体外和体内均能诱导黑色素瘤细胞凋亡。发现金纳米粒可以使 B16F10 细胞对辐射敏感,并且纳米颗粒可以在肿瘤细胞内积累。在 B16F10 小鼠模型中,放射元素和纳米粒结合显著延长了小鼠的生存期,同时有效抑制了肿瘤的生长。此外,金纳米粒与短程放射治疗相结合,还具有额外的血管破坏特性。即使是低浓度的金纳米粒也会对肿瘤内皮细胞产生血管破坏作用。纳米粒还可以目标诱导细胞凋亡的肿瘤细胞,破坏其支持脉管系统结合辐射时,它可能被用来支持近距离放射疗法,此种放射疗法在提高了放疗效率的同时,减少了放疗的副作用,让患者有更多获益。与此同时,纳米粒还活跃在其他肿瘤新兴治疗手段中—光热治疗。光热治疗是利用对近红外光具有较强光吸收的纳米材料,将光子能量转换为热能从而有选择性地杀死肿瘤细胞。例如,使用了两亲性聚乙二醇(PEG)聚合物修饰转化纳米粒,将二氢卟吩包载于聚合物疏水层,制备成 UCNs－Ce6 纳米复合体,动物实验结果表明,将 UCNs－Ce6 纳米复合体静脉注射到建立乳腺癌模型的小鼠体内,肿瘤生长可被抑制,使小鼠的存活时间延长。对于葡萄膜黑色素瘤,肿瘤中黑色素的数量也会影响光吸收和治疗效果,当前的研究表明光热治疗应用于皮肤黑色素瘤是比较成功的,这可能由于光热治疗更适用于浅表的肿瘤组织。所以,纳米粒子在葡萄膜黑色素瘤的光热治疗方面具有独特的优势和发展前景。

3.纳米药物与肿瘤早期诊断

纳米药物在葡萄膜黑色素瘤的早期诊断中有着巨大的潜力和前景。早期诊断的实现实则需要依靠纳米药物的成像功能。肿瘤早期诊断成功的关键在于其成像功能是否灵敏,是否可以特意识别微弱的肿瘤信号。发明了一种可以区分视网膜血管疾病早期和晚期的纳米颗粒,是基于纳米粒的理化性质,即较大的颗粒会留在血液循环中,而较小的颗粒可能会在疾病的早期阶段设法离开血液循环。通过对小颗粒和大颗粒分别使用两种不同的染料进行标记,就获得了跟踪和监测疾病状态的能力从而实现早期诊断。利用高特异性和高灵敏度的量子点标记肿瘤也是一种很有前景的方法。采用一种新的基于量子点的方法检测早期的玻璃体病变,可以尽早挽救患者的视力。量子点成像可用于检测CNV 的年龄相关性黄斑变性(Age-related macular degeneration,AMD)侵入视网膜的情况,这项研究为早期发现和诊断 AMD,挽救患者的视力带来希望。葡萄膜黑色素瘤的早期诊断中除了使用上述的量子点成像外,还使用了一些金属粒子。例如,金纳米粒子可被掺入到纳米壳层中应用于光学相干断层成像。氧化铁纳米颗粒可靶向某些细胞过剩受体和巨噬细胞,从而实现肿瘤特异性识别,同时,不同尺寸的氧化铁颗粒也可以用来检测不同病变情况的视网膜血管结构。

五、葡萄膜黑色素瘤的预后评估

葡萄膜黑色素瘤(uveal melanoma,UM)起源于葡萄膜黑色素细胞,是成人最常见的原发性眼内恶性肿瘤,其中脉络膜黑色素瘤、睫状体黑色素瘤和虹膜黑色素瘤占比分别为 85%～90%、5%～8%、3%～5%。患者多主诉视力下降、视物变形、视野丧失等症状,30%的患者可无任何眼部症状,在常规体检中发现肿瘤。多数 UM 发生于高加索人(95%～98%),亚非国家人群发病率较低,韩国人群发病率为 0.4/1000000,日本人群为 0.6/1000000。

随着医学的发展,越来越多的 UM 患者接受保留眼球治疗,但 UM 的预后仍然很差,50%的患者最终发生转移,最常见的转移部位是肝脏(89%),一旦发生转移,患者的平均生存时间为 3～4 个月,1 年死亡率高达 80%。目前研究发现了一些组织病理学特征、分子生物学、遗传学方面的危险因素,并基于这些危险因素建立了相关预测模型,这将有助于评估 UM 患者的预后,为制订个体化治疗策略提供临床依据。

(一)葡萄膜黑色素瘤临床相关危险因素

与不良预后相关的临床和组织病理学因素包括:年龄、肿瘤累及睫状体、较大的肿瘤基底直径和厚度、肿瘤前缘位置、侵犯视神经、视网膜下积液、玻璃体积血、巩膜内和巩膜外侵犯、上皮样细胞型、有丝分裂活动、结缔组织闭环的存在等。

1.年龄和肿瘤累及睫状体

分析了 8033 例 UM 患者的临床资料,发现年轻患者(诊断时年龄≤20 岁)仅占 1%,中青年患者(诊断时年龄为 21～60 岁)占 53%,老年患者(诊断时年龄＞60 岁)占 45%;年轻患者的预后相对更好,其 3 年、5 年、10 年、20 年的肿瘤转移率分别为 1.7%、8.8%、8.8%、20.2%,中青年患者分别为 6.2%、12.2%、23.0%、34.2%,老年患者分别为 11.1%、18.7%、27.7%、38.8%;而年轻患者 3 年、5 年、10 年、20 年肿瘤相关死亡率分别为 0、2.2%、5.1%、17.0%,中青年患者分别为 3.2%、6.2%、11.0%、16.6%,老年患者分别为 6.5%、11.0%、15.9%、20.1%。Shields 等研究还发现虹膜黑色素瘤预后相对较好,可能与其体积较小、更易早发现和早治疗有关;而睫状体黑色素瘤预后较差,除了诊断困难,睫状肌的收缩、血管网络的形成、更高的上皮样细胞比例使睫状体黑色素瘤的转移潜能更高。

2.肿瘤大小

肿瘤大小一直是预测预后的重要标志之一,不同研究对肿瘤大小的分类标准不同。对 8 项关于 UM 眼球摘除术后死亡率的研究进行荟萃分析,根据肿瘤最大基底直径(largest basal diameter,LBD)和厚度将肿瘤按体积分为 3 类:小肿瘤(厚度＜3.0mm、LBD＜10.0mm)、中肿瘤(3.0mm≤厚度≤8.0mm,10.0mm≤LBD≤15.0mm)、大肿瘤(厚度＞8.0mm、LBD＞15.0mm),其 5 年死亡率分别为 16%、32%、53%,提示肿瘤大小与预后呈负相关。研究也发现类似结果,并提出肿瘤厚度每增加 1mm,10 年转移风险即增加 5%。眼部黑色素瘤协作研究(collaborative ocular melanoma study,COMS)则将脉络膜痣定义为LBD≤5.0mm、厚度≤1.0mm 的任何黑色素细胞脉络膜病变,将脉络膜黑色素瘤定义为:5.0mm＜LBD≤16.0mm、1.0mm＜厚度≤2.5mm 为小肿瘤;LBD＞16.0mm、厚度≤2.0mm 或 LBD＜16.0mm、2.5mm＜厚度≤10.0mm 为中肿瘤;LBD＞16.0mm、厚度＞2.0mm 或 LBD≤16.0mm、厚度＞10.0mm 为大肿瘤。COMS 分类是为治疗决策而制定的,在区分低、中和高转移风险方面表现良好。另外值得关注的是弥漫性黑色素瘤,此种类型的肿瘤在水平方向生长更为明显，定义为厚度＜1/5 LBD的肿瘤。

对3500例脉络膜黑色素瘤患者进行研究，发现其中111例（3％）为弥漫性，平均基底直径为14.7mm，平均高度为2.1mm，3年、5年、10年转移率分别为16％、24％、36％。因此要重视对UM LBD和肿瘤高度的测定，尽早诊断UM，并与其他脉络膜占位性病变，特别是脉络膜痣区分。

3.肿瘤局部复发

在一项纳入732例UM患者的前瞻性研究中，随访5年后观察到有16例（5.1％）出现了肿瘤局部复发，在随访早期和晚期均可出现，与较差的预后相关。肿瘤局部复发与巩膜外延伸及高全身转移风险相关，因此，必须对UM患者进行有效的初始治疗和长期监测。

（二）葡萄膜黑色素瘤组织病理学相关危险因素

1.病理类型

组织病理学是诊断UM的金标准。Callender等于1931年最早提出眼部恶性黑色素瘤分类，根据肿瘤细胞的形态分为6种类型，即梭形A、梭形B、束状、上皮样、混合型和坏死型，后三者预后较差。1983年进行修改，将UM分为梭形细胞型、混合细胞型和上皮样细胞型。由至少90％的梭形B细胞组成的是梭形细胞型黑色素瘤，占所有UM的40％，患者15年死亡率为20％；由至少90％的上皮样细胞组成的是上皮样细胞型黑色素瘤，占3％～5％，患者15年死亡率为75％；其他均为混合细胞型黑色素瘤，占50％，患者15年死亡率为60％。目前认为，上皮细胞占比越高，患者预后越差。

2.有丝分裂活动

对217例UM患者的研究通过每40个高倍镜视野（high power fields，HPF）下的有丝分裂数来衡量肿瘤的有丝分裂活动，发现有丝分裂活动度与患者预后明显相关，患者6年死亡率分别为：低活动度（0～1/40HPF）15％～23％、中等活动度（2～8/40HPF）40％～47％、高活动度（9～48/40HPF）56％。发现肿瘤有丝分裂活动度高（＞4/40HPF）与细胞遗传学异常相关，且与转移和与转移有关的死亡之间存在统计学相关性。

3.巩膜内和巩膜外侵犯

87.7%的脉络膜黑色素瘤存在脉络膜玻璃膜（布鲁赫膜）膜破裂，81.1%的肿瘤存在局部侵犯，包括视网膜浸润、玻璃体内肿瘤细胞、涡静脉浸润、肿瘤细胞浸润肿瘤血管、浸润巩膜导水管；55.7%的肿瘤存在巩膜内侵犯，8.2%存在巩膜外侵犯。发现肿瘤可通过房水循环途径（29.8%）、睫状动脉（27.4%）、涡静脉（18.5%）、睫状神经（8.9%）或视神经（0.8%）侵袭眼外，10.4%的肿瘤可通过多种途径同时扩散至眼外，并提出患者预后较差与眼外肿瘤生长相关，而与扩散途径无关。对276例UM患者随访发现，存在眼外肿瘤生长患者发生转移的平均时间为35个月，5年无转移生存率仅为28%。

4.肿瘤浸润淋巴细胞

UM的炎症表型包括巨噬细胞、淋巴细胞浸润，人类白细胞抗原（human-leukocyte antigen，HLA）Ⅰ类抗原和Ⅱ类抗原的表达增加。根据癌症基因组图谱（the cancer genome atlas，TCGA）数据库，UM是所有类型肿瘤中白细胞比例最低的，包括不同类型的T淋巴细胞，主要为抑制性/细胞毒性T淋巴细胞（CD8＋T细胞），较少的辅助性T淋巴细胞（CD4＋T细胞）及调节性T细胞，少有B淋巴细胞和自然杀伤细胞。研究发现高度淋巴细胞浸润的UM肿瘤明显更大，血管化程度更高。对1078例UM患者的病理切片进行研究，将每20个HPF包含100个或更多淋巴细胞定义为"高淋巴细胞浸润"，少于100个淋巴细胞定义为"低淋巴细胞浸润"，其中134例（12.4%）为高浸润，患者15年生存率为36.7%，而低浸润患者15年生存率为69.6%。但对淋巴细胞的评估主观性强、重复性交叉、缺乏统一的评估标准。

5.肿瘤血管形态和微血管密度

提出UM肿瘤血管的9种形态模式，包括正常型、沉默型、直线型、平行型、平行联合交叉型、弧形、分叉弧形、环型、网状型，并认为微血管的结构与预后密切相关。其中环型、网状型微血管（均存在至少1个闭合的血管环）的存在可以作为肿瘤死亡的独立危险因素。睫状体黑色素瘤转移和死亡与平行型、平行联合交叉型、弧形、分叉弧形、环型、网状型相关。微血管密度则是对肿瘤血管的定量描述，高微血管密度和环状微血管、网状微血管、上皮样细胞类型、LBD之间存在显著相关性，高微血管密度还可作为与UM转移和死亡相关的独立危险因素。

（三）葡萄膜黑色素瘤分子生物学相关危险因素

由于葡萄膜中缺乏淋巴管，肿瘤细胞多由血液循环扩散，因此利用分子标志物可能早期发现已扩散的肿瘤细胞，但由于人群中正常值范围的广泛差异，它们的应用在监测转移方面受到限制。酪氨酸酶是一种参与黑色素细胞和黑色素瘤细胞表达黑色素的关键酶，在正常人血液样本中通常不会检测到其转录产物。UM 患者血清酪氨酸酶 mRNA 水平升高，酪氨酸酶 mRNA 可用于间接确定循环肿瘤细胞数量，与原发肿瘤大小有关，并且是转移和预后的独立危险因素。肝细胞生长因子主要由肝脏细胞产生，通过与质膜受体 c－Met 结合而发挥其生物学作用，可以诱导肿瘤细胞增殖、运动、黏附和侵袭。UM 中 c－Met 水平升高显著增加肝转移风险。肝脏中也产生胰岛素样生长因子－1(insulin－like growth factor，IGF－1)，IGF－1 与其受体相结合，对肿瘤转化、维持恶性表型、促进细胞生长和预防细胞凋亡至关重要。UM 的生长强烈依赖于 IGF－1 受体的表达和激活，IGF－1 受体的表达水平升高与预后较差有关。与良性眼内肿瘤患者的房水相比，UM 患者房水中血管生成素、白介素－8 和单核细胞趋化蛋白－1 及与炎症相关的细胞因子的水平均较高。

研究发现 UM 患者房水中血管内皮生长因子 A（vascular endothelial growth factor A，VEGF－A)水平升高，后续原位杂交试验证实视网膜组织和肿瘤组织均可表达 VEGF－A。另外，房水中白介素－6 水平升高和巨噬细胞迁移抑制因子的存在与睫状体受累和上皮样细胞类型的存在相关。根据房水中的细胞因子水平将 UM 分为三组，发现细胞因子水平最高的一组患者预后最差；多种细胞因子，特别是与凋亡相关的细胞因子，与睫状体受累、3 号染色体单体、较大的肿瘤体积有关。

（四）葡萄膜黑色素瘤细胞遗传学相关危险因素

1.染色体变异

在 UM 发生和发展过程中涉及的异常染色体主要为 1 号、3 号、6 号和 8 号染色体。最常见的染色体异常包括 1 号染色体短臂缺失（27%）、3 号染色体短臂缺失（45％）、3 号染色体长臂缺失（49％）、6 号染色体长臂缺失（39％）、6 号染色体短臂扩增（39％）、8 号染色体短臂缺失（20％）、8 号染色体长臂扩增（69％）等。50％～60％的 UM 患者可存在 3 号染色体单体，是最常见的染色体核型畸变，多项研究均表明其与不良预后相关，与临床、组织病理特征也密切相关，如存在上皮样细胞类型、闭合性微血管环、肿瘤累及睫状体、较大的肿瘤基底直径和高度。对 54 例 UM 患者进行肿瘤染色体检测和随访，30 例患者为 3 号染色体单体，其中 17 例（54％）发生转移，诊断转移后平均生存时间不足 6 个月，而 3 号染色体无异常的 20 例患者均未发生转移。多项研究发现，3 号染色体缺失往往伴随 8 号染色体长臂扩增，且有更高的肿瘤转移风险。染色体分型对评估 UM 预后较临床和组织病理特征更加准确，但目前临床只有接受肿瘤局部切除术和眼球摘除术治疗的少部分 UM 患者才可能获得足够的肿瘤组织，获取大量样本会增加活检并发症的发生风险，易导致采样错误。

2.基因突变

随着治疗方式的不断进步，越来越多的患者接受保留眼球治疗，研究已证实通过细针穿刺活检可获得足够的肿瘤样本，可以采用荧光原位杂交技术和微卫星分析进行基因分析。基因突变被认为是导致 UM 发生的最重要驱动机制。多项研究已确定了与 UM 发生有关的基因，包括 GNAQ、GNA11、CYSLTR2、PLCB4、BAP1、SF3B1、SRSF2、EIF1AX 和 TERT，多参与维持基因组完整性的关键过程，如细胞周期调节和 DNA 损伤修复。GNAQ/11 是迄今为止发现的最重要的致癌基因突变，GNAQ 和 GNA11 是编码 G 蛋白偶联受体 α 亚基的 2 个基因，这一对互斥突变参与增殖、分化、凋亡相关途径的激活，包括蛋白激酶 C 和丝裂原活化蛋白激酶信号通路。在高加索人种中，85％～91％的 UM 患者可出现 GNAQ 和 GNA11 基因突变，也可在良性脉络膜痣中出现，被认为是 UM 发病机制中的早期突变或起始事件，与预后无关，不能用于预测转移。近期发现与 GNAQ/11 的同质性突变相比，GNAQ/11 的异质性突变与较差的预后相关。BAP1 位于 3p21.3 区域，编码去泛素化的酶，BAP1 缺失使 UM 细胞去分化，恢复干细胞状态，与较大的肿瘤体积、肿瘤侵犯睫状体和较差的预后相关。SF3B1 是剪接体的组成部分并参与剪接 pre－mRNA，SF3B1 突变使其 625 位氨基酸发生错义突变，从而导致剪接位点的改变，约 19％的 UM 可存在

SF3B1 突变,与较好的预后相关。EIF1AX 是一种翻译起始因子,其突变使 N 端氨基酸替换或缺失,从而导致翻译起始位点的改变,24％的 UM 患者可存在 EIF1AX 突变,与良好的预后相关。

3.基因表达谱

根据基因表达谱(geneexpression profile,GEP)分析筛选 UM 中的 62 个基因,将 UM 分为两类:1 类肿瘤,转移风险低,患者 8 年生存率达 95％,细胞遗传学特征是 6 号染色体短臂扩增;2 类肿瘤,转移风险较高,患者 8 年生存率为 31％,细胞遗传学特征是 3 号染色体缺失、8 号染色体长臂扩增。将 1 类肿瘤分为 1A 和 1B,5 年转移风险分别为 2％和 21％,2 类肿瘤 5 年转移风险为 72％,并发现 85％的 2 类肿瘤存在 BAP1 基因突变。将 2 类肿瘤分为 2A 和 2B,后者的特征是 8 号染色体短臂缺失,可导致早期转移。目前已有前瞻性多中心研究证实,与组织病理和细胞遗传特征相比,GEP 分型能够为分析预后提供更加准确的信息。继续基于 GEP 对 UM 分类进行研究,提出将分析基因的数量减少至 12 个区分基因和 3 个对照基因,已作为 DecisionDx－UM 试剂盒在市场上出售,成功率保持 97％以上。

2016 年提出黑色素瘤特异性抗原(preferentially expressed antigen in melanoma,PRAME)可作为预测 1 类和 2 类肿瘤转移风险的独立生物标志物,并确定了 PRAME mRNA 表达阈值以明确 PRAME 阳性/阴性(PRAME＋/－)状态。在分析 TCGA 数据库后发现 PRAME＋与更大的肿瘤直径、6 号染色体长臂/短臂缺失、8 号染色体短臂扩增密切相关,其仅在 2 类肿瘤中与 8 号染色体短臂缺失相关,与 3 号染色体单体无关;PRAME 启动子区域呈低甲基化状态而被激活。结合 GEP 和 PRAME 建立的模型在预测 UM 预后较 TNM (tumor－node－metastasis)临床分期模型的准确性更高。PRAME 现已被作为皮肤黑色素瘤免疫治疗的潜在靶点,将来也可能为 UM 提供治疗靶点。

(五)葡萄膜黑色素瘤预测模型

深度学习已用于医疗保健的诸多领域,包括影像学、病理学、药物设计、癌症研究等领域。提高癌症预后预测的准确性有利于癌症患者的临床管理。人工智能技术(尤其是深度学习)的计算能力显著提高和下一代测序的成本降低、开源数据库,如 TCGA 和 GEO(gene expression omnibus)数据库提供的大量数据,使构建更强大准确的模型来预测癌症预后成为可能。目前已出现基于临床和肿瘤特征、细胞遗传学特征的 UM 预测模型。

创建了一个线上 UM 转移风险预测模型(prediction of risk of metastasis in uvealmelanoma,PRiMeUM),利用 1227 例 UM 患者的临床和肿瘤特征及染色体信息,使用机器学习方法(包括逻辑回归、决策树、生存随机森林和基于生存的回归模型),提供个性化的风险评估,以评估原发 UM 患者治疗后 48 个月内发生转移的风险,风险预测的准确性可达 80%(仅使用染色体特征)、83%(仅使用临床特征)和 85%(使用临床和染色体特征)。近期,建立了一个在线的交互式生存分析工具,即 OSuvm(online consensussurvival tool for uveal melanoma),由 4 个独立的队列组成,包括 229 例 UM 患者的 GEP 数据,并从 TCGA 数据库和 GEO 数据库中收集了 4 个队列的长期临床生存信息。通过 OSuvm,研究人员和临床医生能够快速、方便地探索感兴趣基因的预后价值,并开发新的潜在的 UM 分子生物标志物。LUMPO 模型(the liverpool uveal melanoma prognosticator online)则纳入临床、组织病理学特征及细胞遗传学因素,用于个性化预测转移和死亡风险,分别于 2012 年、2015 年、2016 年在英国、波兰、美国的独立队列中得到验证。之后又创建了 LUMPO 修订版(LUMPO3),合并了 3 号染色体和 8q 多态性的数据,还使用竞争风险方法计算了死亡率。研究人员采用 LUMPO3 分析了来自 7 个国际眼肿瘤学中心的 1836 例 UM 患者的匿名数据,以预测每个外部数据集中每例患者的 10 年生存率,观察到各中心预测的生存概率一致性较好。

由于高加索人 UM 的发生率远高于亚洲人,开源数据库中的数据也多是基于高加索人得出的,有关亚洲人 UM 的研究较少,今后需要更多此方面的研究,以获得亚洲人 UM 的临床、组织病理学、分子生物学和细胞遗传学特征,建立预测模型,提高预后评估的准确性,有利于制订个体化的治疗方案。

(于　丽)

第四节　头颈部黏膜黑色素瘤治疗

黏膜黑色素瘤(mucosal melanoma,MM)是一种罕见的恶性肿瘤,占所有黑色素瘤的0.8%～3.7%,头颈部发病率最高,占所有MM的55%。头颈部黏膜黑色素瘤(head and neck mucosal melanoma,HNMM)是一种具有高度侵袭性的恶性肿瘤,好发于鼻腔鼻窦和口腔,其他部位还包括鼻咽、口咽、眼睑、喉等。HNMM预后极差,5年总体生存率不到30%。美国癌症联合会(American Joint Committee onCancer,AJCC)TNM分期与传统的肿瘤分期不同,仅有T3、T4期,强调了该肿瘤的高度恶性程度。对于早期病变主张手术治疗,并根据具体危险因素加以辅助治疗。但是对于晚期及远处转移的病变,常规治疗方法无法奏效,因而是临床治疗中的难点。近年来手术和放疗技术的进步,以及靶向和免疫治疗的发展,为HNMM的局部与全身控制带来新的希望。

一、HNMM的手术治疗

目前国内外普遍认为手术是早期HNMM的首选治疗方法,根据美国国家综合癌症网络(National ComprehensiveCancer Network,NCCN)指南(2019),T3及T4a期病变首选手术治疗,并以1.5～2.0cm为安全界。由于头颈部解剖结构复杂,尤其是鼻腔鼻窦黏膜黑色素瘤(sinonasalmucosal melanoma,SNMM)手术中肿瘤往往与重要解剖结构毗邻(如眶内容物、颅底、脑神经等),以距肿瘤2cm为安全界切除十分困难。而且阴性手术切缘的获得并不容易,大范围手术往往导致容貌损伤和不同程度的功能障碍。文献报道HNMM单纯根治性手术的局部控制率不足30%,容易出现复发,并且尽管获得阴性切缘,临床上还是有很大比例的患者发生远处转移。一方面这说明HNMM是一种极具侵袭性的肿瘤,根治性手术后仍有很高的复发率;另一方面,单纯手术治疗似乎并不能带来更好的生存获益,术后辅助治疗也同样重要。因此,肿瘤切除与重要结构的功能保留是术前要权衡的重点。

(一)原发病灶的处理

头颈部解剖结构复杂,为了完整切除病灶、获得阴性手术切缘,原发病灶的处理往往选择开放性手术。缺损修复重建技术的发展使开放性手术适应证进一步拓宽,其在累及上、下颌骨、口腔等部位病变的处理上占有举足轻重的地位。在处理上颌骨 MM 时,根据病变范围,可经鼻侧切入路行不同程度上颌骨切除术,眶内容物切除仅在病变侵及眶周时进行。口腔黏膜黑色素瘤(oral mucosal melanoma,OMM)应综合考虑原发灶范围和手术重建技术,采取不同的手术方法(经口、下颌骨劈开入路等)。

提出优先使用口内入路切除原发病变,并以 1.5cm 为安全界。近年来内镜手术在 SNMM 中的应用逐渐增多,相关手术技术(如双人四手技术)和专业设备的发展,以及颅底修补材料的更新和应用,使内镜在复杂手术的处理上更加从容。在一项纳入 510 例 SNMM 患者的 Meta 分析中发现,相较于开放性手术,内镜手术总体生存率更高[风险比(hazard ratio,HR)=0.68,95%CI:0.49~0.95]并且在无病生存率上没有明显差异(HR=0.59,95%CI:0.28~1.25)。当然,这并不表明内镜手术治疗 SNMM 可以替代开放手术。首先,由于 SNMM 发病率低,相关文献均为回顾性队列研究,时间跨度大,纳入病例在手术及辅助治疗方式、放疗剂量的选择上存在很大的偏倚。内镜手术通常用于早期或者容易切除的病变,这无疑会影响内镜手术患者的预后。内镜手术并不适用于累及上颌窦前、下、外侧壁等较为广泛的病变。开放性手术在保证 SNMM 肿瘤的整块切除及安全界确定方面依然优势明显。因此,规范不同手术的适应证及手术操作还需要更多更高质量的临床研究。

(二)颈部淋巴结的处理

目前一致认为,颈部淋巴结转移阳性患者应行常规颈淋巴清扫术(颈清扫),对于颈部淋巴结转移阴性患者,是否行预防性颈清扫目前还存在争议。颈部淋巴结转移的发生率可为治疗策略的制定提供参考,指出只有 10%~20% 的 SNMM 患者在临床上检测到颈部淋巴结转移,相比之下 OMM 颈部淋巴结转移风险非常高(77%)。分析后认为 SNMM 患者淋巴结状态与生存率无关,因此不建议对 N0 期患者行预防性颈清扫。相比之下,发现即使为 N0 期 OMM,随访过程中淋巴结转移率可达到 36%,因此对 OMM 有必要行预防性颈清扫。NCCN 指南(2019)也推荐了相同的治疗方案。有研究进一步发现 OMM 斑块型病变比结节型病变淋巴结受累风险要低,因此他们认为在 OMMN0 期患者中,应仅对结节型 OMM 或直径>4cm 的斑块型 OMM 患者行预防性颈清扫。而根据对淋巴结常见转移部位的研究,有学者提出,N0 期 OMM 患者建议行 Ⅰ～Ⅲ区预防性颈清扫,对 N1 期患者则行单侧颈清扫;N1 期 SNMM 应对同侧Ⅰ～Ⅲ区淋巴结进行清扫,若肿瘤起源于鼻窦,也应对咽后淋巴结进行清扫。前哨淋巴结活检术(sentinellymph node biopsy,SLNB)可以识别隐匿的颈部淋巴结转移,从而为颈清扫提供更准确的依据。SLNB 也越来越多地应用于黑色素瘤的诊治中,通过 SLNB 准确判断是否有淋巴结受累,另一项研究也证实了其在鼻窦 MM 中的可靠性。这都表明 SLNB 的发展对 HNMM 的诊治具有非常重要的作用。但是 SLNB 的准确性很大程度上依赖于专业设备和操作者的经验,这给 SLNB 的推广带来了很大的困扰。

二、HNMM 的放射治疗

放射治疗包括单纯放疗和术后放疗,由于 HNMM 对放疗不敏感,单纯放疗往往被视为一种姑息性治疗,通常用于无法手术切除的 T4b 期病变,此时患者肿瘤侵及范围广,难以取得理想的局部控制和生存获益,这可能掩盖了单纯放疗的治疗效果,发现与手术切除的患者相比,单纯放疗预后较差(HR=2.27,95%CI:1.72～2.98,P<0.001)。由于头颈部解剖结构复杂,获得阴性切缘难度较大,HNMM 术后局部复发率很高(31%～85%),因此有效的术后放疗很关键。既往回顾性研究中,术后放疗多用于阳性切缘、疾病进展、术后复发的病例,而 NCCN 指南(2019)推荐无论疾病分期和是否获得阴性手术切缘,均应行术后辅助放疗。一项纳入 12 项回顾性研究共 1593 例 HNMM 患者的荟萃分析表明[21],手术加术后放疗降低了局部复发的风险(HR=0.51,95%CI:0.35～0.76,P=0.155),但是并没有降低死亡和远处转移的风险(HR=1.07,95%CI:0.95～1.20,P=0.903;HR=2.26,95%CI:1.01～5.05,P=0.006)。多项荟萃分析也得到了相同的结果。发生这种情况,可能有以下几方面原因。首先,由于 HNMM 发病率低,缺乏相关大样本随机对照试验,所以在病例选择上存在很大的偏倚,既往选择术后放疗的患者往往病变侵及范围广,这可能抵消了一部分术后放疗的生存获益;其次,MM 是一种非常容易入侵血管和淋巴组织的全身

性疾病,并且黑色素瘤具有特有的卫星灶与微卫星灶,非常容易发生远处转移,尽管术后放疗可以实现更好的局部控制,但并不能降低远处转移的风险。因此,通过增加局部治疗的强度来提高生存率在现阶段是不太乐观的,在实现更好的全身控制之前,应该在更多的临床研究中寻求可以降低远处复发的治疗模式。

三、HNMM 的全身治疗

远处转移是 HNMM 治疗失败的重要原因之一,有效的全身治疗方案对 HNMM 的治疗至关重要,近年来靶向治疗与免疫治疗的出现,极大地改变了黑色素瘤的全身治疗方式。虽然皮肤和黏膜黑色素瘤在组织和遗传学方面有很多不同,但两者通常采用相同的全身治疗方案。

(一)传统全身治疗

传统全身治疗主要包括干扰素和化疗。干扰素被推荐用于皮肤黑色素瘤(cutaneous melanoma,CM)的辅助治疗,并且已被证实可以改善预后。一项涉及 14 项临床随机对照试验 8122 例黑色素瘤患者的荟萃分析显示,干扰素对无病生存率与总体生存率造成的差异具有统计学意义(HR 分别为 0.82 和 0.89,$P<0.01$)。相关干扰素临床试验中仅包含少量的 MM 患者,但是与其他亚组相比,疗效上并没有发现明显的不同。虽然普遍认为 MM 对化疗不敏感,但是也有研究报道了化疗的积极作用。在一项大型随机对照试验中,将 189 例 MM 患者随机平均分配到观察组、干扰素组、替莫唑胺+顺铂组,接受替莫唑胺+顺铂组与干扰素治疗的患者总体生存率显著提高(48.7 个月: 40.4 个月:21.2 个月,$P<0.01$)。分析了达卡巴嗪在黑色素瘤患者中的疗效,发现 MM 与 CM 在化疗药物的反应率上差异并无统计学意义,但是 MM 预后较差。这表明 MM 似乎更具侵袭性,并且需要不同的治疗方案,但这需要更大规模的随机对照试验来证明。

(二)靶向治疗与免疫治疗

靶向治疗和免疫治疗的出现直接改变了黑色素瘤的治疗方式,靶向治疗药物包括 BRAF 抑制剂(维莫非尼、达拉菲尼)、KIT 抑制剂(伊马替尼等)等,免疫治疗包括细胞毒性 T 淋巴细胞抗原 4(CTLA-4)单抗(伊匹单抗)和程序性细胞死亡蛋白-1(programmed death-1,PD-1)单抗(派姆单抗和纳武单抗),他们已经成为手术无法切除或转移性黑色素瘤患者的首选之一。

MM 与 CM 在组织学和遗传学方面的不同,影响着靶向药物在 MM 上的选择。与 CM 不同的是,MM 中 KIT 基因突变率较高,而 BRAF 基因突变率较低。有研究显示,有 15.6% 的 MM 存在 KIT 突变(7/45),相比之下,CM 仅有 1.7%(1/58),这显示了 KIT 抑制剂在 MM 中的潜在作用。一项 Ⅱ 期临床试验包含了 43 例 KIT 基因突变的晚期转移性黑色素瘤患者,26% 的患者为 MM 并给予伊马替尼治疗,在 1 年的随访中,发现 42% 的患者肿瘤消退,随访结束时存活率为 51%。发现使用伊马替尼治疗 KIT 基因突变患者的肿瘤反应率为 54%,总体疾病控制率为 77%。但是由于基因分布特性,大量 BARF 抑制剂和 MEK 抑制剂的临床试验将 MM 排除在外,因此对于此类药物在 MM 中的效果还有待临床试验进一步研究。

近年来,免疫治疗在 CM 的治疗上展现了令人欣喜的前景,伊匹单抗是靶向 CTLA-4 的单克隆抗体,已被证实可以改善 CM 的总体生存率,但仅有少量研究报道了其在 MM 中的疗效。在一项多中心回顾性分析中报道了接受伊匹单抗在晚期 MM 中的疗效,30 例患者中,1 例完全缓解,1 例部分缓解,6 例病情稳定。除此之外,靶向介导免疫耐受的 PD-1 单抗为目前研究的热门方向,纳武单抗可以作为免疫检查点抑制剂,阻断活化 T 细胞的抑制,从而对癌细胞进行免疫监视。MM 使用联合治疗的总体反应率为 37%(伊匹单抗+纳武单抗),单用纳武单抗为 23%,单用伊匹单抗为 8.3%。这些研究表明,免疫治疗在 MM 的治疗中同样发挥着重要作用。铁死亡(ferroptosis)为一种铁离子依赖性非凋亡性细胞坏死,其本质为铁离子依赖性脂质过氧化物积累导致的细胞死亡,最近一项研究发现了铁死亡与免疫治疗的关联,发现当免疫治疗增强 T 细胞活性时,会增加肿瘤细胞中特异性氧化脂水平,从而引起铁死亡,并且基于小鼠和癌细胞的研究发现铁死亡的增加使得免疫疗法更加有效,其在 MM 治疗中可能发挥的作用令人拭目以待。

(于 丽)

第五节　口腔黏膜恶性黑色素瘤

一、原发性口腔黏膜恶性黑色素瘤的概述

原发性口腔黏膜恶性黑色素瘤（Primary oral mucosal melanoma，OMM），是一类由位于头颈部口腔颌面区域表面黏膜上皮内的黑色素细胞恶变而产生的恶性肿瘤。主要发生部位包括腭部（包括软腭及硬腭）、牙龈、颊部、舌部、唇部、口底、口咽区以及上颌窦黏膜组织。这一疾病侵袭性极强，恶性程度极高，患者五年生存率仅 10％～30％，是口腔颌面部恶性程度最高的肿瘤类型之一。原发性口腔黏膜恶性黑色素瘤属于黑色素瘤的一类亚型，具有黑色素瘤的总体基本特征。但具体来看，与皮肤黑色素瘤在内的其他亚型黑色素瘤相比，除发生部位外，口腔黏膜恶性黑色素瘤在很多方面还具有其自身特点。在种群方面，美国国家癌症数据库统计的 84836 例恶性黑色素瘤患者中，口腔黏膜恶性黑色素瘤占比远小于 1％，而亚洲人种发病率明显较白种人高，约占全部黑色素瘤的 7.5％。这表明口腔黏膜恶性黑色素瘤的发生可能与种族间遗传生物学的差异有关。在致病因素方面，与皮肤黑色素瘤具有明确致病因素（过度的紫外光照射或频繁的摩擦损伤）不同，口腔黏膜恶性黑色素瘤尚未发现明显的致病或相关因素，有学者认为可能与口腔黏膜中的黑斑或黏膜痣（如黏膜内痣或交界痣）相关，也有学者认为可能与吸烟或感染导致的损伤有关，但这些病因学假说均未得到有效的证实。在病变表现方面，原发性口腔黏膜恶性黑色素瘤常呈现多点病灶，病灶点间有正常黏膜组织间隔，这可能与环境损伤导致的多点恶变有关，亦可能与该类型肿瘤细胞跳跃式侵袭而形成的卫星转移灶有关。因发生于口腔，故口腔黏膜恶性黑色素瘤在病变后期可侵袭至牙槽骨、腭板等口腔结构，还可引发牙齿松动、脱落，口腔出血、恶臭以及张口受限等一系列口腔症状。

二、OMM 流行病学

黏膜恶性黑色素瘤恶性程度较高，5 年生存率只有 20％左右，是我国常见

的黑色素瘤亚型之一,构成比为 22.6％左右。黏膜恶性黑色素瘤主要发生在头颈部黏膜(55％),其次为肛门直肠(24％)、生殖道(18％)以及尿道黏膜(3％)。口腔黏膜是头颈部黏膜的重要组成部分,OMM 在 HNMM 中占比为 30％左右。OMM 在整个黑色素瘤的构成中与人种关系密切,东亚洲人群、非裔人群多发,构成比高达 8％左右;白种人发病率较低,构成比只有 0.2％左右。OMM 的好发人群为中老年人,中位年龄在 55 岁左右。性别方面,男性多见,我国一项 254 例大样本的临床研究显示,OMM 男女比例约为 1.6：1。80％以上的OMM 发生于硬腭及上颌牙龈黏膜,其次为颊、唇黏膜,口底及舌黏膜较为少见。口腔黏膜黑色素细胞起源于神经嵴,大部分位于基底膜附近。黑色素细胞由于各种因素恶变成为 OMM,但目前致病因素并不明确,可能的因素包括不良义齿、吸烟、机械创伤以及家族史等。

二、OMM 的临床及病理特点

OMM 在临床上主要表现为 2 种类型:斑片型及结节型。斑片型 OMM 与皮肤雀斑样恶性黑色素瘤形态类似,临床表现为黑色病变范围较大,表面平坦,与黏膜基本平齐,边缘轮廓不规则,颜色主要为黑色及灰色,病变周围散在分布黑色或灰色斑点。结节型 OMM 又分为 2 种,一种是没有平坦成分、全部为外生性结节,表面可见溃疡,颜色呈相对均匀的深黑色或蓝黑色;另一种是有平坦成分、在病变某个位置出现界限分明的肿瘤结节。结节通常表面光滑,呈粉灰色或深灰色,可有出血史。这些结节可能发展得相当快,通常在 4 周至 3 个月时间内迅速进展,并且是导致患者寻求治疗的主要原因。

OMM 转移能力非常强,是颈淋巴转移率最高的黑色素瘤,颈淋巴转移率高达 70％,远处转移率也接近 40％,这也是 OMM 预后极差的主要原因。

OMM 与其他部位恶性黑色素瘤类似,根据组织学形态是否存在浸润分为原位恶性黑色素瘤与浸润性恶性黑色素瘤。原位恶性黑色素瘤中可有两种组织学类型,雀斑样恶性黑色素瘤最为常见,表现为梭形或树突状黑色素瘤细胞在鳞状上皮基底层呈雀斑样增生,形态类似于肢端雀斑样恶性黑色素瘤。这种类型的原位恶性黑色素瘤在临床上往往表现为一长期存在、缓慢发展的扁平黑斑,可存在数年或数十年。病变初期黑色素瘤细胞数量少而散在,细胞异型性较小,但细胞核稍有增大且细胞与周围存在收缩间隙。随着病程进展,瘤细胞体积增大,数量增多,染色质变粗,核仁明显,逐渐累及鳞状上皮全层,可出现Paget样播散。黏膜内出现以淋巴细胞为主的苔藓样炎症细胞浸润带。圆形上皮样黑色素瘤细胞在鳞状上皮内呈Paget样播散,类似于浅表扩散型恶性黑色素瘤(superficial spreading melanoma),这种类型的原位恶性黑色素瘤进展较快。

浸润性恶性黑色素瘤往往表现为具有显著异形性的黑色素瘤细胞组成的不规则肿块,肿瘤浸润黏膜下层,甚至侵犯骨组织。瘤细胞形态上以上皮样或梭形细胞为主,偶尔为痣样或浆细胞样形态。细胞异形性、坏死及核分裂增多均提示为高度恶性肿瘤。此外,在病灶边缘交界处往往可见残存的原位恶性黑色素瘤形态。以纤维化、肉芽组织样增生伴散在淋巴细胞、浆细胞及吞噬黑色素组织细胞浸润为特点的自发消退现象,也可见于黏膜恶性黑色素瘤。

OMM分子生物学特征及基因图谱与皮肤黑色素瘤差异较大,皮肤黑色素瘤主要由长期紫外线照射诱导的驱动基因突变,以BRAF突变为主;而OMM最常见的基因突变为KIT基因突变(23.1%),其次为NF1(7.1%)、RAS家族(6.2%)及BRAF突变(3.1%)。CDK4扩增在OMM中最常见,60%左右的OMM存在CDK4拷贝数扩增,这为CDK4抑制剂在OMM中的应用提供了理论基础。临床上偶尔遇见无色素性黑色素瘤,占全部口腔黏膜黑色素瘤不足10%;2020年英国学者报道该类型占头颈黏膜黑色素瘤的比例高达30%。无色素性黑色素瘤,只有病理检查后才可确诊。

三、OMM 的临床分期

目前OMM的临床分期主要参考第8版AJCC关于头颈黏膜恶性黑色素瘤的TNM分期,这一分期的争议性比较大,最核心的问题在于该分期没有T1和T2,OMM全部被归为T3和T4的晚期肿瘤。但是,一项对170例诊断为T3的OMM的临床研究显示,病理诊断为原位OMM的这组病例,5年生存率高达90%,颈淋巴转移率只有23.7%,远处转移率仅有2.6%。综合治疗与单纯手术或冷冻在本组病例中无生存差异,研究结果证实早期OMM的存在。通过进一步查阅AJCC对其他恶性肿瘤的分期,发现恶性程度比头颈黏膜恶性黑色素瘤更高或发病率比之更低的肿瘤都有 T1、T2。例如,胰腺癌的 5 年生存率只有 10% 左右,恶性度比头颈黏膜恶性黑色素瘤还高,但其 T 分期有 T1 或 T2;眼结膜黑色素瘤属于头颈黑色素瘤范畴,其发病率更低,也有 T1 或 T2。因此,专家组讨论认为,OMM 也应存在 T1 或 T2,具体为:T1—口腔黏膜原位黑色素瘤 T2—微浸润性黑色素瘤;T3—浸润性黑色素瘤(肿瘤浸润至黏膜下层或骨膜;T4a—中度进展期,肿瘤侵犯深部软组织、软骨、骨或者累及皮肤;T4b—高度进展期,肿瘤侵犯脑组织、硬脑膜、后组脑神经(Ⅸ、Ⅹ、Ⅺ、Ⅻ)、咀嚼肌间隙、颈动脉、椎前间隙、纵隔等。OMM 新的 TNM 临床分期见表 4—1。

表 4—1 新版 OMM 的 TNM 临床分期

TNM 临床分期	定义
T	原发肿瘤
T1	原位黑色素瘤
T2	微浸润性黑色素瘤
T2a	肿瘤浸润黏膜固有层乳头
T2b	肿瘤浸润黏膜固有层网状层
T3	浸润性黑色素瘤(肿瘤浸润至黏膜下层或骨膜)
T4a	中度进展期,肿瘤侵犯深部软组织、软骨、骨或者累及皮肤
T4b	高度进展期,肿瘤侵犯脑组织、硬脑膜,后组脑神经(Ⅸ、Ⅹ、Ⅺ、Ⅻ),颈动脉,椎前间隙,纵隔
N	淋巴结
N0	无区域淋巴结转移
N1	有区域淋巴结转移
M	远处转移
M0	无远处转移
M1	有远处转移
Ⅰ 期	T1 N0 M0
Ⅱ 期	
Ⅱ A 期	T2a N0 M0
Ⅱ B 期	T2b N0 M0
Ⅲ 期	T3 N0 M0

TNM 临床分期	定义
Ⅳ期	
ⅣA	T4a N0 M0;T1—3 N1 M0
ⅣB	T4b 任何 N M0
ⅣC	任何 T 任何 N M1

四、OMM 的诊断

典型的临床表现和体格检查是诊断 OMM 最基本的手段,影像学及实验室检查是必要的辅助诊断方法。病理学检查是 OMM 确定诊断的金标准。免疫组织化学染色,包括 S－100、SOX10、HMB－45、Melan－A 和 PNL2 等,是 OMM 诊断和鉴别诊断的必要辅助手段。

(一)临床症状

OMM 的临床症状基本遵循 ABCDE 法则:

A—非对称(asymmetry);B—边缘不规则(border irregularity);C—颜色改变(color variation);D—直径(diameter)大于 5mm 的色素斑;E—隆起(elevation),一些早期肿瘤,瘤体会有轻微隆起,高出正常黏膜表面。OMM 进一步发展可出现卫星灶、溃疡、出血、牙松动及区域淋巴结肿大等。晚期 OMM 可出现远处转移,容易转移的部位为肺、脑、骨、肝等。

(二)影像学检查

影像学检查应根据原发部位来确定,项目包括区域淋巴结 B 超、增强 CT 或 MRI(颈部、腮腺)、胸部 X 线或 CT。根据临床症状,可行全身骨扫描及头颅检查(CT 或 MRI),或者行 PET－CT 检查。

(三)活检(适用于全部 OMM)

疑似早期的口腔黏膜恶性黑色素瘤建议完整切除可疑病灶,获取准确的 T 分期。如果肿瘤体积较大难以切除,或已经明确发生转移,推荐冷冻活检,不推荐直接切取活检。冷冻取活检应保证一定深度,以获取较为准确的 T 分期。咀嚼黏膜如腭部及牙龈,建议活检切至骨膜;非咀嚼黏膜,如颊部、口底黏膜,建议切至正常黏膜和肌组织。

(四)实验室检查

除常规实验室检查外,还应检测 LDH,为后续治疗做准备,同时了解预后情况。LDH 越高,预后越差;有报道 LDH＜0.8 倍正常值的患者,总生存期明显延长。目前尚无 OMM 特异的血清肿瘤标志物。

五、OMM 的治疗

(一)冷冻治疗

湿润光滑的口腔黏膜是冷冻治疗的理想部位,而黑色素细胞对低温非常敏感。冷冻治疗用于 OMM 在国内已有 40 余年的历史,抗肿瘤免疫效应是冷冻治疗的重要作用机制之一。斑片型 OMM 与部分结节型 OMM 范围较大,周围散在大量卫星灶,口腔内解剖空间又有限,扩大切除难以取得理想的安全切缘,冷冻治疗对这类 OMM 可以达到非常好的局部控制率。此外,对于中晚期患者,冷冻治疗可作为姑息减瘤的措施,以延长患者生存期,提高生存质量。

(二)手术治疗

扩大切除:对于原发灶较大,肿瘤侵及深层组织,如累及深部肌肉、颌骨,冷冻治疗难以到达的区域,总的原则是广泛切除并获取阴性切缘,切除边界包括黏膜切缘和深部切缘。黏膜边界通常指包括肿瘤边界外 1.5～2cm 外观正常的黏膜,深部边界根据肿瘤原发部位不同而改变。由于口腔内解剖空间有限,应考虑保留邻近重要的组织器官,因此对切除边界不必片面追求宽度和深度,可通过冷冻切片检查确定切缘安全性。肿瘤累及颌骨骨膜时,通常切除骨质与肿瘤的距离为 2cm。颈淋巴清扫术:对于 cN0 患者,不建议行选择性颈淋巴清扫术,推荐严密观察。临床诊断为颈部淋巴结阳性的患者,在原发灶得到基本控制的基础上,应行区域淋巴清扫术。

（三）辅助治疗

OMM 术后辅助治疗非常重要。OMM 的生物学行为有别于皮肤黑色素瘤，其与血管关系更为密切，更易出现复发及转移。专家组一致认为，Ⅱ期及以上 OMM 必须行术后辅助治疗。术后辅助治疗主要包括辅助化疗及辅助干扰素治疗。辅助化疗：一线治疗推荐达卡巴嗪（dacarbazine，DTIC）单药、替莫唑胺（temozolomide，TMZ）或 TMZ/DTIC 单药为主的联合治疗（如联合顺铂或福莫斯汀）；二线治疗一般推荐紫杉醇联合卡铂方案。长期以来，达卡巴嗪（DTIC）是晚期黑色素瘤内科治疗的"金标准"，目前其他化疗药物在总生存期方面均未超越 DTIC，单药 DTIC 的有效率为 7.5%～12.2%，新的化疗药物如替莫唑胺和福莫斯汀，虽然在疗效上并未明显超越 DTIC，但两者能透过血脑屏障，可用于脑转移 OMM 的治疗。辅助干扰素治疗：推荐选择（1500wiu/（m² · dL）～5×4 周，900 wiuTIW×48 周）1 年方案。

（四）放射治疗

黑色素瘤细胞本身对放疗不敏感，不推荐原发肿瘤行放疗。OMM 颈淋巴转移率较高，推荐放疗作为颈淋巴清扫术后的辅助治疗。目前也有循证医学证据显示，对于 cN0 病例，颈部放疗可预防颈淋巴结转移，但需要更多循证医学证据加以验证。

（五）复发或转移性 OMM 的治疗

1.靶向治疗

OMM 预后较差，约 70% 的 OMM 出现淋巴转移，40% 的 OMM 出现远处转移。对于不可切除、复发或转移性 OMM，强烈推荐参加临床试验。所有不可切除、转移或复发的 OMM，原则上做基因检测。由于 OMM 缺乏特征性基因突变，在当前的治疗模式下，只有靶向治疗有快速缩瘤作用。因此，基因检测建议采用全基因组测序，筛选潜在的突变靶点。

（1）伊马替尼（KIT 抑制剂）：约 20% 的 OMM 出现 C－KIT 基因突变。伊马替尼是 C－KIT 受体的酪氨酸激酶抑制剂，C－KIT 抑制剂伊马替尼的Ⅱ期临床研究显示,存在 KIT 突变或者扩增的转移性黑色素瘤患者的总体有效率为 20%～30%,疾病控制率为 35%～55%,但是大部分有效的患者维持时间较短。

(2)CDK4 抑制剂:超过 50% 的 OMM 患者会出现 CDK4 基因扩增,推荐有 CDK4 扩增的 OMM 患者参加 CDK4 抑制剂的临床试验。

(3)BRAF 抑制剂:OMM 的 BRAF 突变率不足 5%。一旦发现突变,BRAF 抑制剂有较好的疾病控制率。

(4)抗血管生成靶向药物:OMM 易侵及血管,是其对抗血管生成药物相对敏感的原因之一,化疗＋抗血管生成药物可作为不可切除或晚期 OMM 的姑息治疗方法。常用化疗＋抗血管生成药物方案为顺铂＋达卡巴嗪＋恩度,顺铂 $75mg/m^2$ d1,DTIC $250mg/m^2$ d1～5,恩度 $15mg/m^2$ d1～7q3w。

2.免疫治疗

(1)PD－1 单药:PD－1 单药对 OMM 的有效率只有 10%～15%,推荐肿瘤负荷小、寡转移的 OMM 患者选择 PD－1 单药治疗。

(2)PD－1 联合抗血管靶向治疗:JS001 联合阿昔替尼一线治疗晚期黏膜黑色素瘤的Ⅰb 期临床研究,其中 RECIST 标准下有效率为 48.3%,疾病控制率为 86.2%;irRECIST 标准下有效率为 51.7%。RECIST 标准的中位 PFS 为 7.5 个月,irRECIST 标准的中位 PFS 为 8.9 个月。推荐肿瘤负荷大的 OMM 患者选择联合用药。

(于 丽)

第六节　原发性食管恶性黑色素瘤

一、原发性食管恶性黑色素瘤的概述

原发性食管黑色素瘤（Primary malignant melanoma of the esophague, PMME）是指存在于食管的黑色素母细胞的恶性肿瘤，来源于食管黏膜基底细胞层。恶性黑色素瘤好发于视网膜、足跟部、皮肤等部位，发生于食管处的恶性黑色素瘤在临床极为罕见。在组织学上，正常食管的黑色素细胞可异常增殖而发展成为恶性黑色素瘤，故临床上食管恶性黑色素瘤绝大多数为原发性的，而转移者罕见。大约发生于食管中、下段，尤其是下段。目前原发性食管恶性黑色素瘤的发病机制尚不清楚，有的学者认为可能与这个区域的黑色素瘤细胞密度较高有关。食管下段是最容易受反流性食管炎的影响和刺激的，使食管黏膜损伤，而且食管下段是原发性食管黑色素瘤的好发部位，反流性食管炎可能与原发性黑色素瘤的形成有关。对于皮肤恶性黑色素瘤，目前大多数学者认为紫外线照射是其发生的主要的诱因；而对于非暴露部位的黑色素瘤，大多数学者认为，可能是由于日光照射，受照射区的皮肤释放一种物质进入血液，这种物质作用于非暴露部位的黑色素母细胞形成黑色素瘤。但是，这并不能否认其他因素像免疫、病毒、遗传因素等，也可在诱发恶性黑色素瘤中起一定的作用。

二、原发性食管恶性黑色素瘤的临床表现

原发性食管恶性黑色素瘤多见于食管中下段，早期临床症状与食管癌相似，主要表现为胸骨后疼痛、吞咽困难、进食梗阻、反酸呕吐及体重减轻等，发病机制目前尚不明确。有学者认为，反流性食管炎造成食管上皮下黑色素细胞增生是原发性食管恶性黑色素瘤形成的关键因素，但由于发病率较低，目前尚无法明确其病因。原发性食管恶性黑色素瘤进展迅速，超过 50％的患者在临床确诊时已发生转移扩散，转移部位包括食管、纵隔、贲门周围淋巴结等，食管黏膜在胃镜下通常有黑色素沉着，并伴不规则的凹凸状态，在诊断过程中应注意与原始神经外胚层肿瘤、肉瘤样癌或癌肉瘤、食管低分化鳞状细胞癌及转移性食

管恶性黑色素瘤相鉴别。

原发性食管恶性黑色素瘤的诊断标准为源于食管鳞状上皮的交界性改变区,组织学表现具有黑色素瘤特征,免疫组织化学染色人黑色素瘤蛋白 45(human melanoma black 45,HMB45)和(或)钙结合蛋白 S100 呈阳性,且排除皮肤等其他部位发生的原发性恶性黑色素瘤。转移性食管恶性黑色素瘤与原发性食管恶性黑色素瘤的免疫组织化学特征性标志物及组织学一致,但原发性食管恶性黑色素瘤患者肿瘤组织周围正常鳞状上皮可见黑色素增生,而转移性管恶性黑色素瘤患者则无此表现。原始神经外胚层肿瘤、肉瘤样癌或癌肉瘤、食管低分化鳞状细胞癌均可通过免疫组织化学特征指标阳性反应与原发性食管恶性黑色素瘤相鉴别,原始神经外胚层肿瘤患者的神经烯醇化酶呈阳性,而HMB45、Melan A 均为阴性;肉瘤样癌或癌肉瘤患者的细胞角蛋白表达为阳性,但 HMB45、S100 表达均为阴性;食管低分化鳞状细胞癌细胞分化较低,但也可通过免疫组织化学法进行区分,食管低分化鳞状细胞癌患者肿瘤细胞中的细胞角蛋白表达为阳性,HMB45 呈阴性。

三、原发性食管恶性黑色素瘤的诊断

PMME 的临床表现和体征与食管其他肿瘤的相比,没有特殊性,所以PMME 的诊断困难,术前误诊率高,易诊断为食管癌、癌肉瘤、平滑肌瘤或平滑肌肉瘤等,个别病例可误诊为血管瘤。首先根据病史排除身体其他部位的转移黑色素瘤,在临床上,如果无皮肤、眼等的黑色素瘤史或表现为一个孤立的食管病灶时,通常可以认为是原发性的食管恶性黑色素瘤。而且其他部位黑色素瘤转移到食管的是非常少的。示扫描示食管中、下段一低回声团,起源于黏膜和黏膜下层,固有肌层及外膜完整。EUS 对 PMME 的诊断及术前分期非常的重要可以清楚地显示肿物侵及食管壁的程度。EUS 的检查对于手术的选择非常有价值的。增强 CT 示管壁不规则增厚,伴明显强化。通过强化 CT 能判断肿瘤的大小,与周围组织的关系,有无明显的淋巴及脏器转移。PET－CT 检查对疾病的分期,可以为系统性的治疗及个体化的治疗提供依据,同时,通过 PET－CT 检查可以确定手术中食管及淋巴结的切除范围。上消化道钡餐及内镜显示为食管内息肉状的肿物,表面被覆完整黏膜上皮,往往有溃病形成,当肿物表面表现为色素性的灰黑褐色,或周围有小斑点状的卫星灶,应考虑可能为恶性黑色素细胞瘤。

要诊断原发性食管恶性黑色素瘤需要满足以下三个条件:一是具备典型的恶性黑色素瘤组织学图像,用电镜免疫组化特殊染色证实肿瘤细胞内有黑色素颗粒。二是肿瘤来自邻近的鳞状上皮。三是邻近正常黏膜含有黑色素细胞,同时排除身体其他部位如皮肤眼肛门等处的转移。对于 PMME 肿瘤细胞呈多形性,排列多样化,胞质内有黑色素颗粒者,容易按上述条件诊断,也容易与其他食管肿瘤相鉴别。对于 50% 以上的病例,典型的黑色素颗粒位于黏膜下层,因此有部分内镜活检取材中缺少典型的黑色素细胞造成内镜诊断的误诊和漏诊。有报道称食管内镜结合活检有较高的诊断率 54.7%。有报道称超声定位下细针穿刺抽吸活检可明确黏膜下层病变及肿瘤分期。有研究认为真正无黑色素的恶性黑色素瘤少于 2%。对于 PMME 肿瘤细胞内没有明显的黑色素颗粒,或细胞排列不呈巢状或条索状,细胞形态不是椭圆形或梭形等,易与食管其他肿瘤相混淆,则需要借助于免疫组化予以鉴别。组织学诊断大多在术后才能明确,因此大多数患者是通过术后病理检查结合免疫组化得到诊断。恶性黑色素瘤的免疫组化 S-100 和 HMB45,两者均阳性,CK 阴性。而食管癌如鳞癌、腺癌、未分化癌等 S-100,HMB45 都呈阴性,可阳性。因此,现我们认为只要病理有典型黑色素瘤的组织学特征和食管上皮有黑色素细胞或免疫组化已证实,就可以诊断为食管恶性黑色素瘤。

四、原发性食管恶性黑色素瘤的检查

(一)影像学检查

钡餐造影以硫酸钡作为造影剂,一般用于检查消化道病变,具有无创、无不良反应、安全性高的特点。原发性食管恶性黑色素瘤患者的钡餐造影常表现为多发息肉状或结节状充盈缺损,肿瘤组织表面可见大小不一的龛影,一般由溃疡造成,但较罕见,表面呈分叶状,常偏侧生长,且病变处管腔狭窄,周围脂肪间隙模糊,上方食管可发生轻度扩张,正常食管与肿瘤分界清晰,不易对纵隔产生侵犯及发生纵隔淋巴结增大。多层螺旋 CT 因具有扫描剂量低、速度快等特点,目前被广泛应用于临床。多层螺旋 CT 具有较好的空间分辨力,可显示肿瘤部位肿块组织的大小、位置、边界以及管腔受压、扭曲、淋巴结转移等,且图像多呈明显强化,钙化较罕见,有利于早期的定位诊断。但早期原发性食管恶性黑色素瘤影像学检查结果与食管癌非常相似,多数患者易被误诊为食管癌,因此临床应辅以内镜检查、免疫组织化学检查等进行确诊。

(二)内镜检查

原发性食管恶性黑色素瘤在内镜下主要表现为基底较宽的分叶状、息肉样等肿块,部分病变的肿瘤组织表面可见溃疡,因色素沉着程度不同而呈黑色、灰色等不同颜色,多数为单发病变,但仍有少数病例为多发性病灶或周围卫星病灶,且食管中下段较常见。由于原发性食管恶性黑色素瘤侵袭性强度不同而导致其在超声内镜下有不同程度的改变,可表现为起源于黏膜层的不均质低回声影。然而,在内镜活检操作过程中很难获取合适的病变组织进行诊断,普通活检取样较表浅,而盲目深度活检则可能导致消化道出血等并发症。而内镜超声检查可有效获取满意的病理组织,同时可选择合适的穿刺路径,避开血管,具有并发症少、微创的特点。因此,目前临床普遍在内镜超声引导下以细针吸取细胞方式进行病理及免疫组织化学检查,以准确判断疾病性质,并确诊原发性食管恶性黑色素瘤。

(三)病理检查及免疫组织化学检查

由于黑色素含量不同,原发性食管恶性黑色素瘤表现为黑色、棕色等不同的颜色,部分病例由于无色素肿瘤细胞而表现为白色;原发性食管恶性黑色素瘤多呈息肉样,也可呈结节状、菜花状及髓质型浸润生长,好发于食管中下段,可排列成巢状、弥漫片状、条索状或血管瘤样等组织结构,间质内血管丰富。原发性食管恶性黑色素瘤细胞形态多样,呈多角形、梭形或卵圆形,含丰富胞质,细胞边界不清晰,细胞核较大,部分可见嗜酸性核仁,病理性核分裂易见。原发性食管恶性黑色素瘤免疫组织化学常用特征标志物为 MITF、HMB45、S100 蛋白及 Melan A 等。Melan A、HMB45 特异性较高,可用于临床原发性食管恶性黑色素瘤与其他相似症状肿瘤的鉴别诊断,但灵敏度较低。因此,对于疑似原发性食管恶性黑色素瘤者，应联合检测 MITF、HMB45、S100 蛋白及 Melan A 等指标进行诊断，以提高诊断准确率。

（四）组织病理与免疫组化

食管原发性恶性黑色素瘤病理学形态多表现为食管腔内的息肉样肿物，肿瘤的大小不一，小的约 2cm，大的可至 20cm 左右，多有较宽的蒂，肿瘤的形态也表现为结节样或分叶状。肿瘤表面常有溃疡生成；部分肿瘤因色素沉着而呈黑色、灰色、黑褐色或棕色。肿瘤多为单发，多发者较少，而且肿瘤多发者要与该肿瘤的卫星结节相鉴别。少数原发性食管恶性黑色素瘤有卫星结节，卫星结节可在原发瘤的附近，也可在离原发瘤比较远的位置。食管原发性恶性黑色素瘤的镜下组织学表现与人体其他部位的恶性黑色素瘤的镜下所见相同。镜下，肿瘤细胞多为巢状、条索状或腺样排列，瘤细胞为圆形、椭圆形或多角形，也可为梭形；细胞核大而清晰，常见粗大的嗜酸性核仁，部分细胞核可表现为透明状，核分裂象多见；胞质内可有黑色素颗粒。镜下发现胞质内黑色素颗粒和典型的黑色素瘤的镜下表现，则使诊断很容易。对于镜下表现不典型和胞质内无黑色素颗粒的，则需要进行免疫组化来确定诊断。恶性黑色素瘤免疫组化的常用抗体有 HMB45、S－100，其中 HMB45 的特异性较强，S－100 的敏感性较强，两者联合可提高诊断的准确性。恶性黑色素瘤通过免疫组化即 HMB45、S－100 阳性，CK 阴性，可与食管的其他肿瘤相鉴别开。

四、原发性食管恶性黑色素瘤的治疗

（一）手术治疗

目前原发性食管恶性黑色素瘤患者的首选治疗方式仍是手术治疗，对于吞咽困难或疼痛症状较重、无肿瘤远处转移或广泛转移的确诊患者，应及时行外科手术治疗。由于原发性食管恶性黑色素瘤具有沿食管纵轴转移的倾向，应采用根治性全食管切除术或接近全食管切除术及食管－胃颈部吻合术治疗。早期原发性食管恶性黑色素瘤患者确诊后根据黑色素瘤的浸润深度及分期决定合适的安全切缘后，尽快实施手术根治性切除可显著改善患者预后。术后通过放化疗及药物治疗等辅助治疗可控制肿瘤复发,但原发性食管恶性黑色素瘤恶性程度较高,生长速度快,侵袭性强,在患者出现症状并最终确诊时往往已为疾病进展期,常有淋巴管播散转移,此时手术切除的临床疗效显著下降。

(二)放化疗

放化疗在临床上主要用于有较高手术风险、全身功能状况不佳、有明确的转移灶以及不配合手术治疗的原发性食管恶性黑色素瘤患者,部分患者在经过单纯放疗后可能达到姑息性治疗的效果。但目前临床单纯放疗的总体疗效并不理想,同时恶性黑色素瘤对化疗药物的敏感性较低,一般不作为常规治疗方案。有研究表明,部分原发性食管恶性黑色素瘤患者接受根治性放疗后,平均生存期仅为 1.5 个月,仅有 1 例患者在经过单纯放疗后存期达到 4.1 年。原发性食管恶性黑色素瘤对放疗中度敏感,术前对患者行放疗可能会提高肿瘤的手术切除率。对于中晚期原发性食管恶性肿瘤患者,临床一般采用综合治疗模式以延长患者生存期。

(三)基因靶向治疗

恶性黑色素瘤发生突变的基因可能与人种的不同存在一定关联,白种人易发生 BRAF 基因突变,而黄种人群常发生 Kit 基因突变。基因靶向治疗在恶性黑色素瘤治疗方面取得了一定进展,研究的相关位点包括与促分裂原活化的蛋白激酶通路相关的 c-Kit、BRAF 及神经母细胞瘤 RAS 病毒致癌基因同系物基因突变等。其中,Kit 基因突变抑制剂伊马替尼是对 Kit 基因突变具有针对性的小分子靶向药物,理论上会对荧光原位杂交检测显示的 4q12 扩散或 Kit 发生突变的转移性黑色素瘤产生疗效。BRAF 基因突变抑制剂包括索拉菲尼、维罗菲尼和达拉菲尼等。索拉菲尼为非选择性 BRAF 激酶抑制剂,最初用于治疗肺癌,其对 BRAF、c-Kit 等基因也有抑制作用。索拉菲尼可抑制 Raf-1、BRAF 的丝氨酸/苏氨酸激酶活性,且不良反应轻微,在肿瘤细胞生长、发展过程中具有分子开关样的作用,同时具有较好的耐受性。BRAF V600E 和 BRAF V600K 是临床最常见的突变类型,维罗菲尼和达拉菲尼对发生 BRAF V600E 基因突变的患者疗效较好。有研究表明,维罗菲尼和达拉菲尼对超过 50% 的

BRAF V600E 基因突变患者有效。

(四)生物免疫治疗

近年来,对免疫通路有抑制作用的免疫治疗及细胞免疫是临床上新兴的治疗手段。作为细胞毒性 T 淋巴细胞相关抗原 4(cytotoxic T lymphocyte—associated antigen 4,CTLA—4)单抗,易普利姆玛是延长中晚期恶性黑色素瘤患者生存期的首选药物,易普利姆玛为负性调节蛋白,主要表达于 T 细胞表面,通过与 CTLA—4 特异性结合,阻断 B7 与 CTLA—4 的结合,提高 T 细胞活性,去除免疫抑制,从而对肿瘤细胞产生抑制作用;另外,程序性细胞死亡受体 1 及程序性细胞死亡配体 1 等单克隆抗体在恶性黑色素瘤治疗的临床试验研究中也取得了重要进展。尼鲁单抗可竞争性结合程序性细胞死亡受体,解除肿瘤细胞对 T 细胞的抑制作用,使 T 细胞发挥正常杀伤肿瘤细胞的功能。免疫细胞治疗主要包括自然杀伤细胞、T 淋巴细胞及树突状细胞。自然杀伤细胞可识别组织内不表达肿瘤细胞或复合体相容性低的肿瘤细胞,通过释放穿孔素等方式对肿瘤细胞产生杀伤作用,树突状细胞是功能最强的抗原呈递细胞,可对静息状态下的 T 细胞产生激活作用,诱导免疫应答,以消除黑色素瘤。

（于　丽）

第七节　原发性肝脏黑色素瘤

一、原发性肝脏恶性黑色素瘤的概述

原发性肝脏恶性黑色素瘤（primary liver malignant melanoma，PLMM）是一种侵袭性强、恶性程度高、预后极差的罕见恶性肿瘤。临床报道显示，该病以腹胀、腹痛、纳差、恶心、呕吐等临床表现为主，特异性差，且目前国内外对该病发病机制、诊断、治疗方案及预后影响因素的研究尚未形成共识。为加深临床医师对 PLMM 的理解和认识，更好地解决临床问题，本文就近年来原发性肝脏恶性黑色素瘤诊疗相关进展做如下综述。

二、原发性肝脏恶性黑色素瘤的诊断及鉴别诊断

（一）临床表现

PLMM 的临床表现以消化系统症状为主，主要表现为上腹胀、腹痛、纳差、恶心、呕吐等，体格检查多可触及肿大的肝脏，腹部包块等，肝区压痛、叩击痛常见，少数患者可见皮肤、巩膜轻度黄染，实验室检查多提示甲胎蛋白、癌胚抗原等肿瘤标志物正常，乙肝表面抗原阴性。部分患者可无任何症状、阳性体征及阳性实验室指标，而在健康体检时偶然发现此病。因此，初诊时极易被误诊为肝囊肿、肝脓肿、脂肪肝、原发性/继发性肝癌等疾病，尤其与原发性/继发性肝癌较难鉴别。

（二）影像学

1.超声 PLMM 超声主要表现为肝脏体积增大，单发或多发占位性病变或肝内弥漫性、结节性改变，与其他肝脏占位性病变的超声表现差异不大，因此，超声检查对该病的诊断和鉴别诊断价值不大。

2.计算机断层扫描 PLMM 计算机断层扫描（computed tomography，CT）平扫多表现为肝脏增大，单发、多发肿块或弥漫性结节，也可表现为囊性肿块内突

出的实性肿块且肿块边界多较模糊、密度不均,单发巨大实性或囊实性肿块相对少见。CT 增强多表现为肝内肿块不均匀强化,边界模糊不清,部分可见分叶征,有时可见环形强化,呈"牛眼征"。肝门及腹膜后淋巴结大多无肿大,脾脏无肿大或仅表现为轻度肿大,腹水形成少见。

3.磁共振成像 PLMM 磁共振成像(magneticresonance imaging,MRI)主要表现为肝叶内可见 T2WI 低信号或高低密度混杂信号,而 T1WI 呈现稍高信号,考虑原因可能为黑色素细胞能分泌一种顺磁性物质,注入二乙烯三胺五乙酸后肿块呈不规则强化,使 T1WI 呈高信号,T2WI 低信号。动态增强 MRI 显示肝脏结节及团块影强化不一致,部分结节动脉期呈明显强化,门脉期和延迟期信号不同程度降低;部分结节动脉期、门脉期及延迟期均呈高信号。由于磁共振检查 PLMM 与肝脏其他肿块表现不同,因此,MRI 作为 PLMM 最佳影像学检查方法已得到临床医师的认可。

(三)病理学

PLMM 与皮肤基底部、眼部脉络膜、食管黏膜、直肠黏膜等部位恶性黑色素瘤的病理学特点基本相同。其中,组织学特点为肿瘤细胞呈条索样或蜂巢状,细胞可表现为多角形、卵圆形等多种形态,胞质丰富呈嗜酸性,细胞核大,核分裂象多见,核仁较为明显。由于组织学切片和取材均可能影响细胞内黑色素颗粒数量,因此,取材准确对病理学诊断该病至关重要。恶性黑色素细胞经免疫组化染色后结果大多显示强表达 HMB45、S－100、Vimentin 和 Melanoma－pan。

(四)PLMM 诊断标准

对于肝脏恶性黑色素瘤目前国际间无明确及统一的诊断标准,亦无相关指南共识意见可供参考。诊断标准包括以下两点。

1.三个必要指标:

(1)组织病理学支持。

(2)无其他部位黑素瘤证据。

(3)无不明类型的皮肤病变以及眼部手术史。

2.三个次要条件：

(1)单发病变。

(2)多发病变,且在这些多发病变中至少有一个病变直径大于5cm。

(3)如患者死亡,行尸体解剖检查,进一步排除隐匿性原发灶。

如具备以上三个必要条件＋一个次要条件基本可以支持诊断,而我们认为上述标准有待商榷,认为只要具备以下三条基本可支持诊断:(1)组织病理学＋免疫组化支持;(2)经过仔细及询问病史及体格检查、辅助检查等方式未发现除肝脏外其他病变发生部位;(3)既往有皮肤黑色素病变及眼部病变等相关手术史。

(五)鉴别诊断

据肿瘤发生部位及形态学特点,需将PLMM与以下疾病鉴别。

1.转移性肝脏MM

转移性肝脏MM约占全部MM的10％～20％,消化道、外阴、皮肤、眼部、消化道等均可能是病灶原发部位。PLMM一般是单发病灶,而转移性肝脏MM常为两个或两个以上病变融合成团,通过生化检验、临床检查、免疫组化、消化道内镜及相关影像学检查上各项检查结果均未发现除肝脏外的部位有MM原发病变。

2.肝脏低分化癌

肝脏低分化癌在形态学上与PLMM相似,因此,主要通过病理学检查鉴别两种疾病。PLMM免疫组化往往表达Melanoma－pan、S－100、HMB45、Vimentin等,胆管腺癌和肝细胞癌主要表达如CKpan、EMA等上皮性标记。实验室检查方面,PLMM患者甲胎蛋白多为正常,且多数患者无乙型肝炎病史,乙肝表面抗原多为阴性。影像学表现方面,原发性肝癌CT平扫多表现为边界不清的低密度影,MRI通常表现为T1WI低信号和T2WI中等高信号,内部信号不均匀[31];PLMM的CT平扫多表现为密度不均的高密度或混杂密度影,CT增强表现为不均匀强化,MRI表现为T1WI呈高信号和T2WI低信号,偶尔可见肝静脉、门静脉受压性改变,但未发现血管充盈缺损、癌栓等血管受侵征象,肝门及腹膜后淋巴结多无肿大。并发症方面,多数PLMM患者无门静脉高压、腹水、下肢水肿、脾脏肿大等表现。

3.转移性肝癌

人体恶性肿瘤最常见的转移脏器是肝脏,胃肠道、胰腺、卵巢等部位的原发肿瘤最常发生肝转移。转移性肝癌在 CT 平扫和增强门脉期多表现为低密度影,MRI 呈现 T1WI 低信号和 T2WI 高信号,信号近似脾脏,根据患者现病史、既往史、肿瘤标志物及影像学检查多可诊断,必要时可行免疫组化确诊。

4.淋巴瘤和肝脏胚胎性肿瘤

PLMM 组织学表现与部分肝脏淋巴瘤相似,多数 PLMM 患者免疫组化结果提示 HMB45 阳性,淋巴瘤则多显示 CD45 阳性;肝脏胚胎性肿瘤在细胞学方面可表现为 PLMM 的形态学特征,但免疫组化提示肿瘤细胞双向分化,多表达 CKpan、EMA 等。

三、原发性肝脏恶性黑色素瘤的治疗和预后

(一)治疗

目前国内外尚无针对 PLMM 的特效疗法。对于肿瘤直径较小或者病变较局限的病灶建议积极手术切除,再根据术中病理及免疫组化结果考虑术后是否行结合化学治疗、放射治疗、免疫调节治疗等综合治疗。对于一般状况较差的多发弥漫性病变或者病变范围或单个病灶直径较大的不易切除的,多考虑采用姑息治疗。肿瘤免疫治疗的快速发展给予黑色素瘤和部分血液系统恶性肿瘤的治疗提供积极的帮助。

近年来,美国食品及药物管理局(Food and Drug Administration,FDA)相继批准纳武单抗(Nivolumab)、派姆单抗(Pembrolizumab)两种药物用于治疗 BRAF 野生型黑色素瘤。研究表明:两种新药不但使 BRAF 基因野生型黑色素瘤患者总生存期得到延长而且让依匹单抗(Ipilimumab)和 BRAF 抑制剂治疗无效的 BRAF 基因突变型黑色素瘤患者一般状况获得明显改善。多项临床试验表明抗程序性死亡受体-1(Programmed cell Death protein 1,PD-1)抗体对恶性黑色素瘤具有理想的疗效。

（二）预后

微卫星灶指直径超过 0.05mm，距离原发病灶大于 0.3mm 的真皮网状层、脉管中或脂膜的微小转移病灶。微卫星灶的存在预示着局部转移的风险极高，是 PLMM 预后不良的一个指标。肿瘤病灶的多发或远处转移同样提示预后不良，也有文献报道乳酸脱氢酶越高预示着恶性黑色素瘤局部转移的风险越大，预后越差，乳酸脱氢酶也可作为判断疗效的指标。

（于　丽）

第八节　阴茎黑色素瘤

一、阴茎黑色素瘤的概述

　　阴茎黑色素瘤发病率占阴茎恶性肿瘤的 1％，占全身黑色素瘤的比例不超过 0.1％，高发年龄为 50～70 岁。阴茎黑色素瘤是一种罕见的恶性程度较高的肿瘤，多表现为阴茎表面蓝黑色斑块、丘疹等，可伴有瘙痒、破溃等表现，预后很差，生殖器痣为其危险因素之一。一般将阴茎黑色素瘤划分为最罕见的黏膜黑色素瘤亚型。根据基因突变位点不同，可分为 BRAF 突变型，NRAS 突变型，NF1 缺失和三重野生型，阴茎黑色素的染色体结构畸变较多，而基因突变率低。还可以根据病理特征进行分型。研究表明，外阴黑色素瘤患者中，57％ 为黏膜雀斑样型，22％ 为结节型，12％ 未分类，4％ 为浅表播散型，偶尔可见结缔组织增生型和嗜神经型。

二、阴茎黑色素瘤的临床表现

　　阴茎黑色素瘤的典型临床表现为突发的阴茎颜色改变，可表现为黑色、褐色或蓝色、棕色，无局部颜色改变。恶变后多伴有结节或扁平肿块，病灶边界不清且不对称，质地变硬，局部可有瘙痒不适，部分合并溃疡、流血水。查体重点观察皮肤、黏膜颜色变化及有无淋巴结肿大。皮肤镜检查有助于初步诊断，恶性黑色素瘤镜下共同的表现模式为：不典型色素网、不规则条纹、不规则点和球、不规则污斑以及蓝白结构。

三、阴茎黑色素瘤的检查

　　彩超检查对区域淋巴结转移发现率最高，诱导阴茎勃起核磁共振成像可以明确病变与邻近组织距离，PET－CT 检查有助于判断肿瘤有无转移，当病变位于尿道黏膜或接近尿道口，建议完善膀胱尿道镜检查。

　　确诊依靠病理学免疫组化检查。病理报告必须包括肿瘤的厚度和是否伴有溃疡，其是判断预后最重要的参考。此外，有丝分裂率，切缘是否为阳性及有无微卫星灶均具有重要临床价值。Fontana 硝酸银和免疫组化 HMB－45 阳性是阴茎黑色素瘤和阴茎其他恶性肿瘤鉴别的重要依据,我国报道的阴茎黑色紧瘟 Fontana 银染色阳性 13 例（100％ ）,免疫组化 HMB－45 阳性 14 例（85.71％ ）。由于分二靶向治疗不断取得新进展,建议患者治疗前行 BRAF、C－KIT、NRAS 、TP5、CNAQ/CNALI NF1 缺失基因靶点检测,有助于疾病的分子分型预后分析,并指导晚期治疗。

四、阴茎黑色素瘤的治疗

(一)阴茎黑色素瘤的手术治疗

阴茎作为特殊器官,手术时必须考虑其外形和功能,英国国家指南指出采取最小的手术切缘宽度获得 RO(显微镜下切缘宽度＞5mm)即可,如病检提示切缘阳性,则进一步切除或放疗。行部分切除的患者仅,故认为根据肿瘤特点和厚度决定切缘宽度较为合适:原位癌切缘距离肿瘤 0.5～1cm;肿瘤厚度不 1mm,切缘宽度 1cm;肿瘤厚度 1.01～2mm,切缘宽度 1～2cm;肿瘤厚度≥2.01,切缘宽度 2cm。

以下情况建议行前哨淋巴结活检:肿瘤伴有溃疡;分期为ⅠB期～ⅡC期及分层为 T1b～T3a;合并可联合切除的转移病灶,但无淋巴结肿大的患者。术前无淋巴结转移证据的患者,术后证实患者存在腹股沟淋巴结转移,故前哨淋巴结活检至关重要,特别是合并肿瘤＞15mm,有溃疡,肿瘤深度＞3.5mm 的预示预后较差的患者,可考虑积极行双侧腹股沟淋巴结清扫术。如术前 CT 检查提示临床显性腹股沟淋巴结或 Cloquet 淋巴结转移,推荐行髂窝和闭孔区淋巴结清扫。最新的两项Ⅲ期多中心随机对照临床研究表明Ⅲ期患者行扩大淋巴结清扫可能延长无复发生存时间,但并不能改善患者的总生存时间。

(二)阴茎黑色素瘤的辅助治疗

最常用的辅助治疗方法是免疫治疗和化疗。大剂量干扰素和长效干扰素可延长患者无复发生存时间,而替莫唑胺＋顺铂化疗较大剂量干扰素效果更优。由于黏膜黑色素瘤易侵及血管,化疗＋抗血管生成药物可作为不可切除或晚期黏膜黑色素瘤的备选方案，此外，基因靶向治疗是晚期肿瘤治疗的热点，黏膜黑色素瘤 BRAF 突变占 12％左右，我国的 BRAF 抑制剂维莫非尼研究初见疗效。C－KIT 突变占 10％左右，我国的一项 I 期单臂临床研究结果显示伊马替尼对 C－KIT 突变患者的总体有效率为 53.5％，1 年总生存率为 51％。BRAFV600 基因突变晚期患者使用 BRAF 抑制剂 dab－rafenib 联合 MEK 抑制剂 tametinih 可以显著降低进展风险。此外，放疗可能改善局部症状，但尚无证据表明可以延长生存期。

（于 丽）

第九节 原发性阴道恶性黑色素瘤

一、原发性阴道恶性黑色素瘤的概述

原发性阴道恶性黑色素瘤（primalT vaginal malig nant melanoma，PVMM）起源于黑色素母细胞，是一种罕见且预后极差的高度恶性肿瘤，占女性恶性肿瘤的 0.4％～0.8％，常发生于 60～80 岁的绝经后老年女性，最常见部位位于女性阴道壁下 1/3 处，其中阴道前壁约为 45％，后壁和侧壁分别约为 32％和 24％。此病发病率低，但因其发现时一般期别较晚，加之误诊率高、生长速度极快、易转移、治疗难度大等特点，对患者身心健康伤害极大。

二、原发性阴道恶性黑色素瘤的临床表现

PVMM 属于黏膜黑色素瘤的一种，起病隐匿，临床症状不明显且缺乏特异性，因此早期确诊难度较大。最常见的临床症状为阴道流血（80.6％），其次为阴道异常分泌物（29％）、阴道肿物（19.3％）、疼痛（16.1％）和排尿困难（9.6％）。其中阴道流血常表现为绝经后阴道不规则流血，且多伴失血性贫血。其余少见的症状还包括瘙痒、溃疡、性交困难等。PVMM 常出现阴道前壁下 1/3 的色素沉着性乳头或息肉状肿块及结节，可为棕色、蓝色、黑色等，并可有触痛及接触性出血。但仍存在 6％～8％的患者为无色素性 PVMM，形态上无明显色素沉着，早期难以发现。若发生转移，则可出现相关症状，如腹股沟淋巴结肿大等。因此在妇科检查过程中若发现疑似 PVMM 病灶时应格外注意，以防漏诊。

三、原发性阴道恶性黑色素瘤的诊断

当前 PVMM 的诊断方法主要包括临床症状、病理学检查及免疫组化检查，其中病理切片结果为诊断该病的金标准。一经确诊，应尽可能早期开展多学科（multidisciplinary team，MDT）会诊。

（一）临床常规检查及专科检查

对于临床症状高度疑似 PVMM 的患者，需完善常规检查和妇科检查，必要

时可以使用阴道镜来获得高清图像进一步辅助：常出现于阴道前壁下 1/3 段的棕色、蓝色、黑色乳头或息肉状肿块及结节，可形成溃疡，并可有触痛及接触性出血。PVMM 目前尚无特异的肿瘤标志物，但血清乳酸脱氢酶(lactate dehydrogenase, LDH)可用于评估是否伴有转移及指导预后。

(二)细胞学检查及病理组织学检查

PVMM 的组织获取途径包括子宫颈脱落细胞涂片(PAP Smear)、放射定位下行细针穿刺和直接组织取样活检等。值得注意的是，直接取样活检不当可能造成肿瘤的血行播散。因此对临床高度怀疑 PVMM 者，推荐在患者病灶不大的情况下，行手术完整切除病灶后送活检；仅在病灶过大难以完整切除或已发生转移等情况下可进行局部取样活检，以免引起医源性播散。

黑色素瘤的组织学类型主要包括浅表扩散型、结节型、恶性雀斑型及肢端雀斑型，而 PVMM 主要表现为结节型，通常预后较差。病理学检查主要表现为在基底细胞层及棘细胞层出现黑色素沉积；光镜下可见大小不等的高度异型性黑色素细胞单个或散在成簇排列，侵犯鳞状上皮全层，出现特征性"亲上皮"现象；镜下肿瘤细胞形态多样，可呈圆形、卵圆形、梭形等，为条索状或巢团状排列，似有腺管状结构；肿瘤周围常见岛状淋巴细胞浸润，出现"淋巴岛"现象；HE染色可见胞质内含有深色或黑褐色色素颗粒(瑞氏染色呈深绿色)，细胞核仁大且嗜酸性，称为"大红核仁"。对瘤细胞进行特殊染色，可见 Fontana 染色阳性，普鲁士兰铁染色阴性。由于部分患者可能为无色素性 PVMM，因此病理活检时若发现肿瘤组织结构及细胞形态呈多样性，细胞核仁突出，即使无明显黑色素成分，也应考虑 PVMM 的可能性。对于这类患者，可利用"淋巴岛"现象作为主要诊断依据，也可运用免疫组化染色技术进一步诊断。

(三)免疫组织化学染色

免疫组化染色检查则主要通过 S-100 蛋白、抗黑色素瘤特异性抗体 45(HMB-45)蛋白、T 细胞识别的黑色素瘤抗原(Melan-A)蛋白及 SRY-box转录因子 10(SOX-10)蛋白来进行检测。其中 SOX-10 蛋白因其高灵敏度及高表达率，而作为新一代指标备受关注。单独使用 S-100 蛋白操作简单但灵敏度相对较低,而 HMB－45 蛋白及 Melan－A 蛋白灵敏度相对较高,因此临床上多选用两种以上蛋白共同检测,以提高准确率。波形蛋白(vimentin)、Mitf、Mart－1、酪氨酸酶等在 PVMM 患者病理免疫组化中表现为强阳性;而角蛋白、Pan－CK、孕酮受体、雌激素等表现为阴性,可作为辅助检测指标。

（四）影像学检查影像学技术

在 PVMM 中的应用则主要包括超声、电子计算机断层扫描(CT)、正电子发射计算机断层显像(PET－CT)、磁共振成像等,其中磁共振成像为当前较为常用的方法。PVMM 的 CT 表现多无特征性,但在判断瘤内出血时优于 MRI。PVMM 的超声多表现为:阴道大小不等的低回声肿块,血供较丰富,血管阻力指数(RI)可高可低;而 MRI 表现为 T1WI 等信号或高信号,T^2WI 低信号,DWI稍高或高信号;增强扫描可见肿瘤明显强化;伴有瘤内出血时 T1WI 及 T2WI均为稍高或高信号。因 PVMM 容易向肝及肺部转移,可用 PET－CT 检测肿瘤的全身转移情况。区域淋巴结的超声影像学检查也可用于肿瘤转移情况的监测。转移后淋巴结的特征为:淋巴结呈类圆形,髓质消失,边缘型血流。

（五）基因检测

恶性黑色素瘤患者通常具有小鼠肉瘤病毒癌基因同源物 B1(v－Raf murine sarcoma viraloncogene homolog B1,BRAF)及神经母细胞瘤大鼠肉瘤病毒癌同源物(neuroblastoma rat sarcoma viral onto－gene homolog,NRAS)基因的突变。由于 PVMM 隶属于黏膜黑色素瘤的一种,BRAF 突变相对皮肤恶性黑色素瘤较为少见,而 NRAS 突变(0～43%)及 KIT 基因突变(0～8.3%)相对多见。在 PVMM 患者中观测到了仅地中海贫血/智力迟钝综合征 X 连锁基因(alpha thalassemia/mental retar－dation syndrome X－linked,ATRX)及TP53 基因的突变;同时在不同的患者中观测到 SF3B1 基因的突变,可能与PVMM 的不良预后相关:对于初诊患者应进行基因检测,有利于指导后续治疗方案的选择。

四、原发性阴道恶性黑色素瘤的治疗

目前 PVMM 患者的首选治疗仍为手术治疗,术后推荐辅助治疗;而不可切除的晚期患者应采用综合治疗方案。其中最重要的是对原发肿瘤的处理及对前哨淋巴结的评估。

(一)手术治疗

关于 PVMM 的术式选择,目前尚无统一的推荐方案。但 PVMM 的手术目的应以完全切除病变组织及保证阴性切缘为主,因其预后与手术切缘是否阴性有关。最常用的术式为广泛局部切除术(wide local excision)及根治性手术(radical surgery)。新型术式包括腹腔镜 PVMM 根治术及淋巴结切除术、利用达芬奇手术系统的切除术、利用 Mohs 手术将早期病灶完整切除的方案等。不过需要注意,若切缘为阴性,广泛局部切除术和根治性手术预后并无明显差异。未发生远处转移时,淋巴结转移情况为 PVMM 重要的预后预测因子。因此仅在临床或影像学提示淋巴结转移或探测到阳性淋巴结时,才追加全面的腹股沟或盆腔淋巴结切除术。对于有生育要求的年轻女性患者,可在保证足够手术切缘的前提下保留子宫,利用回肠或乙状结肠代阴道行阴道成形术;也可应用腹腔镜,取垂直蒂腹壁下动脉穿支皮瓣行阴道重建术,在提高患者生活质量,恢复性功能的同时,预防空盆综合征。除非有明确受侵证据,不推荐常规预防性全子宫及双侧附件切除。

手术切缘大小由肿瘤细胞浸润深度和病灶表面有无溃疡决定,因这两个指标是判断预后较重要的指征。目前多以 Breslow 标准来调整手术切缘:当肿瘤浸润深度<2mm 时,周围至少切除 1cm 的正常组织;当肿瘤厚度>2mm 时,周围则需要切除 2～3cm 的正常组织。

(二)辅助治疗

PVMM 的辅助治疗和绝大多数肿瘤类似,包括化疗、免疫疗法、靶向药物疗法、放疗等,或联合治疗。化疗和免疫疗法为一线治疗方案。手术联合适当的术后辅助治疗,能有效提高绝大多数患者的无瘤生存期及总生存期。

1.化疗

化疗为 PVMM 的辅助治疗方案之一,术后若同步辅助化疗可明显提高总生存率。一线化疗用药首选达卡巴嗪(dacarbazine,DTIC)及其口服类似物替莫唑胺(temozolomide,TMZ)。达卡巴嗪是一种作用于细胞周期的非特异性抗肿瘤药物,用于治疗转移性恶性黑色素瘤。有研究表明,对 204 例术后无远处转移的黏膜黑色素瘤患者,以 1∶1 随机分为大剂量干扰素组及辅助化疗组(口服替莫唑胺每天 200mg/m³,第 1～5 天;顺铂静脉滴注每天 25mg/m³,第 1～3 天,每 21 天重复,持续 6 个周期):化疗组中位无复发生存期(relapse－free sm-wival,RFS)为 15.53 个月,远处无转移生存期(distant metastasis－free surviv－al,DMFS)为 16.80 个月,化疗组远处转移风险降低 47%(P<0.001)。其他化疗药物包括紫杉醇(pa－clitaxel)、长春新碱(vincristine)及包括顺铂(cisplatin)在内的铂类化合物等。常用的联合化疗方案包括以下 3 种:CDBT方案(顺铂+达卡巴嗪+卡莫司汀+他莫昔芬)、CVD 方案(顺铂+长春新碱+达卡巴嗪)及 TP 方案(紫杉醇或白蛋白结合型紫杉醇+铂类)。达卡巴嗪也可和干扰素－α－2b(interferon－α－2b,IFN－α－2b)及白细胞介素－2(interleukin－2,IL－2)联合用于远处转移患者的治疗和终末期患者的姑息治疗。因传统细胞毒性药物对于已转移肿瘤治疗的益处有限,因此对于出现转移的患者还应行局部动脉化疗及全身系统静脉化疗联合免疫治疗等,可能延长患者生存期,改善预后。

2.免疫及靶向治疗

(1)免疫检查点抑制剂(immune checkpoint in—hibitors,ICI)治疗,免疫检查点(immune checkpoint)是免疫细胞表达的受体,能够动态调节免疫稳态,尤其与 T 细胞功能相关。而靶向某些免疫检查点,进而达到抗肿瘤效果的单克隆抗体,通常被定义为免疫检查点抑制剂。因此在包括 PVMM 的晚期(特别是Ⅳ期)黑色素瘤标准治疗方法中,目前主要应用的为免疫检查点抑制剂,且与其指南息息相关。药物主要包括 PD－1 单抗中的纳武单抗(nivolumab)、CT－LA4单抗中的帕博利珠单抗(pembrolizumab)和伊匹单抗(ipilimumab)。研究表明,免疫抑制剂可使靶病变明显缩小,若联合 CT－LA－4 单抗与 PD－1 单抗及 MAPK 通路小分子抑制剂,可提高患者对药物的反应率和患者的生存率。

(2)分子靶向药物,治疗分子靶向药物治疗是相对新兴的一种治疗方案。目前常用于 PVMM 的分子靶向药物包括针对 BRAF 基因的抑制剂达拉非尼(dabrafenib)、维莫非尼(vemuraibnib)及针对 NRAS 突变的 MEK 抑制剂曲美替尼(trametinib)。针对有 BRAF V600 突变的无法手术切除及伴有转移的黏膜黑色素瘤患者,建议同时使用达拉非尼及曲美替尼,在可手术切除患者中为Ⅲ级推荐,不可手术切除或晚期患者中为Ⅰ级推荐。但由于 KIT 基因比 BRAF 基因在 PVMM 中表达更多,也可使用 KIT 抑制剂伊马替尼(imatinib)进行替代治疗。2011 年国内有研究显示,伊马替尼对 KIT 突变患者的总体有效率为53.5%。抗真菌药物伊曲康唑(itraconazole)作为 KIT 抑制剂及抗血管生成药物,可通过抑制黑色素瘤相关成纤维细胞和血管生成,进一步抑制黑色素瘤的生长。而血管生成抑制剂贝伐珠单抗(bevacizumab)效果更好,因此可将紫杉醇或白蛋白结合型紫杉醇＋卡铂－4－贝伐珠单抗的方案作为不可切除或晚期黏膜黑色素瘤患者的备选治疗方案,也可用于 PVMM 患者。

(3)非特异性免疫治疗,此前高剂量的 IFN－α－2b 及 IL－α－2b 一直被认为是较有潜力的药物,主要用于无法耐受手术及复发转移的 PVMM 患者。但2021 年美国国立综合癌症网络葡萄膜黑色素瘤指南提出,IFN 与贝伐珠单抗联合使用并未明显改善患者预后,因此更多推荐免疫治疗及靶向治疗。虽然辅助大剂量 IFN 治疗效果不如辅助化疗,但仍可作为黏膜黑色素瘤患者及 PVMM 患者的备选治疗方案,并调整为Ⅲ级推荐,部分患者可从中获益。

3.放疗方法

放疗在作为 PVMM 一线辅助治疗手段方面尚存在争议。放疗主要适用于以下患者:难以辨别手术切缘是否阴性;肿瘤浸润深度大于 3cm;腹股沟或盆腔淋巴结阳性;伴有转移;拒绝手术治疗等,有助于部分患者原位复发率的下降。同时放疗也可作为姑息性治疗手段,用于其他治疗无效的晚期患者。

4.其他治疗手段

其他辅助治疗手段还包括:5%咪喹莫特(imiquimod)、盐酸宁得朗(nidran)及麻疹疫苗(measles vaccine)等。激光治疗及血管介入栓塞治疗可在黑色素瘤治疗方面发挥较好疗效。以上二线辅助治疗手段中大部分都具有较好的发展前景。

(四)预后

由于该病较罕见且早期起病隐匿、缺乏特异性,发现时多为晚期,因此预后极差,5 年生存率仅在 0～25％。其预后与肿瘤大小及浸润深度、是否伴有溃疡、淋巴结转移、镜下有丝分裂率(mitotic rate,MR)等因素有关。

PVMM 是一种预后极差,极易误诊的高度恶性的罕见肿瘤。确诊主要依靠病理学活检。早期治疗以手术切除为主,术后常辅助化疗、免疫疗法、靶向药物疗法、放疗等,晚期则以综合治疗为主。因患者常见各种基因突变阳性,免疫检查点抑制剂及靶向药物方案在治疗方面前景较好,或能结合其他辅助治疗手段,成为未来主流的术后治疗方案。

五、外阴及阴道恶性黑色素瘤预后因素分析

(一)影响预后的危险因素

恶性黑色素瘤预后与发病部位有最直接的关系,生殖系统恶性黑色素瘤生存率较皮肤恶性黑色素瘤低原因主要考虑由于肿瘤生长部位导致延误就诊,另外丰富的血管和淋巴管网导致疾病早期易散和转移。本研究发现,原发于阴道的恶性黑色瘤较外阴恶性黑色瘤预后更差,中位累积无瘤生存时间缩短 18 个月,中位总生存时间缩短 20 个月。外阴及阴道恶性黑色素瘤的临床病理特征分析发现,阴道恶性黑色素瘤晚期出现远处转移比例高,肿瘤的厚度、浸润深度和伴随溃疡的程度均较外阴恶性黑色素瘤重,这些高危的因素可能导致阴道恶性黑色素预后更差。

1985 年至 2013 年 59 例妇科恶性黑色素瘤资料发现,除外外阴恶性黑色瘤,其余类型的妇科恶性黑色瘤临床结局差。也认为病灶位于阴道、AJCC 分期、肿瘤浸润深度和手术边缘有无肿瘤累及是独立的预后影响因素。肿瘤大小作为提示肿瘤分期的关键要素,必然对预后也有较大的影响。将肿瘤直径分为<10mm、10～19mm、20～29mm、30～39mm 和≥40mm 5 组,分析发现,当肿瘤直径≥30mm 生存率下降,多因素分析发现,肿瘤大小为影响预后的危险因素。一项多中心临床资料分析发现,肿瘤大小及 AJCC 分期是外阴恶性黑色素复发和转移的预后因素,文中提到在 42 例纳入分析的外阴恶性黑色素瘤肿瘤大小为(30.8±18.3)mm,未提及肿瘤大小与预后的关系。另有研究显示,当肿瘤直径<3cm 时预后较好。皮肤恶性黑色素瘤 AJCC 分期将是否合并溃疡

作为原发肿瘤分期的依据。研究发现,在皮肤恶性黑色素瘤中溃疡是影响预后的重要因素,如 T1a 期患者 5 年生存率约为 85%,T2a 期约为 70%,T3a 期为 55%,T4a 为 45%,而有溃疡的患者则相应分别减少 15%。本研究中外阴及阴道恶性黑色瘤合并溃疡同样为影响预后的重要因素。另有研究提到 Clark 和 Breslow 系统在外阴及阴道恶性黑色素中是非常重要的预后因素。

(二)不同手术方式对预后的影响

外阴及阴道恶性黑色素瘤主要治疗手段仍是手术治疗,但目前对于手术范围及淋巴结清扫仍没有明确的指南建议。外阴恶性黑色素瘤传统采用外阴癌的外阴根治性切除及双侧腹股沟淋巴结整块切除术,对于外阴中部的肿瘤,手术可包括中部器官切除术或部分切除术。近年较多学者对几十年累积的临床资料作回顾性分析,并受启发于皮肤黑色素瘤的研究,对外阴黑色素瘤临床病理行为进一步探讨,趋于一致的观点认为根据肿瘤侵犯深度及其生长扩散范围选择适当的手术。阴道恶性黑色素瘤传统观点是最大限度手术切除肿瘤及区域淋巴结,必要时手术应扩大。近年来研究认为,根治性手术治疗外阴及阴道恶性黑色素瘤患者并不受益,因为 60% 复发是远处转移,呈多病灶高侵袭的特点。手术切缘根据肿瘤厚度决定,肿瘤厚度 <1mm 切缘 >1cm,肿瘤厚度 1~4mm 切缘 >2cm。术后出现远处复发转移率为 50%,而根治性切除后也仍有局部复发的病例,多因素分析中累积总生存时间与手术范围无关,也不能由于手术范围延长累计无瘤生存时间,鉴于根治性切除增加术后并发症,外阴及阴道恶性黑色素瘤的手术范围逐渐由根治性切除过渡为局部扩大切除。

淋巴结对预后有影响,但对于淋巴结处理方法没有统一的意见,是否常规进行淋巴结清扫仍有争议,部分研究认为淋巴结清扫应根据前哨淋巴结检测结果决定。前哨淋巴结可减少手术并发症,但目前对于前哨淋巴结的应用仍在研究中,对于肿瘤厚度大的前哨淋巴结检测成功率高,在皮肤恶性黑色素瘤中,病灶 <1mm,淋巴结转移率 5%,但病灶 >4mm,淋巴结转移率 70%,建议前哨淋巴结检测可应用在病灶厚度 1~4mm 的病例。

(三)辅助治疗的价值

辅助治疗主要包括化疗、放疗、生物化疗、免疫治疗及靶向治疗。化疗是辅助治疗的一种,用于术前消瘤或术后辅助治疗,但对辅助治疗的效果尚无统一观点。报道 85 例女性生殖系统恶性黑色素瘤,术后辅助放化疗的生存时间无明显延长。有研究发现,在女性生殖系统恶性黑色素瘤治疗中,术前新辅助化疗能缩小肿瘤,缩小手术范围,减少术后并发症,但不能提高患者的无进展生存时间和总生存时间。本研究中 1 例术前完成 4 个周期新辅助化疗,术后病理阴道壁仅见少量异型细胞,淋巴结有黑色素但未见恶性细胞,患者随访至截稿共 39 个月未复发。放疗应用于不能耐受手术、术前放疗消瘤、术后补充治疗和复发后姑息治疗。手术联合术后辅助放疗是一种综合治疗方法。报道 20 例阴道恶性黑色素瘤患者行手术联合术后辅助放疗的结果,较对照组的 13 例单纯手术者,中位生存期延长 13 个月。有研究显示,免疫治疗联合化疗对患者有高反应性,但化疗不良反应增加且没有提高总生存时间。免疫治疗在皮肤转移性黑色素瘤中已有随机临床试验证实可以延长无瘤生存时间及总生存时间,然而是否能改善生殖道黑色素瘤患者的预后还未明确。近年来随着分子生物学的进展,不断发现恶性黑色素瘤不同亚型突变的癌基因,包括 BRAF、NRAS 和 c—KIT,推动临床潜在靶向药物的应用,个体化靶向治疗和免疫靶向治疗是目前研究的方向,成为未来治疗的新趋势。

(于　丽)

第五章 黑色素瘤的康复及随访

第一节 黑色素瘤术后患者的康复

黑色素瘤手术后复发和转移的可能性很高,黑色素瘤手术后合理的护理,加快身体的恢复,减少并发症,提高免疫力。手术后也需要配合其他的治疗防止复发和转移,放化疗及中药的治疗。手术后很多患者体质虚弱,放化疗又有副作用,配合中药的辅助治疗是效果比较好的治疗方式。黑色素瘤手术后康复护理主要可以从以下几方面来进行:

一、饮食护理

术后 1~2 天予进食高蛋白、高维生素等营养丰富的流质、半流质食物,避免进食硬的食物,减少咀嚼肌运动,以免加重眼部伤口疼痛或影响伤口愈合,术后 3 天后可多食纤维素含量高的蔬菜如芹菜、韭菜等,多食水果,以促进肠蠕动,防止便秘。

二、敷料的观察护理

术后予绷带加压包扎 4~5 天,以达到眼球制动,预防切口裂开、眼内出血,要保持绷带固定良好及眼部敷料清洁干燥,如绷带松脱、敷料渗湿应及时更换。

三、疼痛的观察护理

术后因手术创伤,早期可有眼睑肿胀、结膜水肿、患眼疼痛及偶见恶心、呕吐等症状,向患者及家属做好解释工作,注意观察术后眼痛发生的时间、性质,评估疼痛是由于术中牵拉眼外肌、角膜上皮损伤、缝线触及角膜引起还是由于绷带加压包扎造成的不适,根据疼痛的原因及时调整绷带或应用止痛药物缓解疼痛。如术后 3 天后眼痛加剧,要警惕眼内出血等并发症的发生,应及时报告医生及时处理。

四、并发症的观察护理

眼内出血及继发性视网膜脱离是最主要的并发症。①密切了解患者有无眼前红色影子漂动、视力下降等情况,如出现上述玻璃体出血症状时,应立即给予患者取半坐卧位,使视网膜下血液由于重力作用向下方积聚,防止黄斑区视网膜前膜形成并改善视野范围,并嘱患者减少眼球转动,防止视网膜下活动性出血,并注意血压的变化。按医嘱应用中西医药物予止血、活血化瘀治疗。②如出现眼前固定黑影、闪光、视力急剧下降,应警惕继发性视网膜脱离的发生。嘱患者除进食、上厕所及必要的检查外应多卧床休息,注意术眼的保护,勿晃动头部、揉碰术眼,协助患者做好各项生活护理。

五、健康教育

手术后定期行放疗、化疗以及生物治疗仍是降低复发率及转移率的必要措施。告知患者术后放疗、化疗以及生物治疗的必要性,并指导患者回院进行放疗、化疗或免疫治疗的具体时间,并留下联系电话或地址。指导患者合理饮食,宜进高蛋白、高碳水化合物、高维生素、清淡、易消化的食物,加强营养,积极锻炼身体,增强体质,提高抵抗力,有利于疾病的康复。

第二节　晚期黑色素瘤患者的康复

由于早期症状不典型,病情发展迅速,不少患者确诊时已经发展到晚期,因而晚期的康复护理措施受到广泛关注。

一、心理康复护理

当黑色素瘤发展到晚期时,患者多有恐惧、绝望、愤怒、焦虑等心理。这些心理影响患者的生活质量,还会影响治疗效果,甚至治疗的顺利进行,因此,一定要做好晚期患者的心理护理。家属和医护人员一定要给予患者安慰、解释及鼓励,帮助患者克服心理障碍,鼓励患者积极治疗,增加其对生活的希望。

二、饮食护理

由于疾病消耗、治疗损伤及不良情绪的影响,患者会伴有营养不良、消瘦、贫血、乏力等病症,末期时还会引起恶病质和器官衰竭,因此,当黑色素瘤发展到晚期时,一定要做好患者的饮食护理。家属应给予患者高热量、高蛋白、高维生素,清淡、易消化的食物,避免患者食用辛辣刺激性食物、肥腻食物、坚硬难消化食物以及致癌食物等。

三、疼痛护理

患黑色素瘤后,早期时即可出现灼痛或压痛,疼痛会随着病情的发展逐渐加重,出现骨转移时还会引起剧烈疼痛,给患者的身心健康带来严重影响,因此,一定要做好晚期患者的疼痛护理。除了服用止痛药来缓解疼痛外,还可以采取暗示或分散患者注意力的方法,降低疼痛对患者的影响。

四、病室环境

当黑色素瘤发展到晚期时,患者需要长时间治疗,因而病室的环境一定要特别注意。由于机体免疫力较低,可导致感染,加重患者的病情。因此,一定要保证病室清洁卫生,定期进行消毒处理,同时定时开窗通风,保持室内空气新鲜。此外,还应让病室保持安静、舒适,改善患者的生活质量。通过上文介绍,相信大家对黑色素瘤发展到晚期时的护理措施都有了一定的了解。当黑色素瘤发展到晚期时,患者的生存概率较低,治疗的目的在于尽可能延长生存期,提高患者生存质量,而合理护理能够起到辅助治疗的目的,因而一定要做好晚期患者的康复护理工作。

第三节 黑色素瘤的随访

一、黑色素瘤随访策略

主张黑色素瘤患者防止日晒,加强日晒或 UV 露出时的防护,并进行毕生规则自检。患者需了解其宗族成员患病危险添加,暂无遗传学查看引荐。

随访期间,首要留意有无复发并发现新的皮肤肿瘤,但能否改进生计尚不清晰。8%的黑色素瘤患者在确诊开始 2 年内会再次呈现黑色素瘤,其他皮肤肿瘤危险概率也增加。35%的恶性斑点样痣黑色素瘤患者 5 年内或许呈现另一种皮肤恶性病变。

随访频度尚无清晰一致,引荐开始 3 年每 3 个月一次,然后每 6~12 个月一次,间隔时间可依据患者状况恰当调整。

薄层黑色素瘤患者复发危险很小,不引荐惯例影像学查看;高危患者引荐超声查看 LNs,CT 或 PET/PET－CT 对区域或全身复发确诊更佳,更早发现复发的含义在于靶向和免疫医治对低肿瘤负荷患者效果佳;血清中 S－100 增高反响疾病发展的特异性高于乳酸脱氢酶,是随诊中最重要的血检目标。

二、黑色素瘤的出院健康指导

(一)用药指导

告知患者服药时间、频率、注意事项,以及用药不良反应的观察与简单处理,如有严重不良反应,应及时告知与医护人员联系处理。

1.针对发热反应:对于在用药后出现发热反应的患者,当患者体温低于 38.5℃时,指导患者以物理降温为主,同时多饮水,一般不应用退热药。当患者体温超过 38.5℃时指导患者立即就医。

2.针对胃肠道反应:指导患者在用药前 1 小时或用药后 1 小时内尽量不要进食,以免用药过程中发生恶心、呕吐,造成患者不适感。胃肠道反应较轻者指导患者头偏向一侧平卧休息,长时间不能缓解者立即就医。

3.针对骨髓抑制：在所有不良反应中，骨髓抑制是最严重也是最难治的不良反应。针对这种情况，首先要遵医嘱停用化疗药，然后给予升白细胞药物，在用药过程中，尽量保持患者舒适，同时加强室内通风、消毒，对患者进行保护性隔离如戴口罩，防止患者发生感染。待患者骨髓抑制消失后，根据情况，再选择合适的方法进行治疗。

（二）皮肤指导

注意观察皮损处的皮肤变化，如观察皮肤有无瘀斑、出血点和切口渗血等，及时发现患者的出血征象和凝血功能异常的先兆。发现异常及时就诊。

（三）饮食指导

鼓励患者进食高热量、高蛋白、富含纤维素、维生素丰富、低脂肪、低胆固醇饮食，多吃水果蔬菜，增强机体免疫力，促进康复。

（四）心理指导

护士充分利用和发挥家庭及社会支持系统的功能，不失时机地对陪住及探视者进行心理支持的讲解，潜移默化地渗透在与患者接触的相关人员中。鼓励家人多陪伴患者，减少孤独感。若患者一味地沉浸在对现实的埋怨中从而抑郁，不主动配合。针对这种情况，将计就计采用"怀旧疗法"的原理[1]，与患者共同回顾继往的有效应对经历，对患者的主诉采用同感性倾听，关心安慰患者。

（五）生活指导

注意休息，避免劳累，保持适当的锻炼以增强免疫力，保持心情愉快，适量参加文娱活动利于疾病恢复，避免长时间日晒，少去人多的场合。

（六）功能锻炼的指导

对于术后植入皮瓣的患者拆线后即可开始康复患足功能训练，一般术后2周皮瓣血供良好，软组织基本愈合后。可协助患者做被动踝关节活动，每日3～4次，注意手法由轻至重，活动范围由小到大，以患者无剧痛为限，5～7天后鼓励患者做主动足背伸、跖屈每日 3～4 次，每次 10～20 下，以锻炼小腿三头肌和胫骨前肌肌力。术后 3 周可以开始下地挂拐行走，6 周后去拐行走。在行走过程中应逐渐负重，在逐渐负重过程中使皮瓣得以磨练，皮瓣表面角化层逐渐增厚，增加耐磨程度。

（七）病情观察指导

加强自我观察，若有病情加重、头痛发热等不适应立即就诊，在医生指导下定期复查。

（八）疾病知识指导

黑色素瘤除了与遗传因素有关系外，接受理化因素刺激、过度紫外线照射、工作压力巨大、黑色素痣反复被摩擦等，均是黑色素瘤的诱发因素。因此，指导患者及家属在以后的工作生活中，尽量避免这些不良因素的刺激，并保持良好的生活方式，避免过劳等，才能促进自己的健康。同时鼓励患者正确对待疾病。

（九）出院指导及随访

指导患者出院 1 周后回院复查，进行视力、眼压、眼底等检查，定期眼部、腹部 B 超检查，判断肿瘤有无复发、转移。嘱患者注意术眼卫生，勿碰撞术眼，1 年内避免剧烈运动及重体力劳动，出现视力下降、眼前闪光、黑影要立即到医院就诊。术后随访至少不短于 5 年，最好能做到终身随访，并建立随访档案，通过电话、通信等方法做到定期随访，尽可能详细了解患者情况，解决存在问题，提高其生存质量。

参考文献

[1]Chen X J, Dong H, Liu S, etal. Long noncoding RNA MHENCR promotes melanoma progression via regulating miR－425/489－mediated PI3K－Akt pathway. [J]. American Journal of Translational Research, 2017, 9(1):90.

[2]Chen X J, Liu S, Gao G Z, etal. Long noncoding RNA ILF3－AS1 promotes cell proliferation, migration, and invasion via negatively regulating miR－200b/a/429 in melanoma[J]. Bioscience Reports, 2017:BSR20171031.

[3]Chen X J, Liu S, Han D M, etal. FUT8－AS1 Inhibits the Malignancy of Melanoma Through Promoting miR－145－5p Biogenesis and Suppressing NRAS/MAPK Signaling[J]. Frontiers in Oncology, 2021, 10:586085.

[4]Chen XJ, Liu S, Han D M, etal. Regulation of melanoma malignancy by the RP11－705C15.3/miR－145－5p/NRAS/MAPK signaling axis[J]. Cancer Gene Therapy[2023－07－20].

[5]Guozhen, Gao, Wenjun, Li, etal. The positive feedback loop between ILF3 and lncRNA ILF3－AS1 promotes melanoma proliferation, migration, and invasion. [J]. Cancer Management & Research, 2018.

[6]Liu S, Gao G Z, Yan D X, etal. Effects of miR - 145 - 5p through NRAS on the cell proliferation, apoptosis, migration, and invasion in melanoma by inhibiting MAPK and PI3K/AKT pathways [J]. Cancer Med, 2017, 6(4):819.

[7]Xiangjun C, Guozhen G, Sha L, etal. Long Noncoding RNA PVT1 as a Novel Diagnostic Biomarker and Therapeutic Target for Melanoma[J]. BioMed Research International, 2017, (2017－02－7), 2017, 2017:7038579.

[8]艾莉,陈海霞,鲁宏.原发性食管恶性黑色素瘤 1 例[J].中国医学影像技

术,2021,37(04):511.

[9]曾丹妮,董丹丹,彭泽华.原发性食管恶性黑色素瘤的 CT 表现及临床病理分析[J].重庆医科大学学报,2022,47(09):1079-1082.

[10]曾祥宁.阴道恶性黑色素瘤的临床病理分析[J].中国城乡企业卫生,2022,37(12):68-71.

[11]陈述,梅玲蔚.恶性黑色素瘤的靶向药物治疗进展[J].现代医药卫生,2022,38(07):1184-1188.

[12]陈婷,苏文杨,朱希聪.黑色素瘤细胞 PRDM1 对增殖、凋亡和迁移的影响[J].中国现代医生,2022,60(36):18-22.

[13]慈沁雨,毛林,张燕.原发性阴道恶性黑色素瘤的诊治进展[J].实用妇产科杂志,2022,38(11):844-847.

[14]代强,孙充洲,王帅道,等.皮肤恶性黑色素瘤的治疗进展[J].医学综述,2020,26(15):2982-2985+2991.

[15]付建,匡远黎.肝脏原发性巨大恶性黑色素瘤 1 例[J].岭南现代临床外科,2022,22(06):588-591.

[16]高原,商冠宁.皮肤黑色素瘤的外科治疗现状及研究进展[J].中国肿瘤外科杂志,2020,12(02):100-104.

[17]葛金童,徐克平.原发性食管恶性黑色素瘤临床诊断及治疗的研究进展[J].医学综述,2021,27(12):2360-2364.

[18]胡露,郑德义,李伟人.皮肤恶性黑色素瘤的外科治疗进展[J].医学综述,2022,28(09):1695-1700.

[19]花海洋,孙秀静,蒋海森,等.原发性食管恶性黑色素瘤 1 例报道[J].中国内镜杂志,2020,26(09):86-88.

[20]黄银兴,望家兴,田君,等.颅内恶性黑色素瘤的外科治疗体会(附七例报道)[J].中华神经医学杂志,2020,19(08):820-824.

[21]李斌,张一鸣,戚春辉,等.原发性肝脏恶性黑色素瘤的诊疗进展[J].医药论坛杂志,2018,39(06):175-178.

[22]李育婷,李业贤,王斌,等.黑色素瘤生物治疗研究进展[J].中国老年学杂志,2022,42(5):5.

[23]毛爱迪,陈爱军,王萍.恶性黑色素瘤治疗最新研究进展[J].重庆医学,2021,50(20):3581－3585.

[24]牛正宣,周丽,周大新.miR－760靶向调节黑色素瘤抗原家族D1抑制胃癌细胞增殖、迁移及侵袭的研究[J].中国临床药理学杂志,2023,39(04):493－497.

[25]潘锋.CCO七大主旨报告彰显肿瘤防治新理念[J].中国医药科学,2022,12(10):1－4.

[26]潘志宏,毛家玺,薛源,等.原发性肝脏黑色素瘤汇总分析[J].中华肝脏外科手术学电子杂志,2021,10(06):612－617.

[27]彭茜,汤业珍,张玲,等.恶性黑色素瘤组织AURKA表达对细胞增殖和迁移的影响[J].中华肿瘤防治杂志,2022,29(06):400－407.

[28]饶敏腊,王颖,彭健愉,等.黑色素瘤治疗药物的研究进展[J].中国医药生物技术,2020,15(03):320－322.

[29]田勇,李孟伟,刘起昆,等.皮肤黑色素瘤的临床病理特征及预后[J].中华肿瘤杂志,2022,44(10):9.

[30]王刚,孙玉亮,崔宜栋,等.40例足部黑色素瘤的外科治疗体会[J].足踝外科电子杂志,2022,9(02):16－20＋5.

[31]王继仙,张志勇,陈万远,等.食管原发性恶性黑色素瘤1例[J].诊断病理学杂志,2022,29(10):984－985.

[32]王永芳,谭谦.皮肤恶性黑色素瘤诊断和外科治疗的研究进展[J].东南大学学报(医学版),2021,40(05):721－725.

[33]王永芳,谭谦.皮肤恶性黑色素瘤诊断和外科治疗的研究进展[J].东南大学学报(医学版),2021,40(05):721－725.

[34]王永芳,谭谦.皮肤恶性黑色素瘤诊断和外科治疗的研究进展[J].东南大学学报(医学版),2021,40(05):721－725.

[35]王运帷,曹鹏,朱冠男,等.多学科诊疗理念下皮肤恶性黑色素瘤的外科治疗与探索[J].现代肿瘤医学,2022,30(22):4191－4195.

[36]徐立斌.恶性黑色素瘤的免疫治疗现状与进展[J].中国医师进修杂志,2022,45(4):4.

[37]严森林,赵颖海.恶性黑色素瘤的免疫治疗进展[J].海南医学,2021,32(03):354－358.

[38]尹家胜,胡锦江,张建海,等.皮肤恶性黑色素瘤的临床诊断与治疗进展[J].中国医疗美容,2023,13(01):53－58.

[39]尤佳,孟冰瑶,梁枭婷,华婉瑜,等.黑色素瘤中 SIRT7 和自噬相关蛋白的表达相关性及其对放疗抵抗的影响[J].临床与实验病理学杂志,2022,38(12):1462－1468.

[40]张苑,余南生,孙乐栋.皮肤恶性肿瘤的外科治疗策略[J].皮肤科学通报,2022,39(03):187－192＋3.

[41]赵华新,杨森,郭献灵,等.原发性食管恶性黑色素瘤 1 例报道并文献复习[J].肿瘤防治研究,2020,47(03):223－226.

[42]中国抗癌协会肉瘤专业委员会软组织肉瘤及恶性黑色素瘤学组.皮肤和肢端恶性黑色素瘤的外科治疗规范中国专家共识 1.0[J].中华肿瘤杂志,2020,42(02):81－93.

[43]邹瀚辉,吴昊,夏李明.170 例下肢肢端皮肤恶性黑色素瘤的外科治疗及预后分析[J].中国现代医生,2020,58(27):85－89.